統合失調症の常識は本当か?
研究と治療の最前線から

C. マクドナルド　　切刀 浩
K. シュルツ　　　 堀 弘明
R. M. マレー　　　共訳
P. ライト
共編

培風館

Schizophrenia : Challenging the Orthodox
Edited by
Colm McDonald, Katja Schulze, Robin M. Murray, Pádraig Wright

Copyright © 2004 by Taylor & Francis, an imprint of the Taylor & Francis Group

Authorized translation from the English language edition published by
Martin Dunitz, a member of the Taylor & Francis Group.

本書の無断複写は,著作権法上での例外を除き,禁じられています。
本書を複写される場合は,その都度当社の許諾を得てください。

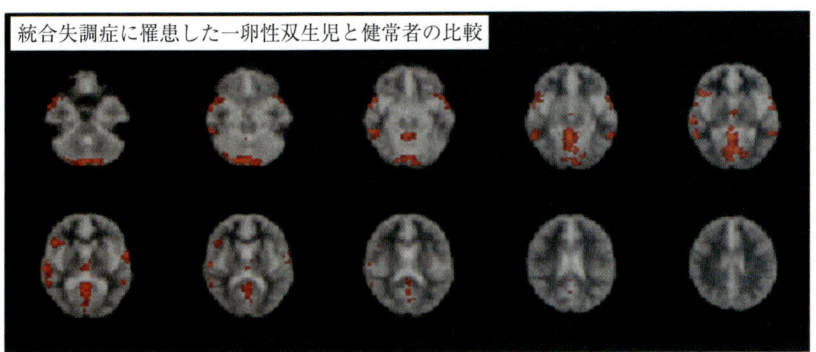
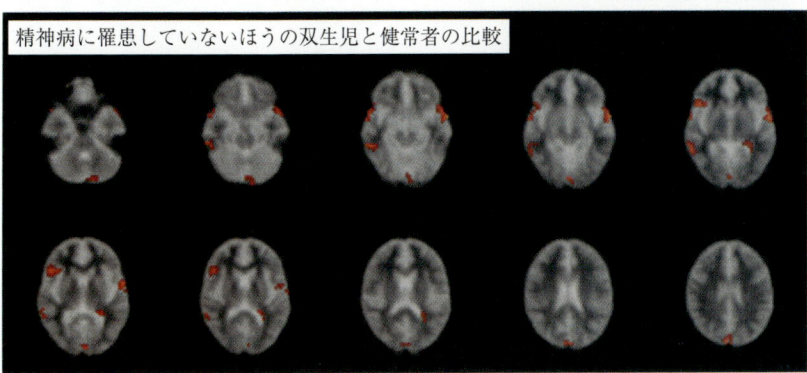

図 1.1　統合失調症発症に関して不一致な一卵性双生児ペアに対して「自分の声をモニターする課題」を与えた場合の脳の活動。精神病を発症していない双生児でも，健常者と比較して脳活動が低下しており，その脳領域は，精神病を発症した双生児において脳活動が低下している領域と一致する。しかし，その機能異常の程度は，発症した双生児のほうが発症していない双生児より強い。

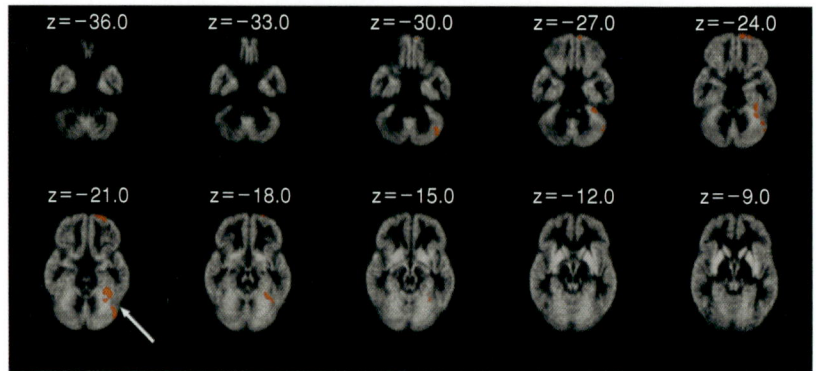

図 1.2　「発症リスクが高い精神状態」から発症に移行するまでのあいだに生じる進行性変化の所見。特に，左側頭葉内側皮質の体積減少が目立つ（矢印）。[出典：パンテリスら[10)]]

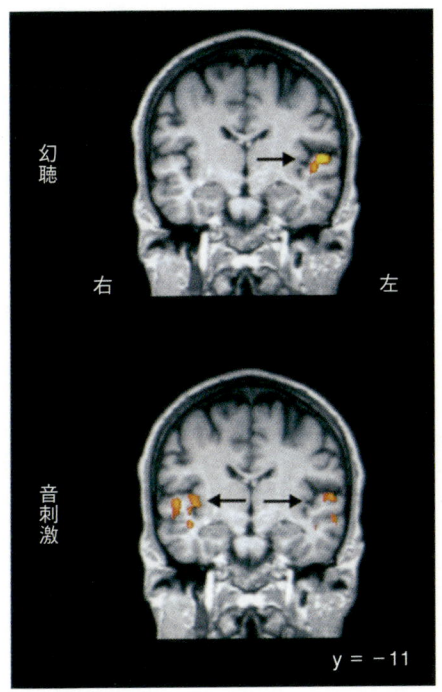

図 2.1 上図：fMRI 画像によって，幻聴が起きている際に一次聴覚野（黒の矢印の部分）が活性化していることをみることができた。下図：一次聴覚野がどこにあるかを調べることによって確証を得るために，聴覚を活性化させた（音刺激を与えた）。活性化された領域は 2 枚の冠状断面の上に提示されている。幻聴が起きている際に活性化されている場所は一次聴覚野に一致する。

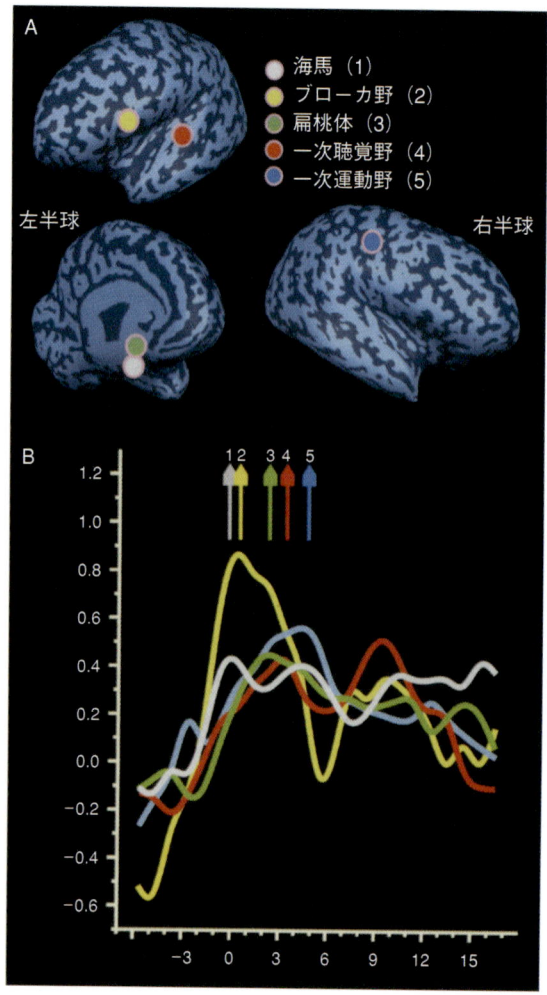

図 2.2 （A）一次聴覚野の活性化に加えて，血液酸素濃度依存的（BOLD）シグナルの増加が海馬，ブローカ野，扁桃体，一次運動野にみられた。これら五つの領域を引き延ばされた皮質表面上に図示した。
（B）BOLD シグナルの時間経過を解析したところ，海馬，ブローカ野，扁桃体，一次聴覚野，一次運動野の順に活性化していた。
（A）と（B）のそれぞれの色（脳領域を示す）は互いに対応している。

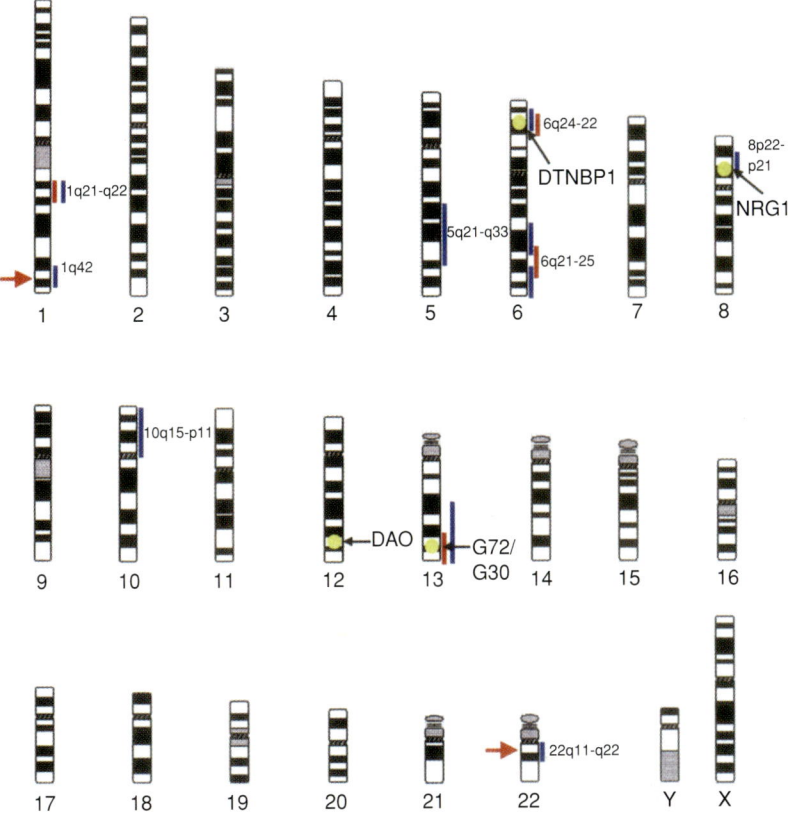

図 3.1 統合失調症の連鎖研究によって示唆されている主要な染色体領域を示す模式図。青線は，複数の研究によって連鎖を示唆する所見が得られている領域。赤線は，連鎖所見がゲノムワイドの統計学的有意水準を満たした領域。赤の矢印は，統合失調症と関連する染色体異常の位置を示す。黄色の丸は統合失調症の脆弱性遺伝子である可能性のある遺伝子がある場所を示す。

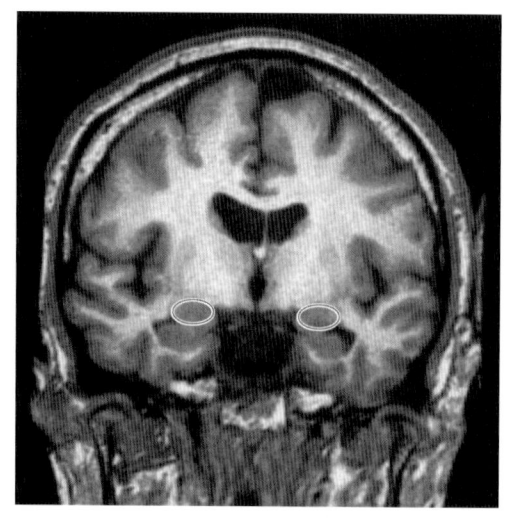

図 21.1　T1 強調 MRI 冠状断像上の，内側側頭葉のなかの扁桃体の位置

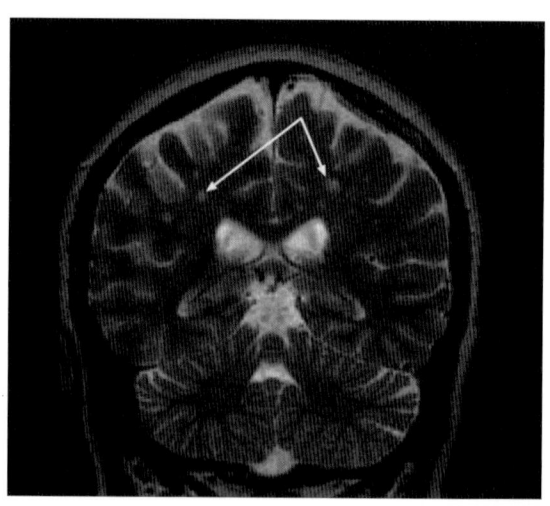

図 21.2　T2 強調 MRI 冠状断像における白質の高信号（矢印）

目　次

推薦の辞　　v
まえがき　　vii
執筆者一覧　xi

第 I 部
脳イメージング——「百聞は一見にしかず」であるとは限らない

1章　統合失調症やその発症リスクと関連する脳の異常　　1
フィリップ・マクガイア

2章　統合失調症の幻聴出現時の脳画像　　5
ダニエラ・ハブル，トーマス・ディークス

第 II 部
遺伝子研究は役に立つか？

3章　統合失調症を発症しやすくなる遺伝子は見つけられるか？　　13
ナディ・ノートン，マイケル・J・オウエン

4章　統合失調症の遺伝子は見つかる
　　　アイスランドのデータが示すニューレグリン1遺伝子　　19
ハネス・ペターソン，レイン・ステファンソン，エンギルバート・シガードソン，ヴァルガドゥール・ステインソースドトァ，ソードゥール・シグマンドソン，ジョン・ブリンジョルフソン，ステイナン・ガナースドトァ，オマー・イヴァルソン，オマー・ジャルテイソン，ヘルギ・ジョンソン，ヴァラ・G・ガドナドトァ，エルザ・ガドマンズドトァ，ブリンジョルファー・イングヴァルソン，アンドレス・インゲイソン，シグマンドゥール・シグファソン，ロン・ハーダードトァ，ジェフリー・R・ガルチャー，カリ・ステファンソン

i

5章　薬理遺伝学によって実を結ぶ統合失調症の遺伝子研究 ―― 29
　　　ダル・マンカマ，マリア・J・アランツ，ロバート・W・カーウィン

第 III 部
疫学――本当の環境リスク因子は何か

6章　社会的環境が統合失調症の原因となりうるか？ ―― 47
　　　リディア・クラベンダム，ジム・ヴァンオス

7章　「非感情」精神病における情動障害というパラドックス ―― 57
　　　マックス・バーチウッド

8章　発症リスク因子と保護因子 ―― 69
　　　グリン・ルイス，スタン・ザミット

9章　覚醒剤や大麻乱用と統合失調症との関係とは？ ―― 77
　　　ロビン・M・マレー，チーケン・チェン，アントン・グレック，ルイーズ・アー
　　　セノール，メアリ・キャノン，ジョランタ・ザネリ

第 IV 部
前駆期と早期介入――それは宣伝文句以上のものか？

10章　精神病の発症を予測することは必要であり可能である ―― 85
　　　フロイケ・シュルツルター

11章　精神病への早期介入における用語の使い方についての
　　　批判的考察 ―― 97
　　　トール・K・ラーセン

12章　精神病の未治療期間と予後の関係は病前の障害に
　　　よるものか？ ―― 105
　　　エレン・ヴェルドゥ，オードリー・クグナー

13章　早期介入は貴重な資源の無駄遣いではないか？ ―― 111
　　　アンソニー・S・デービッド

第 V 部
精神薬理学と心理学——二つの学問領域に接点はあるか？

14章 抗精神病薬はどうして抗「精神病」薬なのか —— 121
シチ・カプール，デービッド・マモ

15章 「大麻漬けで破滅」
カンナビノイド受容体の機能が精神病に関与していることを
支持する薬理学的エビデンス —— 135
D・シリル・デ・ソウザ

16章 統合失調症はドーパミン系の調節不全である —— 147
アンソニー・A・グレース

第 VI 部
認知機能障害——それは真実か？ 治療可能か？

17章 統合失調症は意識の障害である —— 157
クリス・フリス

18章 統合失調症に認知行動療法は有効か？ —— 167
ショーン・ルイス

19章 認知リハビリテーション療法は認知行動療法よりも
優れている —— 177
ティル・ワイクス

第 VII 部
統合失調症と双極性障害——似て非なるもの？

20章 統合失調症と双極性障害の基礎にある共通の遺伝的構造 —— 187
エルビラ・ブラモン，パク・シャム

21章　統合失調症と双極性障害とのあいだに脳構造の
　　　違いはあるのか？ ──────────────────── 197
　　　コルム・マクドナルド

22章　統合失調症と双極性障害における神経系の機能異常
　　　似ているか否か？ ──────────────────── 207
　　　メアリ・フィリップス

23章　統合失調症と双極性障害の児童期における類似点と相違点 ─── 219
　　　メアリ・キャノン，キンバリー・ディーン

訳者あとがき ─────────────────────────── 229

索　　引 ──────────────────────────── 231

推薦の辞

　ボブ・ケンドールは，晩年になって統合失調症は「精神医学の中心地」であると述べたことがある。この表現で彼が言わんとしたのは，単に統合失調症が精神科臨床にとっての中心的存在であるというだけでなく，疾患の本質からして，統合失調症に取り組むことは，臨床家をとりこにし，彼らの好奇心を刺激する深遠なる知的挑戦である，ということではないだろうか。統合失調症を理解し，その原因を解明し，より効果的な治療法を考案することは，あらゆる研究者が征服せんと野心を燃やす領域ともいえるだろう。同時に，統合失調症は長きにわたって論争と見解の不一致が繰り返されてきたが，これはどういうわけか，気分障害のような場合にはみられなかったことである。
　統合失調症は「神話」であるとか，何らかの意味で「異常な世界に対するまともな反応である」などと主張するのは，もはや流行しなくなった。しかし，ベテランの臨床心理学者（そして，時には精神科医も）が，診断なんて全部捨ててしまうべきだ，などと提案するのを聞くことは現在でも珍しくない。「地域ケア」をめざした運動により，統合失調症という病気やそれに病んでいる人たちが，一般公衆から見えやすく，メディアの注目を集める時代になった。その是非は別として，ブロイラーが最初に統合失調症という病名をつけて以来，これほど見えやすくなり注目されたことはない。現在は，臨床研究の資金がいまだ不十分であることについての不満はあるにしても，統合失調症の科学的研究や研究論文の出版がかつてないほど盛んに行われていることは間違いないだろう。
　したがって，本書はいくつかの点においてタイムリーである。脳画像，遺伝，環境リスク因子，早期介入，動物モデルと薬理モデル，認知療法，診断の問題という七つのテーマを扱うなかで，統合失調症の研究者や臨床家が取り組まざるをえない大きな問題のほとんどをとりあげている。さらに，単に

標準的な教科書を一つ増やすのではなく，刺激的で骨が折れると読者が思うような活発かつ批判的な内容にするために，挑発的で刺激的なアプローチを意図的にとるよう編者が著者たちに要求した．われわれは，まぎれもなく技術が進歩した段階にいる．例えば，新しい画像技術によって，脳構造やその機能について驚くような画像を作成することができる．また，統合失調症の分子遺伝学的基盤を探し求めるなかで，ついに，確かな結果にたどりつこうとしている．しかし，本書では，こういった成果について，単に「進歩」を表すものとして当然のように受けとめられているのではなく，健全で程よい懐疑論によってその価値が吟味されている．同様に，薬を使った早期介入や，心理療法で用いられる種々の認知療法的アプローチなどといった，現在流行している治療法について，公平だが批判的な見解が述べられている．

　本書は，モーズレイヨーロッパ精神科連盟の初回大会から生まれたものだが，最も狭いが人口密度が最も高い大陸であるヨーロッパに限定された内容にはなっていないと思う．むしろ，地球上のどこにいる読者にとっても，本書は非常に価値のある読みものになっているはずである．

キングスカレッジロンドン精神医学研究所
MRC 社会・遺伝・発達精神医学センター部長
ピーター・マクガフィン

まえがき

　精力的なさまざまな努力によって治療法がかなり進歩してきているにもかかわらず，統合失調症は，主要な精神疾患のなかでも最も慢性的な経過をたどり，最も強い能力障害を引き起こす疾患であり続けている。この病気は，患者やその親族にとっての直接的な苦痛となるだけではなく，広範囲にわたる経済的損害によって，社会全体に莫大な負担をもたらしている。統合失調症の原因を解明し，治療を最適化できるようにするためには，この病気について定着している見解の基盤となる（しばしばいかがわしい）エビデンスを批判的に検討することが不可欠である。この目的のために，ヨーロッパ13か国から250人を超える代表者が，ロンドン精神医学研究所で開催されたモーズレイヨーロッパ精神科連盟の初回大会に出席した。この会合の目的は，統合失調症についての定説の多くに異議を唱え，新しく，より生産的な形で統合失調症を考える方法を探求する，というものであった。本書は，その会合から生まれたものである。

　『統合失調症の常識は本当か？──研究と治療の最前線から』は，テーマ別に七つの部に分けられている。最初の第Ⅰ部は脳画像研究に焦点をあてている。初期のX線CTを用いた研究は，統合失調症には生物学的基盤があり，何らかの「脳」の病気である，という考えを復活させた救世主的存在であった。それ以来，統合失調症は脳画像技術の進歩の恩恵を受けており，高解像度のMRI構造画像によってわずかな脳体積の変化を検出できるようになり，機能画像によって局所的な脳機能障害を知ることができるようになった。拡散テンソル画像などの新しい技術を用いると，脳全体の重要な部位間の白質線維連絡を調べることができる。常識的な見方は，これらの新しい技術により，統合失調症の認知機能障害や特徴的症状についての理解が飛躍的に促進された，というものである。しかし，脳画像解析は高価で無意味な「医学的

な趣味写真」であって，患者にとって何の実益もない，として脳画像解析を切り捨てる懐疑論者もいる。

　統合失調症の遺伝研究は，第II部で考察されている。莫大な研究努力にもかかわらず，脆弱性遺伝子探索の進歩は痛ましいほどに遅く，偽りの夜明けがこの20年間にわたって何度となく訪れた。これは，「UFOを見た」という主張が繰り返し現れるのと似たようなものだ，と思っている人もいるだろう。しかし，この数年で，ニューレグリン1が最初の本物の統合失調症の脆弱性遺伝子であるということを支持する新しいエビデンスや，他にもいくつかの有望な遺伝子が現れてきていることを示す結果が初めて再現されている。神経化学系や薬物代謝酵素を決定している遺伝子の多型が，抗精神病薬に対する個々の患者の反応にどのように影響しているのかを調べることで，もっと直接的な利益が得られるであろう，という意見もある。

　変わって第III部では，統合失調症の非遺伝的リスク因子として想定されている多くの因子について，また，それらが疫学という強力なツールを用いてどのように同定されているかについて吟味している。出生時低酸素症，都市部での生活，小数民族，幼少期のストレス，喫煙，大麻や覚醒剤などの薬物乱用といった，さまざまな社会的・身体的な環境リスク因子が統合失調症の基礎にあることを示すエビデンスが提示されている。しかし，誰もが大好きなリスク因子が真のリスクであるというのは考えにくいように思われる――問題は，本当に因果関係のあるリスク因子と架空のものとをどのように見分けるかである。この部では，社会的リスク因子が，正常領域へと連続的に分布している，より軽度の精神病様症状を起こしやすくするのはどのようにしてかという観点から，統合失調症症状の境界線についても考察している。精神病が個々人に強い感情的影響を及ぼすことを理解することにも，注意が払われている。

　たとえ精神病顕在発症の前でも，可能なかぎり早期に介入することで患者の予後が改善するかもしれない，という考えは，近年の精力的な研究の焦点であり，そうした活動を普及させようとする運動家たちをひきつけている。第IV部では，さらに熱狂的な擁護者に執筆してもらい，この分野を取り巻く概念的な問題や実際的な問題，研究デザインの問題についても検証している。一方では，前駆症状から精神病への移行を予測し，精神病の未治療期間

まえがき ix

を短縮することは，達成可能な目標であることを示すデータについて述べられている。他方，アンソニー・デビッドは，勇敢にも，早期発見や治療プログラムを実行するのに必要な資源は，もっと病気が進んだ患者たちの予後を改善させることがすでにわかっている治療戦略（例えば，すでに発症している患者のコンプライアンスを高める）の発展に費やすほうが有益であろうと論じている。

　第 V 部では，精神病症状の基礎にある神経化学的な機能障害についての理解を深めるべく，精神薬理学，心理学，動物モデルといった多様な研究手法からのエビデンスが統合されうるのかを検討し，特にドーパミン系の調節不全に焦点をあてている。

　1990 年代までは，心理学者たちが統合失調症の治療に関心を示すということはほとんどありえなかった。この状況は，いまやヨーロッパでは大きく変化している。しかし，北米では心理学的方法によって考えを変えさせるのは不可能であると主張している精神科医がいまだに大部分である。彼ら自身がこの見解に固執していること自体，考えを変えることがいかに難しいかを如実に示しているではないか！　第 VI 部は精神病的症状の認知モデルについて検討し，認知行動療法によって精神病的症状が改善し，精神病への移行を遅らせることもあること，認知リハビリテーション療法が認知機能障害を軽減させることについて述べている。読んで納得する読者もおられるだろう。

　精神病患者はその生涯のなかでさまざまな診断を受ける場合が多く，ある病相では統合失調症の診断，次の病相では感情精神病（その後，再び統合失調症！），といった具合に変化する。最後の第 VII 部では，統合失調症と躁うつ病という伝統的二分法について，この 2 疾患の遺伝，構造・機能的脳画像，病前の障害に関する最近の研究に立脚して検証している。これらの手法により，おそらくこの二つの精神病が臨床的に不鮮明にしか区別できない原因となっている，異なりつつもオーバーラップしているリスク因子や異常が同定されてきた。したがって，クレペリンは完全に正しくはなかったが，まったく間違っていたわけでもないと思われるのである。

　モーズレイヨーロッパ精神科連盟は，ヨーロッパの主要な精神保健の臨床家・研究者に最新の知識を供給することを目的とした独立機関である。イーライリリー株式会社〔訳注：製薬会社〕が大会に教育助成金を提供してくれ

たが，本書の内容からおわかりのように，販売促進の話もその逆の話も含まれていない．

『統合失調症の常識は本当か？――研究と治療の最前線から』によって，モーズレイヨーロッパ精神科連盟の初回大会で始まった対話が，できるだけ幅広い読者のみなさまに届くようになることを望んでいる．本書は，統合失調症研究に関心をもつ精神保健の専門家や，精神医学，心理学，神経科学領域の研究者や学生にとって興味深いものになっているだろう．著者たちはこの分野を専門にしており，この破壊的な疾患について理解する上での近年の重要な進歩について，わかりやすくまとめている．

われわれ編者は，原稿を寄せていただいたすべての著者に深謝するとともに，読者のみなさまが，本書が扱っている論理的討論の手法に刺激を受け，常識的見解に疑問を抱くようになることを願っている．

コルム・マクドナルド
カジャ・シュルツ
ロビン・M・マレー
パドレイグ・ライト

執筆者一覧

マリア・J・アランツ Maria J Arranz [5章]
Clinical Neuropharmacology, Division of Psychological Medicine, Institute of Psychiatry, De Crespigny Park, Denmark Hill, London SE5 8AF, UK

ルイーズ・アーセノール Louise Arseneault [9章]
Social, Genetic and Developmental Psychiatry Research Centre, Division of Psychological Medicine, Institute of Psychiatry, De Crespigny Park, Denmark Hill, London SE5 8AF, UK

マックス・バーチウッド Max Birchwood [7章]
Director, Birmingham Early Intervention Service, Birmingham and Solihull Mental Health Trust, Professor of Mental Health, Department of Psychology, University of Birmingham, Edgbaston, Birmingham B15 2TT, UK

エルビラ・ブラモン Elvira Bramon [20章]
Wellcome Trust Fellow, Division of Psychological Medicine, Institute of Psychiatry, Kings College London, De Crespigny Park, Denmark Hill, London SE5 8AF, UK

ジョン・ブリンジョルフソン Jon Brynjolfsson [4章]
Consultant Psychiatrist, Saudarkrokur, Iceland

メアリ・キャノン Mary Cannon [9章, 22章]
Senior Lecturer, Department of Psychiatry Royal College of Surgeons in Ireland; and Division of Psychological Medicine, Institute of Psychiatry, De Crespigny Park, Denmark Hill, London SE5 8AF, UK

チーケン・チェン Chih-Ken Chen [9章]
Division of Psychological Medicine, Institute of Psychiatry, De Crespigny Park, Denmark Hill, London SE5 8AF, UK

オードリー・クグナー Audrey Cougnard [12章]
Department of Psychiatry and IFR of Public Health, Université Victor Segalen, Bordeaux, France

アンソニー・S・デービッド Anthony S David [13章]
Honorary Consultant Psychiatrist, South London and Maudsley NHS Trust; Professor of Cognitive Neuropsychiatry, Section of Neuropsychiatry, Institute of Psychiatry, De Crespigny Park, Denmark Hill, London SE5 8AF, UK

キンバリー・ディーン Kimberlie Dean [23章]
Division of Psychological Medicine, Institute of Psychiatry, De Crespigny Park, Denmark Hill, London SE5 8AF, UK

トーマス・ディークス Thomas Dierks [2章]
Head, Department of Psychiatric Neurophysiology, University Hospital of Clinical Psychiatry, Bern, Bollingenstrasse 111, CH-3000 Bern 60, Switzerland

シリル・デ・ソウサ Cyril D'Souza [15章]
Associate Professor of Psychiatry, Yale University School of Medicine, Psychiatry Service 116 A, VA Connecticut Health Care System, 950 Campbell Avenue, West Haven, CT 06516, USA

クリス・フリス　Chris D Frith［17章］
　　Wellcome Principal Research Fellow, Wellcome Department of Imaging Neuroscience, Institute of Neurology, 12 Queen Square, London, WC1N 3BG, UK

アントン・グレック　Anton Grech［9章］
　　Division of Psychological Medicien, Institute of Psychiatry, De Crespigny Park, Denmark Hill, London SE5 8AF, UK

エルザ・ガドマンズドトァ　Elsa Gudmundsdottir［4章］
　　Consultant Psychiatrist, Department of Psychiatry, Akureyri Hospital, Iceland

ヴァラ・G・ガドナドトァ　Vala G Gudnadottir［4章］
　　Research Scientist, deCODE genetics, Sturlugata 8, 101 Reykjavík, Iceland

ジェフリー・R・ガルチャー　Jeffrey R Gulcher［4章］
　　Scientific Director, deCODE genetics, Sturlugata 8, 101 Reykjavík, Iceland

ステイナン・ガナースドトァ　Steinunn Gunnarsdottir［4章］
　　Research Scientist, deCODE genetics, Sturlugata 8, 101 Reykjavík, Iceland

アンソニー・A・グレース　Anthony A Grace［16章］
　　Professor of Neuroscience, Psychiatry and Psychology, Department of Neuroscience, University of Pittsburgh, 458 Crawford Hall, Pittsburgh, PA 15260, USA

ロン・ハーダードトァ　Hronn Hardardottir［4章］
　　Research Nurse, Division of Psychiatry, Landspitali University Hospital, Hringbraut, Reykjavík, Iceland

オマー・ジャルティソン　Omar Hjaltason［4章］
　　Consultant Psychiatrist, Division of Psychiatry, Landspitali University Hospital, Hringbraut, Reykjavík, Iceland

ダニエラ・ハブル　Daniela Hubl［2章］
　　Research Physician, Department of Psychiatric Neurophysiology, University Hospital of Clinical Psychiatry, Bollingenstrasse 111, CH-3000 Bern 60, Switzerland

アンドレス・インゲイソン　Andres Ingason［4章］
　　Research Scientist, deCODE genetics, Sturlugata 8, 101 Reykjavík, Iceland

ブリンジョルファー・イングヴァルソン　Brynjolfur Ingvarsson［4章］
　　Consultant Psychiatrist, Department of Psychiatry, Akureyri Hospital, Iceland

オマー・イヴァルソン　Omar Ivarsson［4章］
　　Consultant Psychiatrist, Division of Psychiatry, Landspitali University Hospital, Hringbraut, Reykjavík, Iceland

ヘルギ・ジョンソン　Helgi Jonsson［4章］
　　Consultant Psychiatrist, Division of Psychiatry, Landspitali University Hospital, Hringbraut, Reykjavík, Iceland

シチ・カプール　Shitij Kapur［14章］
　　Canada Research Chair in Schizophrenia and Therapeutic Neuroscience, Professor of Psychiatry, Centre for Addiction and Mental Health, University of Toronto, 33 Russell Street, Toronto, M5S 2S1, Canada

ロバート・W・カーウィン　Robert W Kerwin［5章］
　　Professor of Clinical Neuropharmacology, Division of Psychological Medicine, Institute of Psychiatry, De Crespigny Park, Denmark Hill, London SE5 8AF, UK

リディア・クラベンダム　Lydia Krabbendam［6章］
　　Lecturer, Department of Psychiatry and Neuropsychology, Institute of Brain and Behaviour, Maastricht University, 6200 MD Maastricht, The Netherlands

執筆者一覧

トール・K・ラーセン　Tor K Larsen ［11章］
Associate Professor of Psychiatry, Helse Stavanger HF, Psychiatric Clinic, Armauer Hansensv. 20, PO Box 8100, N-4068, Stavanger, Norway

グリン・ルイス　Glyn Lewis ［8章］
Professor of Psychiatric Epidemiology, University of Bristol, Cotham House, Cotham Hill, Bristol BS6 6JL, UK

ショーン・ルイス　Shôn Lewis ［8章］
Professor, School of Psychiatry and Behavioural Sciences, University of Manchester, Education and Research Centre, Wythenshawe Hospital, Manchester M23 9LT, UK

デービッド・マモ　David C Mamo ［14章］
Research Fellow and Psychiatrist, PET Centre, Schizophrenia and Continuing Care Program, Centre for Addiction and Mental Health, Department of Psychiatry, University of Toronto, 250 College Street, Toronto, M5T 1R8, Canada

ダル・マンカマ　Dalu Mancama ［5章］
Research Fellow, Clinical Neuropharmacology, Division of Psychological Medicine, Institute of Psychiatry, De Crespigny Park, Denmark Hill, London SE5 8AF, UK

コルム・マクドナルド　Colm McDonald ［編者，21章］
Wellcome Trust Research Training Fellow, Division of Psychological Medicine Institute of Psychiatry, De Crespigny Park, Denmark Hill, London SE5 8AF, UK

フィリップ・マクガイア　Philip K McGuire ［1章］
Professor, Section of Neuroimaging, Institute of Psychiatry, De Crespigny Park, Denmark Hill, London SE5 8AF, UK

ロビン・M・マレー　Robin M Murray ［編者，9章］
Professor of Psychiatry, Division of Psychological Medicine, Institute of Psychiatry, De Crespigny Park, Denmark Hill, London SE5 8AF, UK

ナディ・ノートン　Nadine Norton ［3章］
Post-doctoral Research Scientist, Department of Psychological Medicine, Henry Wellcome Building, University of Wales College of Medicine, Heath Park, Cardiff CF14 4XN, UK

マイケル・J・オウエン　Michael J Owen ［3章］
Professor, Neuropsychiatric Genetics Unit, Head, Department of Psychological Medicine, Henry Wellcome Building, University of Wales College of Medicine, Heath Park, Cardiff CF14 4XN, UK

ハネス・ペターソン　Hannes Petursson ［4章］
Professor of Psyhiatry, Division of Psychiatry, Landspitali, University Hospital, Hringbraut, 101 Reykjavík, Iceland

メアリ・フィリップス　Mary L Phillips ［22章］
Professor of Neuroscience and Emotion in Psychiatry, Head of Section of Neuroscience and Emotion, Honorary Consultant Psychiatrist, Division of Psychological Medicine, Institute of Psychiatry and GKT School of Medicine, De Crespigny Park, Denmark Hill, London SE5 8AF, UK

カジャ・シュルツ　Katja Schulze ［編者］
Research Psychologist, Division of Psychological Medicine, Institute of Psychiatry, De Crespigny Park, Denmark Hill, London SE5 8AF, UK

フロイケ・シュルツルター　Frauke Schultze-Lutter ［10章］
Early recognition and Intervention Centre for Mental Crisis, FETZ, Department of Psychiatry and Psychotherapy, University of Cologne, Joseph-Stelzmann-Str. 9, 50924 Cologne, Germany

パク・シャム　Pak Sham［20章］
　　Professor of Psychiatric and Statistical Genetics, Social Genetic and Development Psychiatry Research Group, Institute of Psychiatry, Kings College London, De Crespigny Park, Denmark Hill, London SE5 8AF, UK

シグマンドゥール・・シグファソン　Sigmundur Sigfusson［4章］
　　Consultant Psychiatrist, Department of Psychiatry, Akureyri Hospital, Iceland

ソードゥール・シグマンドソン　Thordur Sigmundsson［4章］
　　Consultant Psychiatrist, Division of Psychiatry, Landspitali University Hospital, Hringbraut, 101 Reykjavík, Iceland

エンギルバート・シガードソン　Engilbert Sigurdsson［4章］
　　Docent and Consultant Psychiatrist, Division of Psychiatry Landspitali University Hospital, Hringbraut, 101 Reykjavík, Iceland

レイン・ステファンソン　Hreinn Stefansson［4章］
　　Head of CNS Division, deCODE genetics, Sturlugata 8, 101 Reykjavík, Iceland

カリ・ステファンソン　Kari Stefansson［4章］
　　Chief Executive Officer, deCODE genetics, Sturlugata 8, 101 Reykjavík, Iceland

ヴァルガドゥール・ステインソースドトァ　Valgerdur Steinthorsdottir［4章］
　　Research Scientist, deCODE genetics, Sturlugata 8, 101 Reykjavík, Iceland

ジム・ヴァンオス　Jim van Os［6章］
　　Department of Psychiatry and Neuropsychology, Institute of Brain and Behaviour, Maastricht University, 6200 MD Maastricht, The Netherlands

エレン・ヴェルドゥ　Hélène Verdoux［12章］
　　Professor of Adult Psychiatry, Department of Psychiatry, Université Victor Segalen Boudeaux 2, Hôpital Charles Perrens, 121 Rue de la Béchade, 33076 Bordeaux Cedex, France

パドレイグ・ライト　Pádraig Wright［編者］
　　Honorary Senior Lecturer, Division of Psychological Medicine, Institute of Psychiatry, De Crespigny Park, London, SE5 8AF, UK

ティル・ワイクス　Til Wykes［19章］
　　Professor and Head of the Centre for Recovery in Severe Psychosis, Department of Psychology, Institute of Psychiatry, De Crespigny Park, London SE5 8AF, UK

スタン・ザミット　Stan Zammit［8章］
　　Lecturer, Department of Psychological Medicine, University of Wales College of Medicine, Cardiff, Wales, UK

ジョランタ・ザネリ　Jolanta Zanelli［9章］
　　Division of Psychological Medicine, Institute of Psychiatry, De Crespigny Park, Denmark Hill, London SE5 8AF, UK

1章

統合失調症やその発症リスクと関連する脳の異常

フィリップ・マクガイア

　統合失調症という病気が脳の構造や機能に異常があることは明らかである。しかし，このような異常が病気そのものでなく，病気になりやすさ（発症脆弱性）と関連するかどうかはそれほどわかっていない。この疑問を解くためには，統合失調症患者と，発症リスクが高いがいまだに発症していない者とを比べてみればよい。

　統合失調症患者の親族，特に第一度親族〔訳注：親，きょうだい，子ども〕は，統合失調症の発症リスクが高いグループの一つとしてよく研究されている。このグループと統合失調症患者群と健常者群とを比較した研究がいくつかある。全体として，患者の親族の神経解剖学的異常は，患者群と健常者群との中間に位置するが，その程度はどの脳構造を問題にするかによっていくぶん異なる。例えば，脳室体積では，統合失調症患者でみられるような脳室拡大はその親族でもみられるが，拡大の程度は患者群よりは小さい[1]。同様に，側頭葉内側の体積は，健常者群より小さいが患者群よりは大きい[2]。

　しかし，患者の親族を対象とした研究ではリスクの大きさを定量することは難しい。双生児，特に，片方は統合失調症を発症しているが，他の一人は発症していない一卵性双生児ペア（統合失調症発症不一致双生児ペア）を対象にした研究を行えば，遺伝的リスクについて定量化することはより容易である。このような方法の研究もたくさん行われている。バアレラの研究によれば，統合失調症では皮質体積が減少しており，脳室が拡大している[3]。しかし，遺伝的リスクも頭蓋内体積と関連するようである。つまり，病気そのものと遺伝的リスクの程度の両者が神経に影響を与えるらしい。キャノンら

による最近の双生児研究によれば，統合失調症は多くの脳部位において灰白質の体積が小さかった。特に，外側前頭前皮質，頭頂皮質，側頭皮質ではそれが顕著であった[4]。一卵性双生児と二卵性双生児とを比較してみると，統合失調症への遺伝的脆弱性は，またそれとは違う一連の脳領域における体積減少と関連があった〔訳注：一卵性双生児ペアは同一の遺伝子を共有するが，二卵性双生児ペアは遺伝子の50％しか共有しない。すなわち，同胞と同じ程度に遺伝子が異なる。したがって，両者を比較することによって遺伝因子の影響を推定することができる〕。しかし，外側前頭前皮質など一部の領域は，発症と関連する脳部位と重なっていた。すなわち，いくつかの脳領域の皮質体積は，個人の遺伝的リスクと発症の両者に左右される。

統合失調症への遺伝的リスクに関する脳機能画像研究は脳構造画像研究に比べて少ない。統合失調症と関連する機能異常は体積変化に比べて明確ではないという面はあるが，機能画像は脳の微妙な変化をとらえる上で感度が高い可能性がある。最近，ロンドン精神医学研究所は，「自分の声をモニターする課題」を用いた機能的磁気共鳴画像（fMRI）による双生児研究を行った。この課題は，統合失調症患者の行動異常や機能異常と関連するものである[5,6]。人が話をする場合，ふつうは自分の声を聞いており，どのような音が出るかについてわかっている。声の高さを少し変えてやると，自分が期待する声と違う音が出るので，自分が出す声をよく聞く（モニターする）ようになる。しかし，統合失調症患者ではこうした認知過程が障害されている[7]。ピチオニらは，統合失調症発症に関して不一致である一卵性双生児ペアと二人とも健康な一卵性双生児ペアを対象にして，この課題を与えた際の機能画像を撮影した[8]。予備的結果によれば，統合失調症に罹患した双生児は，健常な双生児に比べて，前頭前皮質や側頭皮質の活動が著しく低下していた。一方，統合失調症の双生児ペアのうち病気になっていない双生児の側頭皮質の活動は，患者群と健常者群における活動の中間であった（図1.1，口絵参照）。つまり，統合失調症への発症脆弱性があることと，実際に発症することの両者とも，こうした脳領域の機能に影響を与えるらしい。

上記の研究はすべて横断的な研究である。異なった群のあいだで比較すると，そこでみられた差は，問題となっている変数によるものではなく，群間で違いがある別の変数に由来するものである可能性を否定できない。このよ

うな方法論的な問題は，前方視的研究を行うことによって解決できる。すなわち，まず統合失調症への発症脆弱性をもつ者について調べ，その後，統合失調症を発症した者について再度調べる方法である。エディンバラ・ハイリスク研究はこのような方法で統合失調症患者の親族について研究している。しかし，実際に精神病を発症する者の比率はあまり高くないために，かなり多くの被験者の脳画像を撮影し，追跡調査する必要がある。統合失調症への発症脆弱性をもつ別の群は，統合失調症の「前駆症状」ないし「発症リスクが高い精神状態」をもつ群である。この群は 12 か月間追跡調査するとその期間に 40%が精神病を発症する可能性がある[9]。パンテリスらは，前駆症状をもつ被験者の MRI 撮影を行い，12 か月間追跡調査した[10]。最初の画像について精神病を発症した群と発症しなかった群とで比較したところ，前駆症状には差がないにもかかわらず，発症した群は発症しなかった群と比較して，下前頭葉や帯状回の皮質の灰白質体積が小さかった。これはこのハイリスク群においては，精神病を発症することになる者はそうでない者と比較して体積が減少していることを示唆する。この研究の第二のポイントは，2 回目のMRI 撮影を 12 か月後に行っていることである。精神病を発症した群は，1回目と 2 回目のあいだに左側頭葉内側皮質の体積が減少していたが，このような変化は精神病を発症しなかった群ではみられなかった（図 1.2，口絵参照）。このように「発症リスクが高い精神状態」をもつ者の脳構造は，すでに健常者とのあいだに差がみられるが，その後精神病が発症するまでのあいだにさらなる体積の変化が生じることが示唆されている。

　まとめると，上述のような研究により，統合失調症と関連する脳の異常は，統合失調症を発症するリスクが高い人たちのなかにも存在することが示唆される。これは遺伝的脆弱性をもつ者であれ，前駆症状をもつ者であれ，あてはまる。しかし，このような異常の程度は，患者であるほうが発症していないハイリスクな者よりも大きいようだ。また，精神病になって初めて出現するような脳の異常もあるかもしれない。このように，脳の異常が患者，ハイリスク者，健常者の順に大きいことは，臨床所見や神経心理学的異常と同様である。つまり，統合失調症の発症リスクが高いハイリスク者の精神病症状や認知機能障害の強さは，健常者と患者とのおおむね中間に位置する。

引用文献

1) Sharma T, Lancaster E, Sigmundsson T et al, Lack of normal pattern of cerebral asymmetry in familial schizophrenic patients and their relatives — the Maudsley Family Study. *Schizophr Res* 1999; **40**:111-120.
2) Lawrie SM, Whalley H, Kestelman JN et al, Magnetic resonance imaging of brain in people at high risk of developing schizophrenia. *Lancet* 1999; **353**:30-33.
3) Baare W, van Oel C, Hulshoff H et al, Volumes of brain structures in twins discordant for schizophrenia. *Arch Gen Psychiatry* 2001; **58**:33-40.
4) Cannon T, Thompson P, van Erp T et al, A probabilistic atlas of cortical gray matter changes in monozygotic twins discordant for schizophrenia. *Neuroimage* 2001; **13**:S1034.
5) Johns L, McGuire PK, Verbal self-monitoring and auditory hallucinations in schizophrenia. *Lancet* 1999; **353**:469-470.
6) Fu C, McGuire PK, Verbal self-monitoring. In: Kircher T, David A, eds, *The Self in Neuroscience and Psychiatry*, 425-435, Cambridge: Cambridge University Press.
7) Frith CD, Done DJ, Towards a neuropsychology of schizophrenia. *Br J Psychiatry* 1987; **153**: 437-443.
8) Picchioni MM, Chitnis XA, Fu CHY et al, Functional imaging of verbal self monitoring in monozygotic twins discordant for schizophrenia. *Am J Med Genet* 2002; **114**:866.
9) Yung AR, Phillips LJ, McGorry PD et al, Prediction of psychosis. A step towards indicated prevention of schizophrenia. *Br J Psychiatry Suppl* 1998; **172**: 14-20.
10) Pantelis C, Velakoulis D, McGorry P et al, Neuroanatomical abnormalities in people who develop psychosis. *Lancet* 2003; **361**: 281-288.

2章

統合失調症の幻聴出現時の脳画像

ダニエラ・ハブル，トーマス・ディークス

　幻聴は統合失調症に最も頻繁に出現する症状の一つであり，それがどのようにして起きるのかについて解き明かそうという試みは昔からなされているが，いまだに成功していない。幻聴は，非常に個人的な経験に関するものから，統合失調症における脳の機能異常に関するものまで，ありとあらゆる側面について論じられてきた。精神科に入院している患者には幻聴はよく起こる症状であり，患者を苦しめることが多い。というのも，幻聴で聞こえてくるのは，とても情緒的で個人的な内容であるためである。加えて，患者が知覚する幻聴は，たいてい現実の話し声と同じか，それに近いものである。多くの場合，患者は幻聴がどちらの方角から聞こえてくるかを述べることができる。統合失調症に対する現代の脳科学の挑戦の一つは，「幻聴がそんなにリアルに聞こえてくるのはなぜか？」という問いに答えることである。

初期の研究

　憑き物という古来の考え方に取って代わり，幻覚が脳の問題に由来するという考え方が登場したのは19世紀前半である。精神・神経疾患に罹患していなくても，10-15%の人は，生涯に一度は幻聴を経験するとされるが，幻聴は統合失調症患者において最も多くみられ，平均60%の患者が経験している[1]。したがって，近年の幻聴についての考え方は，統合失調症患者の研究結果に基づいている。聴覚野を含む左側頭葉の異常が幻聴と関連する

ことを支持する所見が得られたのは，昔の神経病理学的研究によってである[2]。最近の磁気共鳴画像（MRI）による生体の体積測定研究によって，このような昔の研究結果をさらに支持する結果が得られており，左上側頭回の体積と幻聴の重症度とのあいだには相関関係があるという[3]。しかし，幻聴の精神病理と生体の構造 MRI を研究しても，急に出てきたり引っ込んだりする幻聴という症状をじかに観察することはできない。幻聴が生じているときの機能的な変化を調べるためには，時間的・空間的な解像度がかなり高い方法が必要となる。幻聴をもつ統合失調症患者を研究する場合のもう一つの問題点は，このような患者の大部分は，急性精神病状態にあるという点である。統合失調症の急性期にみられる，集中力や注意の欠如，猜疑心，認知機能障害などの幻聴以外の症状により，幻聴を研究することが困難となる。しかしながら，幻聴を生じる際の複雑な機能的・病態生理学的基盤を明らかにするためには，機能的画像研究が必要となる。

方法論的概観

　機能画像と電気生理学的技術の進歩により，幻聴のような動的過程における脳の変化を研究することが可能になった。過去10年間に画像化技術の改良に加えて方法論的にも進歩したために，幻聴の研究が洗練されてきた。単一フォトン放射コンピュータ断層撮影（SPECT）や陽子放射断層撮影（PET）は，生体脳組織の代謝や機能に関する情報を得ることができる画像化技術である。しかし，これらの方法では空間的解像度がセンチメートルの単位でしかなく，MRI やコンピュータ断層撮影（CT）のようなミリメートル単位の解像度に達しているものと比べて劣る。さらに時間的解像度も分から時間の単位であるのがふつうである（用いるトレーサーによる）。さらに，これらの方法は代謝の変化を描出するために，放射性物質を静脈注射しなければならないため，間接的に侵襲的でもある。

　より新しい方法として機能的磁気共鳴画像（fMRI）が開発されたことは，それ以前の画像化技術に比べて格段の進歩である[4]。fMRI は非侵襲的であり，ミリメートル単位の空間的解像度をもち，時間的解像度も秒の範囲かそれ以下である。この技術は，酸素化ヘモグロビンと脱酸素化ヘモグロビンが

異なった磁気特性をもつことから，これをコントラストとして利用することで血管への効果を測定し，間接的に神経活動を調べる。これらの効果は，「血液酸素濃度依存的（blood oxygen level-dependent; BOLD）シグナル感受性手順」とよばれる，特別なMRI手順によって測定することができる。

標準的なMRIプロトコールになってきたもう一つの新しいMRI技術は，磁気共鳴拡散テンソル画像（MR-DTIないしDTI）である[5]。DTIは，生体の白質〔訳注：脳や脊髄のなかで主として髄鞘化された神経線維によって構成されている白っぽい組織〕の微細構造を非侵襲的に調べることができる。DTIは，水の動きに感受性のあるMRシグナルによって測定する。もし脳脊髄液のなかのように，方向づけられた拡散障壁がないところであれば，水は等方性に拡散する。大脳白質では，ミエリン鞘や細胞膜をもつ神経線維によって境界線ができるために，線維に沿って拡散しやすくなる。このように拡散を方向づける特性を異方性（アニソトロピー）とよぶ。0から1までの値をとる微小アニソトロピー（FA）値がコンピュータによって計算され，値が高いほど方向性が高いことを示す。値が高いと線維の方向性にまとまりがあるが，低い値では白質の統合性が低下しているか，微小構造が破綻していることが示唆される。

適　用

幻聴の最も古い機能的画像研究は，1980年代後半にSPECTやPETを用いて行われた。というのも，当時はこれらの技術しかなかったからである。研究手順の大部分は，幻聴のある患者群と，幻聴のない統合失調症患者や健常者とを比較するものであった。もっと進んだ研究手順では，同じ患者群を対象にして，幻聴がある時期とその後の幻聴がなくなった時期とについて報告した。この方法には次のような欠点がある。すなわち，患者の向精神薬治療が変化していることが多いことや，数か月たたないと2度目の測定ができない症例もあるという点である。このような方法論的短所はあるにしろ，幻聴は聴覚野がある左側頭葉の活性化と関連するという研究結果が得られた。さらに前頭葉言語領域，基底核と視床，海馬領域，そして前帯状回（これらの大部分は両側性）の活性化が報告された（文献6の総説参照）。

洗練された画像化技術の開発に伴い，幻聴の動的過程の研究も進歩した。PETを用いた最初の研究は，患者に幻聴が起きているときと起きていないときの脳血流を比較した。その結果，幻聴が起きているときには，皮質下神経核（視床と線条体）と辺縁系のいくつかの部分（すなわち，海馬，海馬傍回，帯状回）の活動性が上昇した[7]。皮質の活性化は主として側頭-頭頂皮質でみられた。深部脳の神経核の活性化によって幻聴が発生したり修飾を受けたりしていると考えられ，感覚野領域が知覚内容に影響を与えているのかもしれない。状態像や素因に関する研究から，幻聴には言語系や聴覚系が関与する可能性が指摘されたものの，一次聴覚野の活性化が生じていることを示す明確な証拠はなかった。重要なことは，一次聴覚野（ヘッシェル回）が活性化されるのであれば，それは外部からくる聴覚刺激によって発生しているのと同じであるため，患者が幻聴をまるで本当の話し声を聞くように知覚する理由の説明がつくということである。そこでわれわれは，果たして幻聴が起きているときに一次聴覚野が活性化されるかどうかを調べたくなった。

われわれは，解像度の高いfMRIを使用して，幻聴の動的過程——出たり引っ込んだりすること（幻聴の開始と終止）——に照準を合わせた手順を用いた[8]。1回のfMRIのセッションで，患者が幻聴を聞いているときと幻聴が止まっているときに撮影を行った。被験者には，幻聴が始まったときと終わったときにボタンを押すように指示した。幻聴がある急性期の状態で，統合失調症患者に高度の認知能力が要求されたために，わずか8名の患者を調べることしかできなかった。血液酸素濃度依存的（BOLD）シグナルの時間経過と幻聴の主観的体験との相関を調べると，各被験者の片側のヘッシェル回が活性化していた（図2.1，口絵参照）。この研究結果から，客観的に証明できる聴覚系の活性化が起きているために，患者が本当の声を聞いているように体験するということが支持される。一次聴覚野の活性化は，必ず優位半球に起きていることもわかった。さらに，海馬，扁桃体，ブローカ野，一次運動野においてもBOLDシグナルが有意に上昇していることも見いだした（図2.2A，口絵参照）。

幻聴は物理的特性，内容，個人的記憶との関係，感情的衝撃などの多くの特徴をもつ。それぞれが別々の特徴をもつ脳の異なった領域が，一定の順序で活性化するかどうかがわかれば役に立つであろう。この点を明らかにする

ために，BOLDシグナルが最初に最大になったときからそれぞれの脳領域が活性化してBOLDシグナルのピークが発生するまでの時間について，一人の患者を対象に詳細な測定を行った（図2.2B）。この測定によって，海馬（1），そしてほぼ同時にブローカ野（2）の順に活性化することがわかった。扁桃体（3）と一次聴覚野（4）がいくらか後になって活性化した。最後に一次運動野（5）が活性化した。われわれはこのような順で活性化したことについて次のように解釈した。記憶が想起され（1），ほぼ同時に運動性言語野（2）が活性化される。これは，主観的記憶と言語系とのあいだの誤った機能的連結に関連しているようである。ブローカ野は運動性言語野であるから，内的言語の発生に関連し，これは幻聴の発生において重要なメカニズムの一つであると考えられている。その後，少しして扁桃体（3）が活性化するが，これは幻聴に情緒的色彩を与えることに寄与しており，一次聴覚野（4）の活性化によって記憶，内的言語，情緒的内容が混ざり合ったものを聞くことになる。最後に患者は幻聴が始まったことに気づいて幻聴の開始を示すボタンを押す。これらの結果は，幻聴が内的言語に関連することを示すだけでなく，一次聴覚野が活性化することによって，幻聴が本当に話されているような声として知覚されるという仮説を支持する。

　音刺激を用いて活性化させると，幻聴を聞いている統合失調症患者は，幻聴がない患者と比べて，聴覚領域が活性化しないという研究結果もある[9]。この結果は，幻聴を聞いているあいだは一次聴覚野の反応性が減弱しているということを示しており，一次聴覚野が病的に活性化しているというわれわれの所見を間接的に支持するものである。幻聴と外界からの刺激が聴覚系における共通の神経生理学的な基盤を競合的に用いるのではないかという仮説が成り立つ。

幻聴の発生と原因に関する現段階の仮説

　幻聴をもつ患者を対象とした過去10年間の画像研究によって，言語に関連する大脳領域の機能障害と，主に前頭葉から側頭葉にある一次聴覚野やより高次の聴覚皮質・連合皮質における異常な活性化，それも主として脳の左半球における異常があることがわかってきた。このような研究結果から，幻

聴の発生や原因に関する現段階の仮説は，自分自身をモニターする機能が障害されているために，内から発する声を外から聞こえてくる声として誤って認識してしまい，それが幻聴になるのではないかと考えられている[10]。言語に関連する領域は右利きの人では大部分が左半球であるため，幻聴の発生には左半球が強く関与する。左半球の側頭-頭頂皮質に反復経頭蓋磁気刺激を与えることにより，刺激された脳領域と周辺の脳領域の神経活動のつながりを断つと，幻聴が減少する。このことからも，幻聴の発生には言語に関連した神経回路網のつながりがあるという仮説が支持される[11]。

今後の展望

　幻聴の際に病的な活性化を示す脳領域は，主として前頭葉と側頭葉の言語野や聴覚野である。統合失調症では，前頭葉-側頭葉間のネットワークが障害されているのではないかというのはよくいわれることである[12]。近年の電気生理学的研究はこのような仮説をさらに支持している。幻聴がある患者は言葉を話しているあいだ，脳の電気活動が乱れるが，健常者では乱れないという研究報告がある[13]。拡散テンソル画像を用いることによって，ネットワークを形成している白質の微細構造が実際どのようになっているかを調べることができる。拡散テンソル画像によって，幻聴の発生に関与する異なった脳領域のあいだの連絡について解析することができる。脳の前部と後部とをつないでいる主要な神経線維束は，帯状束，弓状束（上縦束），鉤状束の三つである。最近の拡散テンソル画像を用いた研究によれば，統合失調症患者では，鉤状束において左が右より大きいという非対称性が失われているという[14]。さらに，前頭葉と側頭葉とのあいだの長い神経線維，特に上縦束における異常は，ヒトの正常な発達と有意な相関関係があるといわれている[15]。読語障害をもつ子どもにこの部位の異常がみられることから，この部位は言語機能の発達に重要であることが示唆される[16]。弓状束は前頭葉のブローカ野と側頭葉-頭頂葉のウェルニッケ野とをつないでいる。最近われわれは，幻聴をもつ統合失調症患者では，前頭葉と側頭葉の領域をつなぐ長い神経線維束，特に上縦束における異常があることを示した。これは，言語に関連する脳領域のあいだの連絡が変化していることを示唆している[17]。

要　約

　過去 10 年間の研究によって，幻聴が出現するメカニズムが明らかになってきた。脳構造をマクロにみた研究は，側頭葉の体積が変化していることを見いだした。機能的画像研究によってさらに多くの知見が得られており，言語野や聴覚野に機能異常があり，それらの一部は変化を受けている側頭葉に存在することを突き止めた。統合失調症の幻聴に関する神経心理学的な研究や時間的・空間的な解像度の高い神経生理学的研究によって，前頭葉－側頭葉間の神経連絡が断たれるという仮説が生まれ，いまやそれは MRI による拡散テンソル画像によって証明することができる。

引用文献

1) Nayani TH, David AS, The auditory hallucination: a phenomenological survey. *Psychol Med* 1996; **26**:177-189.
2) Southard EE, On the topographic distribution of cortex lesions and anomalies in dementia praecox with some account of their functional significance. *Am J Insanity* 1915: **71**:671.
3) Shapleske J, Rossell SL, Simmons A, David AS, Woodruff PW, Are auditory hallucinations the consequence of abnormal cerebral lateralization? A morphometric MRI study of the sylvian fissure and planum temporale. *Biol Psychiatry* 2001; **49**:685-693.
4) Ogawa S, Lee TM, Kay AR, Tank DW, Brain magnetic resonance imaging with contrast dependent on blood oxygenation. *Proc Natl Acad Sci USA* 1990; **87**:9868-9872.
5) Basser PJ, Mattiello J, LeBihan D, MR diffusion tensor spectroscopy and imaging. *Biophys J* 1994; **66**:259-267.
6) Weiss AP, Heckers S, Neuroimaging of hallucinations: a review of the literature. *Psychiatry Res* 1999; **92**:61-74.
7) Silbersweig DA, Stern E, Frith C et al, A functional neuroanatomy of hallucinations in schizophrenia. *Nature* 1995; **378**:176-179.
8) Dierks T, Linden DE, Jandl M et al, Activation of Heschl's gyrus during auditory hallucinations. *Neuron* 1999; **22**:615-621.
9) David AS, Woodruff PW, Howard R et al, Auditory hallucinations inhibit exogenous activation of auditory association cortex. *Neuroreport* 1996; **7**:932-936.
10) McGuire PK, Silbersweig DA, Wright I et al, Abnormal monitoring of inner speech: a physiological basis for auditory hallucinations. *Lancet* 1995; **346**:596-600.
11) Hoffman RE, Hawkins KA, Gueorguieva R et al, Transcranial magnetic stimulation of left temporoparietal cortex and medication-resistant auditory hallucinations. *Arch Gen Psychiatry* 2003; **60**:49-56.
12) Frith CD, Friston KJ, Herold S et al, Regional brain activity in chronic schizophrenic patients during the performance of a verbal fluency task. *Br J Psychiatry* 1995; **167**:343-349.

13) Ford JM, Mathalon DH, Whitfield S, Faustman WO, Roth WT, Reduced communication between frontal and temporal lobes during talking in schizophrenia. *Biol Psychiatry* 2002; **51**:485-492.
14) Kubicki M, Westin CF, Maier SE et al, Uncinate fasciculus findings in schizophrenia: a magnetic resonance diffusion tensor imaging study. *Am J Psychiatry* 2002; **159**:813-820.
15) Paus T, Zijdenbos A, Worsley K et al, Structural maturation of neural pathways in children and adolescents: in vivo study. *Science* 1999; **283**:1908-1911.
16) Klingberg T, Hedehus M, Temple E et al, Microstructure of temporo-parietal white matter as a basis for reading ability: evidence from diffusion tensor magnetic resonance imaging. *Neuron* 2000; **25**:493-500.
17) Hubl D, Koenig T, Strik W et al, Pathways that make voices: white matter changes in auditory hallucinations. *Arch Gen Psych* 2004 (in press).

| 3 章 |

統合失調症を発症しやすくなる遺伝子は見つけられるか？

ナディ・ノートン，マイケル・オウエン

　統合失調症の遺伝子を見つけようとすることは，「聖なる杯を探すこと」によくたとえられる。つまり，それはたった一つのかけがえのない大切なものを求める詩的で空想的な願望であるが，結局失敗する運命にあるというのだ。本章の目的は，確かに遺伝子を探すことは詩的で空想的であるかもしれないが，かけがえのない唯一の宝物があるのではないことを示すことにある。むしろ，複数の，おそらく多くの宝物があり，それぞれが統合失調症の秘密を解き明かす鍵となるであろう。そのような宝物を手に入れることは容易ではないが，結局失敗する運命にあるわけではないし，ようやく最近になって成功がはっきりとみえてきている。

　遺伝疫学的研究によって統合失調症が家系内集積することはよく知られている。さらに，双生児研究や養子研究によって易罹病性（病気へのかかりやすさ）の個人差は大部分が遺伝によるものであり，遺伝率は 0.8 と推定されている〔訳注：遺伝率が 0.8 という場合，病気の原因は遺伝が 8 割で環境が 2 割ということを意味しているのであり，統合失調症患者の子どもの 8 割が統合失調症を発症するというような意味ではない〕。しかし，疾患遺伝子を見つけることは難しいことがわかってきた。というのも，表現型も遺伝子型も複雑でほとんどわかっていないからである。統合失調症は異なった病因に基づく多くの異なった障害からなる一つの症候群である。いまだに統合失調症の病態生理は不明の部分が多く，見つけようとしている遺伝子がどのような機能をもっているかについて予測することがまったくできない。そして，遺伝疫学的研究により，遺伝様式は複雑であり，強い作用をもつ遺伝子によっ

て発症するのではなく，複数の遺伝子によるのではないかと考えられている。同胞〔訳注：兄弟や姉妹のこと〕の発病リスクを3倍以上高める遺伝子はなく，遺伝子の大部分は比較的小さな作用しか及ぼさないと考えられている（患者が多数いる周囲と隔絶された家系では，例外的に強い作用をもつ遺伝子がはたらいているかもしれないが）。遺伝子が重要であることは確かであるが，問題は，遺伝子がいくつあるのか，それぞれの遺伝子がどれだけリスクを高めるのか，どれだけ相互作用するのか，などについて何もわかっていない点である。

　遺伝学的な構図がはっきりしない複雑な症候群に対して，われわれが何を見つけだすことができるかについて，遺伝疫学的研究の成果や遺伝学的研究が進んでいる動物の複雑な特性に関する研究成果をもとに考えてみることは，意味のあることであろう。第一に，作用の弱い多くの遺伝子（オリゴジーン）があると考えられるが，病気への脆弱性に影響を与え，表現型を修飾するような，もっと小さな効果をもつ遺伝子が非常に多く存在する（ポリジーン）こともほぼ間違いない。そうだとすれば，遺伝学によって病気を予測するという点では，とても複雑で不確実になることが予測される。第二に，統合失調症が症候群のレベルでしか定義できないことから，異種性〔訳注：病気の原因が一つでなくいろいろあること〕をもつことが予想される。統合失調症と双極性障害とは臨床的に重なり合う部分が多いことから，両者に関与する遺伝子がいくつあってもおかしくない。第三に，虚血性疾患という臨床表現型においては，遺伝子異常から病気の発症に至るまでのあいだに血清脂肪レベルや血圧などの「中間表現型」の異常が出現するが，統合失調症でも同様に中間表現型を見つけだすことができるかもしれない。第四に，遺伝-環境相互作用や遺伝子間の相互作用もあるかもしれない。動物での研究データによれば，このような相互作用はしばしばみられ，複雑である。そのような例としてショウジョウバエの毛の数がある。すなわち，同じ対立遺伝子〔訳注：遺伝子の型〕がオスでは毛の数を増やすが，メスでは逆に減らす作用があり，ゲノムレベルでの作用がかなり微妙で複雑であることを示唆している[1]。第五に，動物の複雑な特性は，タンパク質の物理的構造を変える遺伝子変異だけでなく，タンパク質の発現様式に変化を与えるような遺伝子変異ともしばしば関連する。後者について見つけだすのはとても難しい。という

3章 統合失調症を発症しやすくなる遺伝子は見つけられるか？

のも，そのような遺伝子変異はタンパク質をコードする遺伝子領域の外に存在することが多く，遠く離れたところに存在することもあるからである。最後に，「対立遺伝子異質性」がみられる場合も多い。すなわち，統合失調症は，一つの脆弱性遺伝子のなかにある単一の遺伝子多型が伝達されて遺伝するのではなく，その遺伝子に存在する種々の遺伝子多型がかかわる可能性がある。

統合失調症の遺伝子研究の主な方法は，連鎖研究，関連研究，染色体異常の研究である。種々の困難があるにかかわらず，これらの方法による研究が進んでいる。

連 鎖 研 究

アルツハイマー病や乳がんの一部にみられるように，単一遺伝子が統合失調症の原因となるという可能性については，初期の連鎖研究によってきっぱりと否定された。統合失調症の連鎖研究は，陽性所見が得られても確定的なものでないか，追試によって再現できないものもたくさんあり，いくぶん失望させるものであった。しかし，ゲノム全体をくまなく調べる研究が20以上発表され，サンプル数や統計的パワーも増加するにつれ，いくつかの染色体領域の連鎖所見が再現されるようになった（図3.1，口絵参照）。最も支持されている染色体領域は三つあり，6p24-22，1q21-22と13q32-34である。これらの染色体領域は，一つの研究でゲノムワイドの統計学的有意水準（$p < 0.05$）を超えた領域〔訳注：すべてのゲノム領域を検討するには，数百のマーカーを用いて検討する必要があるが，それに基づく多重比較の補正を行っても統計学的に有意である領域〕である。すなわち，偶然であるとすれば完全なゲノム・スキャンを20回やって1回も起きないような所見が得られたということである。さらに，それぞれの領域については，連鎖を示唆する所見が他のサンプルでも報告されている。さらに二つの染色体領域は，いくつかの研究グループによって高度に示唆的な連鎖所見が得られている。それらは8p21-22と6q21-25である。陽性所見が複数得られている他の有望な染色体領域として，22q11-12，5q21-q33，10p15-p11，1q42がある。

染色体異常

　統合失調症と染色体異常との関連を報告した研究はおびただしい数に上る。しかし，統合失調症のリスクを高める遺伝子があることを確信させるものは，二つの染色体異常だけである。そのうちの一つは，染色体 22q11 領域の欠失によって生じる velocardiofacial 症候群（VCFS）と統合失調症との関連である。この症候群は 4000 人の出生児に 1 人にみられ，複雑な表現型を示す。すなわち，複数の先天奇形，特徴的な外見の異常，口蓋裂，心奇形，学習障害を呈し，精神疾患を高頻度に発症する。この欠失をもつ成人における統合失調症の発症率は 24％と高い[2]。22q11 と統合失調症遺伝子との連鎖を示唆する所見も多く得られていることから，欠失した染色体領域にある何らかの遺伝子が，統合失調症の発病脆弱性をより一般的に高めるのかもしれない。二つめの染色体異常はスコットランドの大家系にみられたもので，この染色体異常をもつと 47％が統合失調症を含む精神疾患に罹患していた。1 番染色体と 11 番染色体の相互平衡転座が病気と関連していた。その後，転座の分断領域の位置を決めることにより，1 番染色体上にある三つの分断された遺伝子が同定された。現在，これらの遺伝子によって示唆される病気のメカニズムの解明が始まっている。

関連研究

　関連研究のほとんどは，機能的候補遺伝子について検討したものであり，神経伝達物質の受容体とか，数は少ないが神経発達に関連する遺伝子などが検討されている。多くの陽性所見が得られているが，明確に再現されているものはない。偽陽性や偽陰性の結果に至るさまざまな理由がある。しかし，もっと興味深いことに，位置候補遺伝子（遺伝的連鎖がある染色体領域に位置する遺伝子）が発病に関連するというエビデンスが最近 12 か月間に多数得られている。アイスランドのデコード遺伝学研究グループは，ニューレグリン 1（*NRG1*）遺伝子（染色体 8p22-p21 に存在する）が統合失調症と関連することを示した。発病脆弱性を与える中心的なハプロタイプ〔訳注：複数の遺伝子多型の組合せによる特定の「型」のこと〕を同定し（相対危険度 2.1

3章　統合失調症を発症しやすくなる遺伝子は見つけられるか？　　　17

〔訳注：その型をもつことにより2.1倍発病しやすいという意味〕）[5]，この所見はその後スコットランド人でも再現された[6]。二つめの陽性所見は染色体6p上にあるディスバインディン（*DTNBP1*）遺伝子に関するものである。最初はアイルランドの家系にみられたまれなハプロタイプとの関連が報告され[7]，その後ドイツ人でも再現された[8]。*G72*遺伝子（染色体13q22-34）も統合失調症と関連し，相互作用を検討した結果，もう一つの*DAO*（D-アミノ酸酸化酵素）遺伝子と相互作用し，この*DAO*遺伝子もそれだけで統合失調症と関連するという。その後の解析により，*G72*と*DAO*の遺伝子型が病気のリスクを高める相乗効果があることがわかった[9]。これらの遺伝子に共通していえることは，連鎖所見を示した染色体領域を詳細に検討することで見いだされてきた点である。それらはみな，アミノ酸をコードしない遺伝子領域にある複数の遺伝子多型によるハプロタイプとの関連であって，一つの遺伝的マーカーとの関連ではない点でも共通している。それぞれの遺伝子座位における遺伝子多型が，どのようにして発病脆弱性を与えるかについて正確にわかるようになるためにはまだ研究が必要である。しかも，それぞれの遺伝子による相対危険度は低く（2.5未満），それぞれの遺伝子が存在する染色体領域との連鎖所見を完全に説明できるものではない。上述のような観察所見は，病気の原因となる遺伝子多型は，同じ遺伝子か染色体上で近くにある他の遺伝子にある別の遺伝子多型であり，関連を示した遺伝子多型やハプロタイプがその遺伝子多型と連鎖不平衡の関係にある可能性がある。そうでなければ，単一の遺伝子多型が関連するのではなく，複数の異なった遺伝子多型の組合せが関連するのかもしれない。一つの連鎖所見に二つ以上の連鎖座位がある可能性もある。

遺伝子研究は十分な見返りを得られるか？

　統合失調症は遺伝性が強いため，遺伝子研究を行わずにその原因を探ることは不可能ではないにしろ，困難である。多くの障壁があるが，いまではいくつかの染色体領域や遺伝子を支持する有望なデータが存在する。こうした成功は研究者をとても勇気づける。有望な連鎖領域が他にもいくつかあることから，ここ数年のあいだに統合失調症の脆弱性遺伝子がもっと見つかるの

ではないかと思われる。遺伝学によって統合失調症の新しい遺伝子や病因経路を見つけることができたことにより，新しい神経生物学的研究の展望が開けたが[10]，今後さらに発展することが期待される。しかし，われわれは今後も複雑な事柄が続くことを覚悟しなければならない。つまり，多くの遺伝子が関与するというゲノムレベルでの複雑さ，それぞれの遺伝子のなかで多くの多型が関与するという遺伝子レベルでの複雑さ，そして遺伝-環境相互作用のレベルでの複雑さである。それにしても，ゲノム技術や情報は進歩しており，統合失調症の遺伝子研究は成功するであろう。

引用文献

1) Nuzhdin SV, Dilda CL, Mackay TF, The genetic architecture of selection response. Inferences from fine-scale mapping of bristle number quantitative trait loci in *Drosophila melanogaster. Genetics* 1999; **153**:1317-1331.
2) Murphy KC, Owen MJ, Velo-cardio-facial syndrome (VCFS): a model for understanding the genetics and pathogenesis of schizophrenia. *Br J Psychiatry* 2001; **179**:397-402.
3) Millar JK, Wilson-Annan JC, Anderson S et al, Disruption of two novel genes by a translocation co-segregating with schizophrenia. *Hum Mol Genet* 2000; **9**:1415-1423.
4) Ozeki Y, Tomoda T, Kleiderlein J et al, Disrupted-in-Schizophrenia-1 (DISC-1): mutant truncation prevents binding to NudE-like (NUDEL) and inhibits neurite outgrowth. *Proc Natl Acad Sci USA* 2003; **100**:289-294.
5) Stefansson H, Sigurdsson E, Steinthorsdottir V et al, Neuregulin 1 and susceptibility to schizophrenia. *Am J Hum Genet* 2002; **71**:877-892.
6) Stefansson H, Sarginson J, Kong A et al, Association of neuregulin 1 with schizophrenia confirmed in a Scottish population. *Am J Hum Genet* 2003; **72**:83-87.
7) Straub RE, Jiang Y, MacLean CJ et al, Genetic variation in the 6p22.3 gene DTNBP1, the human ortholog of the mouse dysbindin gene, is associated with schizophrenia. *Am J Hum Genet* 2002; **71**:337-348.
8) Schwab SG, Knapp M, Mondabon S et al, Support for association of schizophrenia with genetic variation in the 6p22.3 gene, dysbindin, in sib-pair families with linkage and in an additional sample of triad families. *Am J Hum Genet* 2003; **72**:185-190.
9) Chumakov I, Blumenfeld M, Guerassimenko O et al, Genetic and physiological data implicating the new human gene G72 and the gene for D-amino acid oxidase in schizophrenia. *Proc Natl Acad Sci USA* 2002; **99**:13675-13680.
10) Harrison PJ, Owen MJ, Genes for schizophrenia? Recent findings and their pathological implications. *Lancet* 2003; **361**:417-419.

4 章

統合失調症の遺伝子は見つかる
アイスランドのデータが示すニューレグリン1遺伝子

ハネス・ペターソン，レイン・ステファンソン，エンギルバート・シガードソン，ヴァルガドゥール・ステインソースドトァ，ソードゥール・シグマンドソン，ジョン・ブリンジョルフソン，ステイナン・ガナースドトァ，オマー・イヴァルソン，オマー・ジャルテイソン，ヘルギ・ジョンソン，ヴァラ・G・ガドナドトァ，エルザ・ガドマンズドトァ，ブリンジョルファー・イングヴァルソン，アンドレス・インゲイソン，シグマンドゥール・シグファソン，ロン・ハーダードトァ，ジェフリー・R・ガルチャー，カリ・ステファンソン

　過去数年間にいくつものゲノムワイド連鎖研究（ゲノムスキャン）が行われ，統合失調症遺伝子が1番染色体長腕（1q），2番染色体，22番染色体長腕（22q）にあることを示す，少なくとも弱い証拠が得られた。その後，6番，12番と13番長腕にも遺伝子が存在することを示すよい証拠が得られた。8番染色体短腕（8p）への連鎖もそれぞれ異なった母集団について調べた多くの研究によって示唆されている[1-8]。われわれは当初，33の統合失調症多発家系から，110人の患者を集めた。これらの家系は，複数の罹患者がはとこ（またいとこ）どうしか，それより近親の関係にある（さらに詳しい説明は，章末の補足説明を参照）。われわれのゲノムスキャンでは，950個のマイクロサテライト・マーカー〔訳注：2塩基繰り返し配列など，個人差が大きい遺伝子多型〕を用い，その遺伝子型の決定の方法については他の論文[9]で述べたとおりである。33家系の110人の罹患者のうち，106人（統合失調症102名，特定されない機能性精神病3名，統合失調感情障害1名）について遺伝子解析することができた。モデルフリー（遺伝様式などの遺伝モデルにとらわれない）の多点アレル共有法で解析した。ゲノムスキャンによって，六つの染

色体，すなわち，1, 3, 6, 8, 14番染色体とX染色体への連鎖に関する示唆的ないし支持的証拠（ロッドスコアが1を超える結果）を得た〔訳注：ロッドスコアがxであるとその所見が起きる確率は10^{-x}以下となるため，スコアが高いほど統計学的に有意な所見となる〕。この研究で最も際立ったピークは8番染色体短腕（8p）に存在した。これは以前に報告されていた染色体領域と重なっていたものの，他のいくつかの研究で観察されていたピークの染色体位置より10-15 cM〔訳注：cMはセンチモルガンで遺伝的距離を示す単位〕ほど動原体寄りにあった。この違いは用いた遺伝マーカーの密度や並び方の違いによるものか，われわれの見いだした遺伝子座が別のものであるかのどちらかによるだろう。

　この8pの30 cM以上にわたる領域について，100-150 kb（キロベース：1000塩基のこと）間隔で存在するマーカーを用いてさらに細かくマッピングした。われわれは，連鎖研究のためのマーカーセットを用いたが，その際，互いに連鎖不平衡にあるものを除いたため，情報内容が0.7から0.9に高まった。ロッドスコアは3.06から2.53に落ちたため，結果は8pへの連鎖を示唆するにとどまるものになったが，先行研究の結果と合わせると，ハプロタイプ解析〔訳注：いくつかの遺伝マーカーを組み合わせた解析方法〕を開始するに十分な証拠が得られたと判断された。5 cM以上の領域に，およそ75 kb間隔に存在するマーカーを用いてさらに解析した。われわれは，13 Mb（メガベース：100万塩基）の領域にわたって，家系によって共有されているハプロタイプ（ハプロタイプIとハプロタイプII）があることに注目した（図4.1）。33の家系のうち7家系のなかに存在した15人がリスクハプロタイプIを共有しており，2家系のなかの9人がハプロタイプIIを共有していたが，後者は前者よりかなり頻度が低かった。マーカーの正確な位置と順番をバクテリア人工染色体クローン（BACクローン）を用いて決定した。この段階で373人の患者サンプルを追加して関連解析のために用いた。改良されたハプロタイプ分析によって，リスクハプロタイプは二つの遺伝子，すなわち，ニューレグリン1遺伝子と機能不明である一群の発現配列タグ（EST）の上にちょうど乗っていた。そこで，エクソンとプロモーター領域を決定するための補助手段としてマウスの遺伝子座位のシーケンスを行う仕事に進んだ。ニューレグリン1遺伝子のなかに25個のエクソンが見つかり，そのなかの

4章 統合失調症の遺伝子は見つかる

いくつかは未知のものであった。8個のエクソンは上述の一群の EST に対応するものであった。

									12.7 Mb																		
									0.6 Mb																		
D8S1048	D8S1809	C8S16176	C8S4186	D8S1223	D8S1445	D8S1770	D8S1769	29H12-7320	D8S1711	29H12-121L21	478B14-642	487-2	478B14-848	420M9-1395	D8S1810	420M9-3663	473C15-439	72H22-1	82H10-79B8	72H22-36	244L21-750	244L21-8557	317J8-2123	317J8-1	D8S278	D8S1758	D8S259	D8S1845	D8S1719	D8S1750	D8S1121	D8S1803	D8S1722

マイクロサテライトのリスクハプロタイプ I

0	-2	0	4	10	0	6	0	8	2	16	0	0	22	0	8	8	4	-2	-2	-6	6	18	4	4	12	4	2	0	3	14	F1(n=2)
0	-2	0	4	10	0	6	0	8	2	16	0	0	22	0	8	8	4	-2	-2	-6	6	18	4	4	12	4	2	0	3	14	F2(n=1)
				10	0	6	0	8	2	16	0	0	22	0	8	8	4	-2	-2	-6	6	18									F3(n=2)
				10	0	6	0	8	2	16	0	0	22	0	8	8	4	-2	-2	-6											F4(n=1)
				10	0	6	0	8	2	16	0	0	22	0	8	8															F5(n=3)
				10	0	6	0	8	2	16	0	0	22	0	8	8															F3(n=3)
						6	0	8	2	16	0	0	22	0	8																F6(n=2)
							0	8	2	16	0	0	22	0																	F7(n=1)

マイクロサテライトのリスクハプロタイプ II

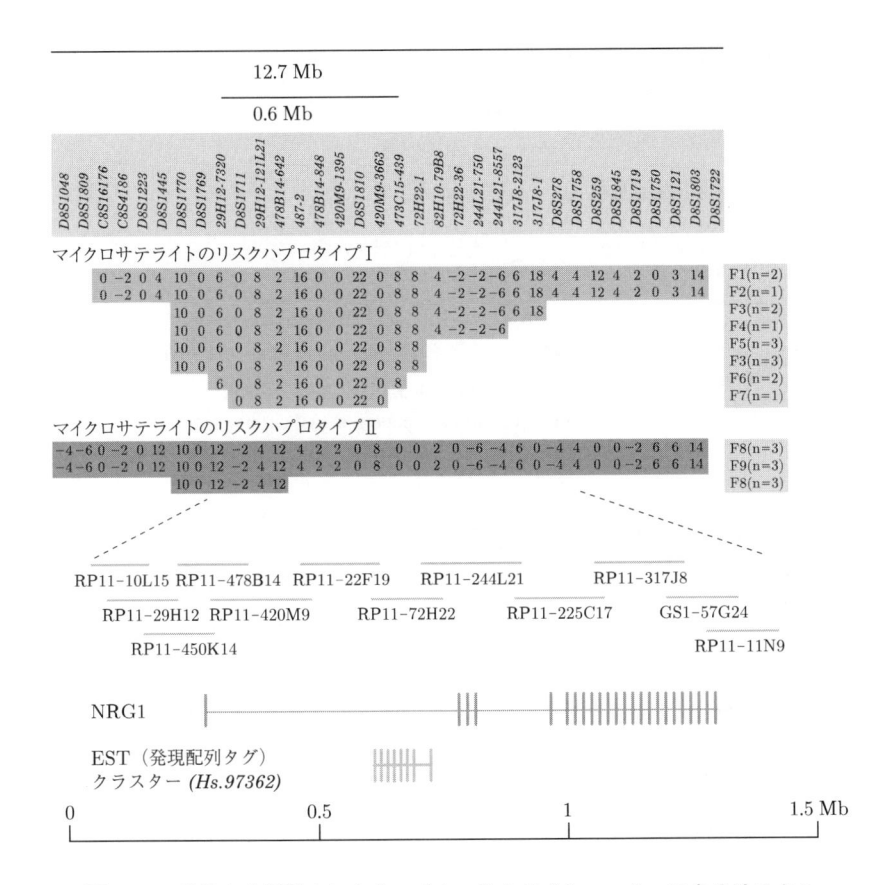

-4	-6	0	-2	0	12	10	0	12	-2	4	12	4	2	2	0	8	0	0	2	0	-6	-4	6	0	-4	4	0	0	-2	6	6	14	F8(n=3)
-4	-6	0	-2	0	12	10	0	12	-2	4	12	4	2	2	0	8	0	0	2	0	-6	-4	6	0	-4	4	0	0	-2	6	6	14	F9(n=3)
						10	0	12	-2	4	12																						F8(n=3)

RP11-10L15　RP11-478B14　RP11-22F19　　RP11-244L21　　　RP11-317J8

　RP11-29H12　RP11-420M9　　RP11-72H22　　RP11-225C17　　GS1-57G24

　　RP11-450K14　　　　　　　　　　　　　　　　　　　　　　RP11-11N9

NRG1

EST（発現配列タグ）
クラスター (Hs.97362)

0　　　　　　　　0.5　　　　　　　　1　　　　　　　1.5 Mb

図 4.1　8番染色体短腕上にあるマイクロサテライトマーカーによるリスクハプロタイプとハプロタイプの共有がみられた領域における既知の遺伝子［出典：Stefanson et al. *Am J Hum Genet* 2002; **71**:877-892（The University of Chicago Press）[10]　© 2002 The American Society of Human Genetics. All rights reserved.］

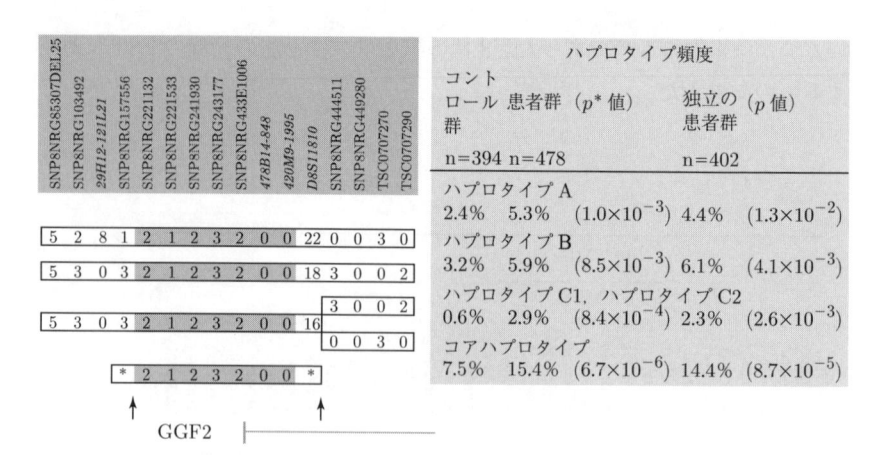

	ハプロタイプ頻度			
	コントロール群	患者群 (p^*値)	独立の患者群	(p値)
	n=394	n=478	n=402	
ハプロタイプ A	2.4%	5.3% ($1.0×10^{-3}$)	4.4%	($1.3×10^{-2}$)
ハプロタイプ B	3.2%	5.9% ($8.5×10^{-3}$)	6.1%	($4.1×10^{-3}$)
ハプロタイプ C1, ハプロタイプ C2	0.6%	2.9% ($8.4×10^{-4}$)	2.3%	($2.6×10^{-3}$)
コアハプロタイプ	7.5%	15.4% ($6.7×10^{-6}$)	14.4%	($8.7×10^{-5}$)

図 4.2 ニューレグリン 1（*NRG1*）遺伝子の 5′ 側にあるマイクロサテライトと SNP によるリスクハプロタイプ［Stefanson et al. *Am J Hum Genet* 2002; **71**:877-892（The University of Chicago Press）[10]　© 2002 The American Society of Human Genetics. All rights reserved.］

　一塩基多型（single nucleotide polymorphism; SNP）を用いた解析に移り，翻訳領域にある SNP はすべて解析し，プロモーター領域にある多くの SNP や進化的に保存されている領域にあるいくつかの SNP についても解析した．すべての患者を対象に 58 個の SNP の遺伝子型を決定し，一部のサンプル，すなわち，94 人の患者と 124 人のコントロールについては，さらに 123 個の SNP の遺伝子型を決定した．合計して 181 個の SNP について解析した．これにより，ハプロタイプ I は他のマイクロサテライトマーカーによるハプロタイプと SNP によるコアハプロタイプを共有しており，このコアハプロタイプは患者群に若干多かった（図4.2）．これらのハプロタイプは当初，別々の独立のハプロタイプであるとみなされたが，その後，これらすべてが七つの対立遺伝子による一つのリスクハプロタイプを共有することが明らかになった．そのコアハプロタイプは 290 kb にわたっている．この領域のなかでは連鎖不平衡が強くみられ，一部のマーカーを用いたハプロタイプを上述の 7 個のマーカーによるコアリスクハプロタイプの代用として利用することができた[10]．

4章 統合失調症の遺伝子は見つかる

　コアにある SNP のいずれもが，7個の対立遺伝子によるハプロタイプによってみられた関連を説明できなかった．このことから，これらの SNP の対立遺伝子が真の原因となる遺伝子変異ではなさそうである．両親がリスクハプロタイプのヘテロ接合体である 50 の統合失調症トリオ（患者とその両親）を用いて伝達不平衡テスト（TDT）を行ったところ，33家系ではリスクハプロタイプが子どもに伝達されており，残りの 17 家系では伝達されていなかった．この違いはおよそ2倍であり，コアハプロタイプによる相対危険度は 2.1 となったことから，勇気づけられる結果である．コアリスクハプロタイプは正常コントロール群の 7.5%にみられ，すべての患者群の 15.4%にみられた．4回の減数分裂のなかで関連していることが知られている患者群を除くと 14.4%である．

　次の疑問は，この関連はアイスランド以外でもみられるかということである．現在共同研究が進行中であり，統合失調症研究に長年携わっているアバディーン大学〔訳注：スコットランドにある〕のデイヴィッド・セントクレアとの共同研究は，グラクソ・スミスクライン社〔訳注：製薬会社〕の資金を得て行われている．スコットランドでの結果はアイスランドでの結果ととても類似している．スコットランドでの七つのマーカーによるハプロタイプの頻度は，コントロール群で 5.9%であるのに対し，患者群では 10.2%であって，相対危険度は 1.8 である．アイスランドでの頻度は，コントロール群で 7.6%，患者群で 14.4%であるので，相対危険度は 2.1 である．五つのマーカーによるハプロタイプだけについて分析しても，患者群とコントロール群とのあいだにスコットランドでもアイスランドでも有意差がみられた．

　ニューレグリン 1 以外の統合失調症遺伝子が見つかり，それらが共通の経路によって作用する可能性があることは，われわれを勇気づけた．*G72* が DAAO（D-amino acid oxidase）と相互作用することによって NMDA（*N*-methyl-D-aspartate）受容体を介したグルタミン酸のシグナル調節をしていることがチャマコフら[11]によって報告された．ディスバインディン（dysbindin）も NMDA 受容体を介して統合失調症への発病脆弱性を与える可能性がある[12]．ニューレグリン 1 も NMDA 受容体と相互作用し，神経伝達物質の活性化やグルタミン酸の伝達に影響を与える．

機能解析研究によって，ニューレグリン1遺伝子やその受容体である*ErbB4*遺伝子のヘテロ接合体である変異マウスは，統合失調症のモデルマウスとオーバーラップした行動異常を示す．しかも，ニューレグリン1の発現が低いマウスは，野生型マウスと比較して，機能的なNMDA受容体の数が少ない．ニューレグリン1の発現が低いマウスの行動異常は，クロザピン〔訳注：非定型抗精神病薬の一つ〕の投与によって部分的に回復させることができる[10]．

　これらの研究結果は，統合失調症におけるグルタミン酸系の機能障害を示唆していると考えられる．これは，NMDA受容体を介したグルタミン酸によるシグナルの異常は健常者に精神病を誘発することや，統合失調症の症状を悪化させることと軌を一にする．統合失調症患者では，グルタミン酸受容体への結合の減少や受容体サブユニットの発現の減少が生じている．クロザピンはNMDA受容体の発現を高めることでグルタミン酸による神経伝達を促進させる．NMDA受容体の減少はNMDA受容体拮抗薬を投与した場合と同様の行動変化を来たし，それはクロザピンによってもとに戻すことができるかもしれない．しかし，ドーパミンとグルタミン酸は互いに多数のシナプス結合をしていることを考慮すると，ドーパミン仮説とグルタミン酸仮説は矛盾しないことは明らかである．

結　論

　標準的なポジショナルクローニングのプロトコールに準拠した方法により，ニューレグリン1は統合失調症遺伝子として同定された．この関連は，スコットランドの600人以上からなる患者群とコントロール群による大規模なサンプルにおいて，リスクハプロタイプを構成するマーカーを解析することによって確認された．ニューレグリン1や*ErbB4*の変異マウスにおける，行動学的・薬理学的データやグルタミン酸受容体への結合に関するデータによって，ニューレグリン1が統合失調症の発症に関与していることが支持された．しかし，ニューレグリン1遺伝子のなかに1200個以上のSNPを見いだし，そのうち181個について遺伝子解析を行ったにもかかわらず，いまだに病気の原因となることが明らかな変異は見つかっていない．これは実際，

ありふれた病気にはよくあることであるが。もしニューレグリン1が統合失調症の脆弱性遺伝子であるなら，その影響はおそらくアイスランドやスコットランドに限定されないだろう。というのも，他の国でも8番染色体との連鎖が報告されているからである。この点を明らかにするために，さらなる共同研究が進行中である。

最後に，本章で示した研究結果は有望ではあるが，決定的な追試結果を得るためにさらなる研究が必要であり，結論づけるには慎重であるべきだと言っておこう。追試研究では異なった対立遺伝子やハプロタイプが見つかり，それらが交絡要因となって影響を与えるだろう。他の統合失調症遺伝子も探し続けなければならないのは，言うまでもないことである。中間表現型に関する研究や，統合失調症と双極性障害とのオーバーラップに関する研究は，統合失調症や関連疾患の病態生理を解くヒントをさらに与えてくれるだろう。

補　足

本章で書いた研究は過去5年にわたって行われ，アイスランドの首都レイキャビックにあるデコード・ジェネティクス社とスイスの都市バーゼルのホフマン・ラ・ロシュ社とアイスランドにある三つの精神医学部門による共同研究である。機能解析や追試研究は他の国々の研究グループとの共同で行われている[10,13]。研究は適切な倫理委員会によって承認されて行われた。この仕事はアイスランドにおける他のデコード社のプロジェクトと同様に，アイスランドのデータ保護委員会の監督を受けた。すべての個人識別情報はデータ保護委員会と第三者機関によって匿名化された[14]。デコード社の研究者は個人識別情報にアクセスできず，同様に，医師は被験者の遺伝子型を知ることができない。広範な家系データは，同様に匿名化され，家族内に多発した患者が連鎖研究に用いられた。このデータベースはアイスランドへの入植の時代にさかのぼって得られた家系情報を有している。これは精神疾患にとってとても貴重なデータである。というのも，精神医学的な情報が何代もさかのぼって記録されており，教会に登録された情報も使用可能である。そこには何世紀ものあいだ，地域のコミュニティからサポートを得る必要があった人について記録されている。したがって，アイスランドへの入植の創

始者となった家系についても，教会に登録された死亡者に関する情報を用いることによってたどりつくことができる。本研究における家系の発端者は，アイスランドの精神医学部門に入院あるいは外来診療に紹介されてきた患者である。この研究では，476人の患者（440名の統合失調症患者，32名の統合失調感情障害患者，4名の特定されない機能性精神病患者）がリクルートされた。診断は研究用診断基準（Research Diagnostic Criteria; RDC）[15]に基づいて行われ，統合失調症と感情障害のための構造化面接（SADS-L）の生涯診断版を用いた[16]。複数の精神科医が遺伝子型に関するデータについての情報を得ずに，合意診断をつけた。

引用文献

1) Pulver AE, Lasseter VK, Kasch L et al, Schizophrenia: a genome scan targets chromosomes 3p and 8p as potential sites of susceptibility genes. *Am J Med Genet* 1995; **60**:252-260.
2) Kendler KS, MacLean CJ, O'Neill FA et al, Evidence for a schizophrenia vulnerability locus on chromosome 8p in the Irish study of high-density schizophrenia families. *Am J Psychiatry* 1996; **153**:1534-1540.
3) Levinson DF, Wildenauer DB, Schwab SG et al, Additional support for schizophrenia linkage on chromosomes 6 and 8: a multicenter study. *Am J Med Genet* 1996; **67**:580-594.
4) Blouin JL, Dombroski BA, Nath SK et al, Schizophrenia susceptibility loci on chromosomes 13q32 and 8p21. *Nat Genet* 1998; **20**:70-73.
5) Kaufmann CA, Suarez B, Malaspina D et al, NIMH genetics initiative millennium schizophrenia consortium: linkage analysis of African-American pedigrees. *Am J Med Genet* 1998; **81**:282-289.
6) Shaw SH, Kelly M, Smith AB et al, A genome-wide search for schizophrenia susceptibility genes. *Am J Med Genet* 1998; **81**:364-376.
7) Brzustowicz LM, Honer WG, Chow EW et al, Linkage of familial schizophrenia to chromosome 13q32. *Am J Hum Genet* 1999; **65**:1096-1103.
8) Gurling HM, Kalsi G, Brynjolfsson J et al, Genomewide genetic linkage analysis confirms the presence of susceptibility loci for schizophrenia, on chromosomes 1q32.2, 5q33.2 and 8p21-22 and provides support for linkage to schizophrenia, on chromosomes 11q23.3-24 and 20q12.1-11.23. *Am J Hum Genet* 2001; **68**:661-673.
9) Gretarsdottir S, Sveinbjornsdottir S, Jonsson HH et al, Localization of a susceptibility gene for common forms of stroke to 5q12. *Am J Hum Genet* 2002; **70**:593-603.
10) Stefansson H, Sigurdsson E, Steinthorsdottir V et al, *Neuregulin 1* and susceptibility to schizophrenia. *Am J Hum Genet* 2002; **71**:877-892.
11) Chumakov I, Blumenfeld M, Guerassimenko O et al, Genetic and physiological data implicating the new human gene *G72* and the gene for D-amino acid oxidase in schizophrenia. *Proc Natl Acad Sci USA* 2002; **99**:13675-13680.

12) Straub RE, MacLean CJ, Ma Y et al, Genome-wide scans of three independent sets of 90 Irish multiplex schizophrenia families and follow-up of selected regions in all families provides evidence for multiple susceptibility genes. *Mol Psychiatry* 2002; **7**:542-559.
13) Stefansson H, Sarginson J, Kong A et al, Association of *neuregulin 1* with schizophrenia confirmed in a Scottish population. *Am J Hum Genet* 2003; **72**:83-87.
14) Gulcher JR, Kristjansson K, Gudbjartsson H et al, Protection of privacy by third-party encryption in genetic research in Iceland. *Eur J Hum Genet* 2000; **8**:739-742.
15) Spitzer RL, Endicott J, Robins E, Research diagnostic criteria: rationale and reliability. *Arch Gen Psychiatry* 1978; **35**:773-782.
16) Spitzer R, Endicott J (eds), *The schedule for affective disorders and schizophrenia, lifetime version*. 3rd edn. New York State Psychiatric Institute: New York, 1977.

5 章

薬理遺伝学によって実を結ぶ統合失調症の遺伝子研究

ダル・マンカマ，マリア・J・アランツ，ロバート・W・カーウィン

　薬物のデザインや開発の進歩により，患者の医学的管理は長足の進歩を遂げてきた。しかし，すべての患者が薬物療法の恩恵を受けているわけではなく，薬物の効果が不十分であったり，副作用によって治療がうまくいかなかったりする場合もある。このような個人差は，臨床的に重大な問題として広く認識されている。その理由は1950年代から明らかにされ始めており，当時から遺伝的な個人差が治療経過と関連することが指摘されていた。当時，最初に報告されたのは，スキサメトニウムの投与による筋弛緩が遷延することは遺伝性の血漿コリンエステラーゼ欠損症と関連することや[1]，抗マラリア療法中に生じる溶血は遺伝的に規定されたグルコース6リン酸脱水素酵素の濃度と関連している，といったことであった[2]。こうした発見から，薬理遺伝学という研究分野が臨床の舞台に登場し，遺伝子多型〔訳注：DNA配列の個人差のこと〕と酵素活性との関連や，多型が臨床で用いられる薬物の治療効果とどのように関連するかについて調べる研究が始まった。

　薬理遺伝学は，いまや主要な研究手段の一つとなり，統合失調症研究においても重要な研究分野となった。統合失調症の病因は依然としてよくわからないが，神経伝達物質のシグナル異常が関与する可能性が指摘されている。この可能性は，神経伝達物質の受容体に選択的に作用する抗精神病薬が開発され，統合失調症の症状の多くが改善されるようになったことからも支持される。しかし，治療に反応しない患者が50%にも達するとされ[3]，最も効果のある治療薬を探すためには，治療薬を取っかえ引っかえ試してみなければならない。そうこうするうちに症状が悪化してしまうことも多く，その人に

とって最適の薬が見つかるのが遅れると，長期的に悪影響を与えることもしばしばである．抗精神病薬による治療経過は，性，発症年齢，症状の型，薬物の副作用（例えば錐体外路症状，体重増加）などのさまざまな要因によって左右されることが指摘されている[4,5]．しかし，こうした指摘はまだ確定的ではなく，今後の研究によって確かめられる必要があるし，その上，実際に治療が始まってみないとわからない要因も多いので，臨床的な有用性は限られている．したがって，最適な薬物を正確に選ぶための妥当な方法は，いまのところない．

現在では，薬物代謝酵素，薬物トランスポーター，薬物効果に影響を与える受容体などの遺伝的個人差については，よくわかっている．しかしながら，遺伝的個人差が，抗精神病薬の治療経過にどの程度影響を与えるかについては不明である．薬物への反応が遺伝的に規定されていることは，双生児を用いた症例研究などにおいて示されているものの[6-8]，遺伝的個人差の影響について正確に検討するには，もっと大規模な調査が行われる必要がある．こうした事情があるにもかかわらず，遺伝要因が強く影響しているのではないかという仮説のもとに，関連する遺伝子を見いだすための薬理遺伝学的研究が行われている．こうした研究では，神経伝達物質の受容体が注目されているのは当然である．というのも，神経伝達物質の受容体は精神病の病態に関与するし，抗精神病薬の主要な標的物質であるからだ．受容体の結合や発現，分布を変化させる可能性のある遺伝子変異はしらみつぶしに探しだされ，重要な変異は関連研究によって検討されてきた．それによってドーパミン系とセロトニン系の遺伝子多型が薬物への反応性や遅発性ジスキネジア〔訳注：抗精神病薬の長期使用により一部の患者に生じる錐体外路系の不随意運動で，難治性である〕や体重増加といった抗精神病薬の副作用の出現において重要な役割を果たしていることが見いだされた．薬物代謝や抗精神病薬の他の作用に影響を与えるような遺伝子多型については，いまのところあまり調べられていないが，そうした研究を進めることによって得られる成果は大きいことは広く認識されており，近い将来，全体像が明らかになるだろう．ゲノム全体の遺伝子地図を作成することは，薬理遺伝学的研究を大きく前進させるだろう．この研究分野はいまや統合失調症研究に広範な影響を与えるものとなっており，抗精神病薬の作用に重要な影響を与える遺伝子を同定すること

により，今後の薬物処方の進歩を促進することが期待されている．究極的には，薬理遺伝学によってこれらの薬物のデザインや開発を大幅に進歩し，薬物による副作用を減らすこともできるだろう．本章では，薬理遺伝学が統合失調症研究に与えたインパクトや，統合失調症の解明や治療における薬理遺伝学の今後の役割について述べる．

抗精神病薬治療の予後に影響するものは何か？

薬物療法と社会的訓練を組み合わせることが，統合失調症治療の最も有効な治療戦略であると考えられている．しかし，この病気の症状の多くを改善させるのに特に有効なことが証明されているのは，抗精神病薬の使用である．そうした証拠があるにもかかわらず，多くの患者は抗精神病薬治療に反応せず，同じくらいの数の人たちが重大な結果を引き起こしうる副作用に悩まされることになる[3]．したがって，このように治療への反応がさまざまであることの理由を解明していく必要があるのは論をまたない．一緒に投与している薬物，患者の生活様式，きちんと服薬しているかどうか，などの環境要因が治療に影響することは以前から広く認められてきた．しかし，こうした要因は，抗精神病薬への反応の個人差を説明するにはかなり不十分である．最近では，遺伝的多様性と治療経過とが関連することは間違いのないこととされ，抗精神病薬への反応においてみられる個人差を最もよく説明すると現在では考えられている．特に，薬物代謝，薬物輸送，薬物の作用標的などにおける遺伝的個人差が重要であることが指摘されており，これらのメカニズムは統合失調症の薬理遺伝学的研究で最も注目されている．

抗精神病薬の代謝

薬物代謝の主な役割は，薬理学的に活性のある物質を不活性化し，体内から排出することである．これは，代謝の第一相反応（phase I）と第二相反応（phase II）の酵素反応をつかさどる特定の酵素によって行われる．第一相反応の酵素は，酸化，還元，水酸化などによる薬物の生体内変化を触媒し，第二相反応の酵素は，薬物と内因性物質（グリシンやグルタチオンなど）の抱

合反応によって不活性化させる[9]。抗精神病薬の薬物代謝はさまざまであるが、チトクローム P450（CYP）酵素の一つかいくつかの組合せによって行われるのがほとんどである[10]。CYP 酵素には 30 以上のアイソフォームが知られているが、抗精神病薬の代謝に関与するのは CYP1A2, CYP2C19, CYP2D6, CYP3A4 だけであると考えられている。例えば、クロザピンは主に CYP1A2 によって代謝され、CYP3A4, CYP2C19, CYP2D6 の関与はわずかである。一方、クエチアピンやジプラシドンは主に CYP3A4 によって代謝される[11]。CYP の遺伝子多型の表現型が最初に注目されたのは、白人のおよそ 7％は、劣性形質である CYP2D6 の機能的変異をもっており、デブリソキン〔訳注：高血圧に使用される薬〕の代謝欠損と連鎖していたことがわかったことである[12]。その後、そのような遺伝子変異は 70 以上同定され、そのうち少なくとも 15 の変異は、本来の遺伝子機能を失うものであった。両親から受け継いだ遺伝子がどのような変異であり、父親由来と母親由来の二つの遺伝子のうち、いくつが変異をもっているかによって、CYP2D6 の基質に関する遅延代謝型、通常代謝型、超速度代謝型に分かれる。CYP2C19 にも同様の遺伝的個人差が知られているが、CYP1A2, CYP2A6, CYP3A4 といった酵素に関しては、変異と活性との関連がいまだに十分に明らかにされていない。酵素活性の変異の影響は種々あるが、酵素活性が欠乏しているために急性の薬物中毒になる場合や、薬物の投与量とその血漿濃度との関連を変化させることにより治療効果に影響する場合も多い。このような点から、抗精神病薬治療と関連する酵素活性の遺伝的個人差を同定するための薬理遺伝学的研究が発展した。

抗精神病薬代謝の薬理遺伝学

　酵素活性の変異によって抗精神病薬の代謝が影響を受ける可能性について、近年、多くの研究がなされてきた。例えば、CYP1A2 の活性はクロザピンとその代謝産物であるノルクロザピンの定常状態における血漿濃度と関連し、CYP2D6 の活性はリスペリドンの濃度と関連することが明らかになった[13-15]。このようなことが薬物の効果とどのように関連するかについては十分にわかっていないものの、クロザピンへの治療反応が、最終的に CYP1A2

の遺伝子変異の影響を受けることを示した症例研究はいくつかある[16,17]。クロザピンは，一部CYP2D6によって代謝されるが，この酵素の機能的多型は薬効に影響を与えないらしい[18]。CYP2C19やCYP3A4による影響については，まだよくわかっていない。

　N-アセチルトランスフェラーゼやメチルトランスフェラーゼなどの第二相反応の酵素が抗精神病薬の代謝にどの程度関与するかについては，第一相反応の酵素ほどにはよくわかっていない。この点について明らかにする必要があるが，いくつかの酵素については，活性に影響を与えるような遺伝子多型が同定されており[19,20]，このような遺伝子多型が抗精神病薬の効果にどのように影響を与えるかについては今後の研究課題である。そのような遺伝子多型が治療によって生じる薬の副作用に関与するかについても研究する意義があるだろう。CYP2D6やCYP1A2の遺伝子多型が，遅発性ジスキネジアのような抗精神病薬によって誘発される運動障害への発病脆弱性と関連することがすでに報告されている[21,22]。しかし，今後さらにこうした研究結果を確認し，臨床との関連を探っていく必要がある。

抗精神病薬の作用メカニズム

　薬物動態の遺伝的特性が抗精神病薬の効果を決定する上で重要な役割を果たしているかもしれないが，薬物の作用標的における個人差も最終的な治療効果に大きな影響を与えると考えられている。最初に広く使われるようになった抗精神病薬であるクロルプロマジンは，ドーパミンのD_2受容体（DRD_2）に拮抗することが薬物の効果にかかわることが明らかにされ，DRD_2に強く拮抗するハロペリドールのような薬物の開発につながった[10]。このような薬物特性をもっていても，統合失調症の一連の症状を十分に改善せず，治療抵抗性の患者が50%にも達し，ほかに重度の錐体外路系副作用を生じる者が存在する。このような欠点を克服するために，非定型抗精神病薬が開発された。非定型抗精神病薬はドーパミンのDRD_2とセロトニンの$5-HT_{2A}$受容体に拮抗することによって効果を発揮し，錐体外路症状を惹起する作用が弱い[23]。抗精神病薬は，それ以外にヒスタミン1受容体，アセチルコリンのムスカリン1受容体，セロトニン$5-HT_{2C}$や$5-HT_7$受容体，ドーパミンの

表 5.1 各抗精神病薬のヒト受容体結合親和性（Ki, nM）

	ハロペリドール	クロザピン	オランザピン	リスペリドン	クエチアピン	ジプラシドン
D_1	120	29	52	580	1300	130
D_2	1.4	130	20	2.2	1800	3.1
D_3	2.5	240	50	9.6	940	7.2
D_4	3.3	47	50	8.5	2200	32
$5-HT_{1A}$	3600	140	2100	210	230	2.5
$5-HT_{1D}$[a]	> 5000	1700	530	170	> 5100	2.0
$5-HT_{2A}$	120	8.9	3.3	0.29	220	0.39
$5-HT_{2C}$	4700	17	10	10	1400	0.72
$5-HT_6$	6000	11	10	2000	4100	76
$5-HT_7$	1100	66	250	3.0	1800	9.6
H_1	44	1.8	2.8	19	8.7	47
$CHRM_1$	1600	1.8	4.7	2800	100	5100
α_1	4.7	4.0	54	1.4	15	13
α_2	1200	33	170	5.1	100	310

注）a はウシでの親和性

出典）結合親和性は Schmidt AW ら（*Eur J Pharmacol* 2001; **425**: 197-201）より引用 [24]。

訳注）Ki は薬物と放射性リガンドによる受容体への競合的結合実験において，放射性リガンドの半分を解離させる薬物濃度であり，値が低いほど結合親和性が高い。

DRD₃ や DRD₄ 受容体，アドレナリンの α_1 受容体などに作用する（表5.1）。これらの薬物は各受容体への結合プロフィールが異なっており，それによって独自の薬効と副作用をもつことになる。近年，ヒトの DNA 配列が明らかになったために，多くの遺伝子変異のスクリーニングと変異の同定が可能となり，同定された変異の一部は，神経伝達物質の経路を機能的に制御している可能性が見いだされている。このような変異は，抗精神病薬の効果に大きく関係している可能性があり，近年，精力的に研究されている。

抗精神病薬作用の薬理遺伝学

ドーパミン系

　抗精神病薬はすべてドーパミン受容体，特にDRD$_2$やDRD$_4$に対する中等度ないし強い親和性をもっていることから，ドーパミン系の遺伝子多型が薬物反応性に影響を与えるかどうかについて注目されてきた。これらの受容体における重要な遺伝子多型がいくつか見いだされ，そのうちのいくつかは，受容体の発現や結合に変化を与え，治療に影響を与えるのではないかと考えられる[25]。しかし，DRD$_4$に関しては，この受容体の多型は治療に影響しないという研究結果が多い[26-28]。これまでのところ，DRD$_2$の遺伝子多型についても治療反応性と関連しないという結果が多いが，*Taq I* 多型とよばれる遺伝子多型は，ハロペリドールへの短期の治療反応性と関連するという報告がある[29]。これらの多型の多くは統合失調症の病因とも関連することが示唆されている[30,31]。一方，DRD$_3$のSer9Gly多型〔訳注：DRD$_3$タンパク質を構成する9番目のアミノ酸がセリンからグリシンに置換する遺伝子多型〕とクロザピンへの反応に関しては，かなり興味深い結果が報告されており，セリン型のホモ接合体は，反応が悪い傾向があると報告されている[32]。この結果は，クロザピンによって治療されている独立の患者群によって確認され[33]，そのほかにも同様の傾向を報告した研究がある[34]。Ser9Gly多型と治療反応性との関連は，これまでの研究のメタアナリシスによっても支持されている[33]。最近では，遺伝子多型が統合失調症のどのような症状に影響するかについて研究されるようになり，DRD$_3$多型は，オランザピンによる治療において，陽性症状の改善に影響を与えることが報告された[35]。こうした研究結果はいまだに未確定ではあるが，抗精神病薬作用のドーパミン受容体拮抗作用に矛盾しないものであり，ドーパミン受容体の遺伝子多型が統合失調症の病因的役割を果たすという研究結果[36,37]とも一致する。DRD$_3$のSer9Gly多型と抗精神病薬によって誘発された遅発性ジスキネジアとの関連を示唆する強い証拠も得られており[38-40]，このような遺伝子多型が副作用の出現に影響を与えるという点で注目される。

セロトニン系

非定型抗精神病薬はセロトニン受容体,とりわけ$5-HT_{2A}$, $5-HT_{2C}$, $5-HT_6$受容体に対する親和性が高く,これらの受容体における遺伝的変化は,薬物反応性に重要な影響を与えるのではないかと考えられる。事実,$5-HT_{2A}$受容体の 102-T/C 多型がクロザピンへの反応と関連することが報告され[41],同様の関連が類似した別の患者群でも観察された[42-44]。この関連は,こうした研究のメタアナリシスによっても確認された[45]。最近,102-T/C 多型はリスペリドンへの反応とも関連することが報告された[46]。この遺伝子多型は遺伝子機能に影響を与えないものであることから,この多型以外に治療反応性と関連する機能的な $5-HT_{2A}$ 遺伝子多型を同定する研究が行われている。いまだにそのような多型は見つかっていないが,$5-HT_{2A}$ 遺伝子のプロモーター領域の多型である -1438-A/G 多型とクロザピンへの反応とが関連することがわかった[45]。しかし,この多型が遺伝子機能に影響を与えるかどうかについてはよくわかっていない。アミノ酸置換を伴う $5-HT_{2A}$多型(His452Tyr)に関する研究も多く,452Tyr 型はクロザピンへの反応が悪いと報告されている[43,45,47]。クロザピンへの反応に関する同様の関連については,$5-HT_{2C}$ 遺伝子のアミノ酸置換を伴う多型(Cys23Ser)についても報告されたが[48],他の研究ではこの関連を確認できなかった[49]。$5-HT_6$ 遺伝子の 267-C/T 多型がクロザピンへの反応と関連するという報告もあるが[50],今後の研究によって確認される必要がある。セロトニン系の遺伝子多型による薬物反応性への寄与に関しては,治療によって生じる副作用に影響する可能性についても研究されている。特に抗精神病薬に誘発される体重増加が一つのテーマとなっている。というのも,セロトニン系は食物摂取や体重増加において重要な役割を果たしているからである[51]。初期の研究では,$5-HT_{1A}$, $5-HT_{2A}$, $5-HT_6$ 遺伝子の多型はいずれも重要ではないという結果であったが[52,53],$5-HT_{2C}$ 受容体と関連する傾向がみられた[52]。その後の研究により,$5-HT_{2C}$ の多型(-759-C/T)はクロザピンによって誘発される体重増加と有意な関連があることが見いだされた[54,55]。この関連を確認し,さらに関与する他の遺伝子多型を同定する研究が現在進行中である。

他の神経系の影響

　統合失調症の薬理遺伝学のこれまでの中心テーマは，ドーパミン系とセロトニン系の遺伝子多型が抗精神病薬への反応や抗精神病薬の副作用にどのように影響するかについてであった．しかし，これらの神経系だけでは，抗精神病薬への反応性の個人差を十分説明できないため，他の候補遺伝子についても研究されるようになった．それは主に抗精神病薬作用を媒介する経路についてであり，αアドレナリン系，ヒスタミン系，ムスカリン性アセチルコリン系などである．抗精神病薬はα_{1A}，α_{2A}受容体に選択的に作用するが，これらの遺伝子と治療経過との関連についての研究はまだ少ない．遺伝子多型がいくつか報告されているが[56-58]，いまのところ治療との関連は見いだされていない[59]．しかし，αアドレナリン系については，もっと包括的に研究される必要がある．同じことがヒスタミン系についてもいえる．クロザピン，オランザピンや他の抗精神病薬は，ヒスタミン1（H_1）受容体に対する親和性が高く，この受容体についても，遺伝子多型が治療への反応に影響を与えるのではないかと考えられる．しかし，見つかったH_1受容体遺伝子多型はどれも治療への反応と関連しなかった．ヒスタミン2（H_2）受容体についても研究されており，H_2受容体遺伝子の$-1018-G/A$多型がクロザピンへの反応に弱い影響を与える可能性が，二つの独立の研究グループによって報告されている[60,61]．この関連がどのようなものであり，この遺伝子多型が遺伝子機能に影響を与えるのであればそれがどのようなものであるかについて，今後明らかにしていく必要がある．抗精神病薬はムスカリン受容体1（$CHRM_1$）に対する親和性が高いため，最近，この受容体についても研究されるようになった．$CHRM_1$遺伝子多型と治療への反応が関連するという報告はいまのところないが，まだ研究報告が少ないため，さらなる研究が必要である．治療薬の副作用が上記の神経系に媒介されているかについても，今後，同様の研究方法を用いて広範に研究される必要がある．例えば，αアドレナリン系を抑制することによる低血圧やめまい，ヒスタミン系を抑制するために生じる体重増加や鎮静，ムスカリン受容体を抑制することによる唾液分泌の減少や洞性頻脈である[62]．

統合失調症の薬理遺伝学の今後の役割

　抗精神病薬への反応性を規定する遺伝子を同定する研究は，確かに成功している面はあるものの，その道のりは険しく，成功といっても限定的なものにとどまっている。遺伝子を同定する戦略は，候補遺伝子研究によるものが大部分であり，そうした候補遺伝子は，統合失調症の病因に関する過去の研究によって得られた知識や，抗精神病薬がもつ薬理学的特性に関する知識に基づいて選ばれている。しかし，抗精神病薬作用のしくみは複雑であり，候補遺伝子研究に頼っていては限界があることがわかってきた。というのも，少なくともいくつかの遺伝子が関与すると考えられ，それを同定するには，多数の候補遺伝子をスクリーニングしなければならず，それには大変な労力と時間と研究費がかかる。幸いなことに，全ゲノムの遺伝子地図ができたことによって分子生物学的技術が長足の進歩を遂げた。なかでもマイクロアレイによる遺伝子発現解析の開発は特筆に値する。この大規模な薬理ゲノミクスによる研究法を用いれば，何万という遺伝子を比較的短期間にスクリーニングすることができる。すでに，喘息やがん，関節リウマチなどの炎症性疾患などにおいて，新しい病的過程を明示するために決定的役割を果たすことがわかっている[63-65]。また，新しい薬の発見や薬のデザインにも役立つのではないかと期待されている[66]。マイクロアレイは，以前はとても高価で手が出ず，データも信頼性に乏しいと考えられていたが，いまではキットが発売され，購入できる程度に安価で技術的にも大きく改良されたため，マイクロアレイは広く用いられるようになった。いまや統合失調症研究に応用されるようになり，病因と関連する遺伝子についての予報的結果がすでに報告されている。それによれば，シナプス可塑性，神経発達，シナプス後神経伝達などに関与する遺伝子が重要ではないかと報告されている[67-69]。同様に，抗精神病薬への反応性に影響を与える遺伝子や経路について明らかにするためにマイクロアレイを用いようという考え方もあり[70,71]，そうすれば最終的には抗精神病薬の神経活動や神経機能への影響についても明らかになるだろう。マイクロアレイを用いた方法は，統合失調症の精神刺激モデルにも応用可能である。このモデルは，近年，アンフェタミンやフェンサイクリジンによって証明されたように[72,73]，精神異常発現薬を用いて統合失調症の病因

を明らかにしていくものである。この研究方法によって同定された新しい候補遺伝子には,転写因子,代謝酵素,シグナル伝達遺伝子などがある。さらに,統合失調症とどのように関連するのか一見わからないような他の遺伝子も同定されており,そうした遺伝子がどのような意味をもつのか,今後明らかにしていく必要がある。遺伝子多型を検出する技術は進んでおり,このような候補遺伝子の多型やその重要性について素早くスクリーニングできるようになった。ヒトゲノム上に300万個以上ある一塩基多型(single nucleotide polymorphism; SNP)の大規模データベース[74,75]が公開されたことは,こうした研究に拍車をかけている。遺伝子型を決める(ジェノタイピング)技術の進歩とあいまって,遺伝子多型の解析は,より早く,安価になっている。これらの新技術を応用することによって,統合失調症の病因や治療に寄与する遺伝子の同定は,革新的な変化を遂げるであろう。

　薬理遺伝学的特性には民族差があり,抗精神病薬への反応に関連する遺伝子の同定を複雑化させる要因の一つになっている。それを示すものとして次のような例がある。選択的セロトニン再取り込み阻害薬(SSRI)は,セロトニントランスポーター(5-HTT)を抑制することによって作用する一群の抗うつ薬である。セロトニントランスポーターをコードする遺伝子には,二つの頻度の高い対立遺伝子(長いものと短いもの)をもつ遺伝子多型があり,遺伝子発現に異なった影響を与える。対立遺伝子頻度には明らかな民族差が存在する。ヨーロッパ人では長い対立遺伝子はSSRIへの反応が良好であることと関連するが[76,77],韓国人や日本人ではそれとは逆の関連がみられた[78,79]。この対立遺伝子は機能的に重要であることから,もしそれが原因であるならば,どの集団でも同じ影響を与えるはずである。しかしそうではないことから,アジア人とヨーロッパ人とでは逆の作用をもつような,もっと薬理学的に重要な遺伝子多型が今後見つかる可能性がある。この点はさらなる研究を要するが,上述の研究結果は,薬理遺伝学的特性には民族差があり,複雑な背景があることを考慮する必要性を照らしだす。

　遺伝子の同定を促進するために広く用いられている方法の一つとして,包括的な臨床データを収集して遺伝子研究を行う方法がある。つまり,患者の症状や治療への反応や副作用について,より広範囲で詳細なデータを集める。この方法は,初期の研究で行われていたような,概括的な薬物反応性に影響

する遺伝子だけに焦点をあてるのとは対照的である。詳細な臨床データを集めることは，ハロペリドールによる治療への短期的反応に関与する遺伝子やオランザピンでの治療において陽性症状の改善に関与する遺伝子を同定するのに有効であった[35,80]。また，治療によって誘発された無顆粒球症，体重増加，遅発性ジスキネジア，抗精神病薬による悪性症候群などに寄与する遺伝子の同定にも役立った[29,39,54]。これらの研究結果は，現在のところ，大規模ないくつかの後方視研究によって包括的に確認される必要がある。さらに，いまの段階では臨床に応用することはできない。というのも，それぞれの個人についての治療反応性を正確に予測することはできないからである。薬理遺伝学の大きな目的は，薬理遺伝学的情報を用いて治療反応性を予測することにある。この研究方法の正当性は，抗精神病薬クロザピンに関してすでに立証済みである。というのも，関連する遺伝子多型を組み合わせることによって，患者のおよそ76％において治療への反応を予想することに成功した[81]。さらに重要な遺伝子多型が同定され，予測モデルに組み入れられれば，遺伝子検査の正確性は臨床に応用可能なレベルまで高まるであろう。同様の予測方法が，オランザピンやリスペリドンなどの他の広く処方されている抗精神病薬についても開発されつつある。究極的にはこのような研究は，遺伝子情報を基盤にした日常臨床で活用できる診断キットを開発し，それぞれの患者に合った抗精神病薬の処方を行うテイラーメード医療を可能にすることをめざしている。

結　論

　統合失調症研究の大きな関心の一つは，抗精神病薬治療に十分に反応しない患者がいることや，抗精神病薬の使用によって副作用に悩まされる患者がいる点である。このように個人個人にとって治療経過が多種多様であることは，それぞれの患者の長期予後に大きな影響を与える場合がしばしばあり，彼らの医学的ケアに関連する人的コストや経済的コストをかなり増やしている。この個人差は何によって引き起こされるかについて明らかにする必要があることはあえていうまでもないが，この目標を達成するために，近年，薬理遺伝学は統合失調症研究の最前線に立ってきた。それによって，抗精神病

薬への治療反応性や薬物による副作用に寄与するドーパミン系やセロトニン系の遺伝子多型が同定されてきた。抗精神病薬の作用メカニズムは複雑であることから，他の重要な遺伝子を同定するのは困難であったが，分子生物学的技術の進歩によって，今後はもっと容易になるであろう。全体像が明らかになれば，新しい薬物標的の発見に決定的な役割を果たすだろうし，統合失調症の遺伝因を明らかにすることができるだろう。そのような知識の蓄積によって，薬理遺伝学的研究も進歩し，個々の患者の遺伝的特性をもとにして最も効果的な薬物を選択することが可能となり，究極的には治療効果を劇的に高めることになるだろう。

引用文献

1) Kalow W, Familial incidence of low pseudocholinesterase level. *Lancet* 1956; **2**:576-577.
2) Carson PE, Flangan CL, Ickes CE, Alving AS, Enzymatic deficiency in primaquine sensitive erthrocytes. *Science* 1956; **124**:484-485.
3) Conley RR, Buchanan RW, Evaluation of treatment-resistant schizophrenia. *Schizophr Bull* 1997; **23**:663-674.
4) Lieberman JA, Koreen AR, Chakos M et al, Factors influencing treatment response and outcome of first-episode schizophrenia: implications for understanding the pathophysiology of schizophrenia. [Review] [43 refs]. *J Clin Psychiatry* 1996; **57**:Suppl 9.
5) Meltzer HY, Perry E, Jayathilake K, Clozapine-induced weight gain predicts improvement in psychopathology. *Schizophr Res* 2003; **59**:19-27.
6) Horácek J, Libiger J, Höschl C, Borzová K, Hendrychová I, Clozapine-induced concordant agranulocytosis in monozygotic twins. *Int J Psychiatry Clin Pract* 2001; **5**:71-73.
7) Mata I, Madoz V, Arranz MJ, Sham P, Murray RM, Olanzapine: concordant response in monozygotic twins with schizophrenia. *Br J Psychiatry* 2001; **178**:86.
8) Vojvoda D, Grimmell K, Sernyak M, Mazure CM, Monozygotic twins concordant for response to clozapine. *Lancet* 1996; **347**:61.
9) Weber WW, *Pharmacogenetics*. Oxford University Press: Oxford, 1997.
10) Ellenbroek BA, Cools AR, *Atypical Antipsychotics. Milestones in Drug Therapy*. Verlag AG, Publ: Birkhäuser, 2000.
11) Prior TI, Baker GB, Interactions between the cytochrome P450 system and the second-generation antipsychotics. *J Psychiatry Neurosci* 2003; **28**:99-112.
12) Johansson I, Lundqvist E, Bertilsson L, Dahl ML, Sjoqvist F, Ingelman-Sundberg M, Inherited amplification of an active gene in the cytochrome P450 CYP2D locus as a cause of ultrarapid metabolism of debrisoquine. *Proc Natl Acad Sci USA* 1993; **90**:11825-11829.
13) Berecz R, LLerena A, de la Rubia A et al, Relationship between risperidone and 9-hydroxy-risperidone plasma concentrations and CYP2D6 enzyme activity in psychiatric patients. *Pharmacopsychiatry* 2002; **35**:231-234.

14) Bork JA, Rogers T, Wedlund PJ, de Leon J, A pilot study on risperidone metabolism: the role of cytochromes P450 2D6 and 3A. *J Clin Psychiatry* 1999; **60**:469-476.
15) Ozdemir V, Kalow W, Posner P et al, CYP1A2 activity as measured by a caffeine test predicts clozapine and active metabolite steady-state concentration in patients with schizophrenia. *J Clin Psychopharmacol* 2001; **21**:398-407.
16) Bender S, Eap CB, Very high cytochrome P4501A2 activity and nonresponse to clozapine. *Arch Gen Psychiatry* 1998; **55**:1048-1050.
17) Ozdemir V, Kalow W, Okey AB et al, Treatment-resistance to clozapine in association with ultrarapid CYP1A2 activity and the C→A polymorphism in intron 1 of the CYP1A2 gene: effect of grapefruit juice and low-dose fluvoxamine. *J Clin Psychopharmacol* 2001; **21**:603-607.
18) Arranz MJ, Dawson E, Shaikh S et al, Cytochrome P4502D6 genotype does not determine response to clozapine. *Br J Clin Pharmacol* 1995; **39**:417-420.
19) McLeod HL, Siva C, The thiopurine S-methyltransferase gene locus — implications for clinical pharmacogenomics. [Review] [54 refs]. *Pharmacogenomics* 2002; **3**:89-98.
20) Pompeo F, Brooke E, Kawamura A, Mushtaq A, Sim E, The pharmacogenetics of NAT: structural aspects. [Review] [101 refs]. *Pharmacogenomics* 2002; **3**:19-30.
21) Basile VS, Ozdemir V, Masellis M et al, A functional polymorphism of the cytochrome P450 1A2 (CYP1A2) gene: association with tardive dyskinesia in schizophrenia. *Mol Psychiatry* 2000; **5**:410-417.
22) Ellingrod VL, Schultz SK, Arndt S, Association between cytochrome P4502D6 (CYP2D6) genotype, antipsychotic exposure, and abnormal involuntary movement scale (AIMS) score. *Psychiatr Genet* 2000; **10**:9-11.
23) Busatto GF, Kerwin RW, Perspectives on the role of serotonergic mechanisms in the pharmacology of schizophrenia. *J Psychopharmacol* 1997; **11**:3-12.
24) Schmidt AW, Lebel LA, Howard HR Jr, Zorn SH, Ziprasidone: a novel antipsychotic agent with a unique human receptor binding profile. *Eur J Pharmacol* 2001; **425**:197-201.
25) Wong AH, Buckle CE, Van Tol HH, Polymorphisms in dopamine receptors: what do they tell us? *Eur J Pharmacol* 2000; **410**:183-203.
26) Kohn Y, Ebstein RP, Heresco-Levy U et al, Dopamine D4 receptor gene polymorphisms: relation to ethnicity, no association with schizophrenia and response to clozapine in Israeli subjects. *Eur Neuropsychopharmacol* 1997; **7**:39-43.
27) Rietschel M, Naber D, Oberlander H et al, Efficacy and side-effects of clozapine: testing for association with allelic variation in the dopamine D4 receptor gene. *Neuropsychopharmacology* 1996; **15**:491-496.
28) Shaikh S, Collier DA, Sham P et al, Analysis of clozapine response and polymorphisms of the dopamine D4 receptor gene (DRD4) in schizophrenic patients. *Am J Med Genet* 1995; **60**:541-545.
29) Suzuki A, Kondo T, Otani K et al, Association of the TaqI A polymorphism of the dopamine D(2) receptor gene with predisposition to neuroleptic malignant syndrome. *Am J Psychiatry* 2001; **158**:1714-1716.
30) Arinami T, Gao M, Hamaguchi H, Toru M, A functional polymorphism in the promoter region of the dopamine D2 receptor gene is associated with schizophrenia. *Hum Mol Genet* 1997; **6**:577-582.

31) Ohara K, Nagai M, Tani K, Nakamura Y, Ino A, Ohara K, Functional polymorphism of −141C Ins/Del in the dopamine D2 receptor gene promoter and schizophrenia. *Psychiatry Res* 1998; **81**:117−123.
32) Shaikh S, Collier DA, Sham PC et al, Allelic association between a Ser−9−Gly polymorphism in the dopamine D3 receptor gene and schizophrenia. *Hum Genet* 1996; **97**:714−719.
33) Scharfetter J, Chaudhry HR, Hornik K et al, Dopamine D3 receptor gene polymorphism and response to clozapine in schizophrenic Pakistani patients. *Eur Neuropsychopharmacol* 1996; **10**:17−20.
34) Malhotra AK, Goldman D, Buchanan RW et al, The dopamine D3 receptor (DRD3) Ser9Gly polymorphism and schizophrenia: a haplotype relative risk study and association with clozapine response. *Mol Psychiatry* 1998; **3**:72−75.
35) Staddon S, Arranz MJ, Mancama D, Mata I, Kerwin RW, Clinical applications of pharmacogenetics in psychiatry. *Psychopharmacology (Berl)* 2002; **162**:18−23.
36) Ishiguro H, Okuyama Y, Toru M, Arinami T, Mutation and association analysis of the 5′ region of the dopamine D3 receptor gene in schizophrenia patients: identification of the Ala38Thr polymorphism and suggested association between DRD3 haplotypes and schizophrenia. *Mol Psychiatry* 2000; **5**:433−438.
37) Williams J, Spurlock G, Holmans P et al, A meta−analysis and transmission disequilibrium study of association between the dopamine D3 receptor gene and schizophrenia. *Mol Psychiatry* 1998; **3**:141−149.
38) Basile VS, Masellis M, Badri F et al, Association of the MscI polymorphism of the dopamine D3 receptor gene with tardive dyskinesia in schizophrenia. *Neuropsychopharmacology* 1999; **21**:17−27.
39) Lerer B, Segman RH, Fangerau H et al, Pharmacogenetics of tardive dyskinesia: combined analysis of 780 patients supports association with dopamine D3 receptor gene Ser9Gly polymorphism. *Neuropsychopharmacology* 2002; **27**:105−119.
40) Woo SI, Kim JW, Rha E et al, Association of the Ser9Gly polymorphism in the dopamine D3 receptor gene with tardive dyskinesia in Korean schizophrenics. *Psychiatry Clin Neurosci* 2002; **56**:469−474.
41) Arranz M, Collier D, Sodhi M et al, Association between clozapine response and allelic variation in 5−HT2A receptor gene. *Lancet* 1995; **346**:281−282.
42) Malhotra AK, Goldman D, Ozaki N, Breier A, Buchanan R, Pickar D, Lack of association between polymorphisms in the 5−HT2A receptor gene and the antipsychotic response to clozapine. *Am J Psychiatry* 1996; **153**:1092−1094.
43) Masellis M, Basile V, Meltzer HY et al, Serotonin subtype 2 receptor genes and clinical response to clozapine in schizophrenia patients. *Neuropsychopharmacology* 1998; **19**:123−132.
44) Nothen MM, Rietschel M, Erdmann J et al, Genetic variation of the 5−HT2A receptor and response to clozapine. *Lancet* 1995; **346**:908−909.
45) Arranz MJ, Munro J, Sham P et al, Meta−analysis of studies on genetic variation in 5−HT2A receptors and clozapine response. *Schizophr Res* 1998; **32**:93−99.
46) Lane H−Y, Chang Y−C, Chiu C−C, Chen M−L, Hsieh M−H, Chang W−H, Association of risperidone treatment response with a polymorphism in the $5-HT_{2A}$ receptor gene. *Am J Psychiatry* 2002; **159**:1593−1595.
47) Arranz MJ, Collier DA, Munro J et al, Analysis of a structural polymorphism in the 5−HT2A

receptor and clinical response to clozapine. *Neurosci Lett* 1996; **217**:177-178.
48) Sodhi MS, Arranz MJ, Curtis D et al, Association between clozapine response and allelic variation in the 5-HT2C receptor gene. *Neuroreport* 1995; **7**:169-172.
49) Rietschel M, Naber D, Fimmers R, Moller HJ, Propping P, Nothen MM, Efficacy and side-effects of clozapine not associated with variation in the 5-HT2C receptor. *Neuroreport* 1997; **8**:1999-2003.
50) Yu YW, Tsai SJ, Lin CH, Hsu CP, Yang KH, Hong CJ, Serotonin-6 receptor variant (C267T) and clinical response to clozapine. *Neuroreport* 1999; **10**:1231-1233.
51) Leibowitz SF, Alexander JT, Hypothalamic serotonin in control of eating behavior, meal size, and body weight. *Biol Psychiatry* 1998; **44**:851-864.
52) Basile VS, Masellis M, McIntyre RS et al, Genetic dissection of atypical antipsychotic-induced weight gain: novel preliminary data on the pharmacogenetic puzzle. [Review] [193 refs]. *J Clin Psychiatry* 2001; **62(Suppl)**:66.
53) Hong CJ, Lin CH, Yu YW, Yang KH, Tsai SJ, Genetic variants of the serotonin system and weight change during clozapine treatment. *Pharmacogenetics* 2001; **11**:265-268.
54) Reynolds GP, Zhang ZJ, Zhang XB, Association of antipsychotic drug-induced weight gain with a 5-HT2C receptor gene polymorphism. *Lancet* 2000; **359**:2086-2087.
55) Zhang Z, Zhang X, Yao Z et al, [Association of antipsychotic agent-induced weight gain with a polymorphism of the promotor region of the 5-HT2C receptor gene]. *Zhonghua Yi Xue Za Zhi* 2002; **82**:1097-1101.
56) Bono M, Cases A, Oriola J, Calls J, Torras A, Rivera F, Polymorphisms of the human alpha 2A-adrenergic receptor gene in a Catalan population: description of a new polymorphism in the promoter region. *Gene Geogr* 1996; **10**:151-159.
57) Lario S, Calls J, Cases A, Oriola J, Torras A, Rivera F, MspI identifies a biallelic polymorphism in the promoter region of the alpha 2A-adrenergic receptor gene. *Clin Genet* 1997; **51**:129-130.
58) Shibata K, Hirasawa A, Moriyama N, Kawabe K, Oawa S, Tsujimoto G, Alpha (1a)-adrenoceptor polymorphisms: Pharmacological characterization and association with benign prostatic hypertrophy. *Br J Pharmacol* 1997; **118**:1403-1408.
59) Bolonna AA, Arranz MJ, Munro J et al, No influence of adrenergic receptor polymorphisms on schizophrenia and antipsychotic response. *Neurosci Lett* 2000; **280**:65-68.
60) Mancama D, Arranz MJ, Munro J et al, Investigation of promoter variants of the histamine 1 and 2 receptors in schizophrenia and clozapine response. *Neurosci Lett* 2002; **333**:207-211.
61) Schumacher J, Schulze TG, Wienker TF, Rietschel M, Nothen MM, Pharmacogenetics of the clozapine response. *Lancet* 2000; **356**:506-507.
62) Jibson MD, Tandon R, New atypical antipsychotic medications. *J Psychiatr Res* 1998; **32**:215-228.
63) Gray JW, Collins C, Genome changes and gene expression in human solid tumors. *Carcinogenesis* 2000; **21**:443-452.
64) Van Der Pouw Kraan TC, Van Gaalen FA, Huizinga TW, Pieterman E, Breedveld FC, Verweij CL, Discovery of distinctive gene expression profiles in rheumatoid synovium using cDNA microarray technology: evidence for the existence of multiple pathways of tissue destruction and repair. *Genes Immun* 2003; **4**:187-196.
65) Zimmermann N, King NE, Laporte J et al, Dissection of experimental asthma with DNA mi-

croarray analysis identifies arginase in asthma pathogenesis. *J Clin Invest* 2003; **111**:1863-1874.
66) Debouck C, Goodfellow PN, DNA microarrays in drug discovery and development. *Nat Genet* 1999; **21(Suppl)**:48-50.
67) Hakak Y, Walker JR, Li C et al, Genome-wide expression analysis reveals dysregulation of myelination-related genes in chronic schizophrenia. *Proc Natl Acad Sci USA* 2001; **98**:4746-4751.
68) Middleton FA, Mirnics K, Pierri JN, Lewis DA, Levitt P, Gene expression profiling reveals alterations of specific metabolic pathways in schizophrenia. *J Neurosci* 2002; **22**:2718-2729.
69) Mirnics K, Middleton FA, Marquez A, Lewis DA, Levitt P, Molecular characterization of schizophrenia viewed by microarray analysis of gene expression in prefrontal cortex. *Neuron* 2000; **28**:53-67.
70) Bunney WE, Bunney BG, Vawter MP et al, Microarray technology: a review of new strategies to discover candidate vulnerability genes in psychiatric disorders. *Am J Psychiatry* 2003; **160**:657-666.
71) Marcotte ER, Srivastava LK, Quirion R, DNA microarrays in neuropsychopharmacology. *Trends Pharmacol Sci* 2001; **22**:426-436.
72) Niculescu AB III, Segal DS, Kuczenski R, Barrett T, Hauger RL, Kelsoe JR, Identifying a series of candidate genes for mania and psychosis: a convergent functional genomics approach. *Physiol Genomics* 2000; **4**:83-91.
73) Toyooka K, Usui M, Washiyama K, Kumanishi T, Takahashi Y, Gene expression profiles in the brain from phencyclidine-treated mouse by using DNA microarray. *Ann NY Acad Sci* 2002; **965**:10-20.
74) Aerts J, Wetzels Y, Cohen N, Aerssens J, Data mining of public SNP databases for the selection of intragenic SNPs. *Hum Mutat* 2002; **20**:162-173.
75) Thorisson GA, Stein LD, The SNP Consortium website: past, present and future. *Nucleic Acids Res* 2003; **31**:124-127.
76) Smeraldi E, Zanardi R, Benedetti F, Di Bella D, Perez J, Catalano M, Polymorphism within the promoter of the serotonin transporter gene and antidepressant efficacy of fluvoxamine. [see comments]. *Mol Psychiatry* 1998; **3**:508-511.
77) Zanardi R, Benedetti F, Di Bella D, Catalano M, Smeraldi E, Efficacy of paroxetine in depression is influenced by a functional polymorphism within the promoter of the serotonin transporter gene. *J Clin Psychopharmacol* 2000; **20**:105-107.
78) Kim DK, Lim SW, Lee S et al, Serotonin transporter gene polymorphism and antidepressant response. *Neuroreport* 2000; **11**:215-219.
79) Yoshida K, Ito K, Sato K et al, Influence of the serotonin transporter gene-linked polymorphic region on the antidepressant response to fluvoxamine in Japanese depressed patients. *Prog Neuro-Psychopharmacol Biol Psychiatry* 2002; **26**:383-386.
80) Schafer M, Rujescu D, Giegling I et al, Association of short-term response to haloperidol treatment with a polymorphism in the dopamine D(2) receptor gene. *Am J Psychiatry* 2001; **158**:802-804.
81) Arranz MJ, Munro J, Birkett J et al, Pharmacogenetic prediction of clozapine response. *Lancet* 2000; **355**:1615-1616.

6章

社会的環境が統合失調症の原因となりうるか？

リディア・クラベンダム，ジム・ヴァンオス

　社会的環境に関連する経験が精神状態に影響する，ということに疑いをもつ者はほとんどいないであろう。したがって，質問は次のようになる。診断基準は何であれ，統合失調症と診断される状態が部分的にも環境から受ける体験だけで引き起こされるのか？

　多くの事柄が，統合失調症という表現型をどのように考えるかにかかってくる。もし統合失調症が，必ず発症に至る単一の要因（単一遺伝子のような要因）によって起きる病気であるとすれば，この病気の分布は完全に二分化され，ごく一部の人たちが罹患することになるであろう（図6.1a）。この筋書きが正しいとした場合，病気の発生の原因が，（遺伝子ではなく）もっぱら社会的環境因子によると主張するのは無理があるだろう。しかし，統合失調症が単一の要因によって発症するとは考えにくい。糖尿病や循環器疾患のような他の慢性疾患と同様に，多因子が病因にかかわると考えるほうがずっとありえそうである[1]。複数の原因となる因子の影響を受ける疾患では，いずれも量的形質として存在する性質をもっており，正常から病気までが連続体をなしており，病気になる前に症状が軽い前駆状態のような表現型を示す。精神病の原因として，例えば五つ以上の異なった要因があるとしたら，その量的形質の分布は，これらの要因がどの程度相互作用し，どの程度の頻度で発生し，どの程度作用が強いかということに強く依存するであろう。もし，五つの原因の作用の強さがそれほど強いものではなく，強さにそれほど違いがなく，それぞれの原因が独立にかつ相加的に発症リスクを高めるとすれば，精神病は統計的に正規分布を示す量的形質を示すはずである（図6.1b）。も

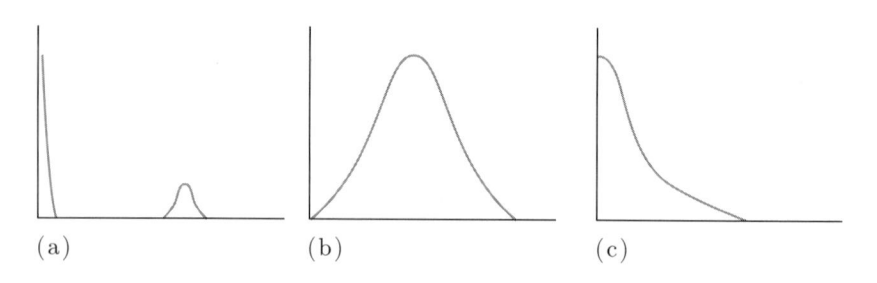

図 6.1 連続性の程度が異なる精神病の三つの分布様式。(a) 明らかな二峰性を示し，人口の大部分は精神病的特性をほとんどもたないが，ごく一部の人たちがきわめて高い値を示す。(b) 精神病的特性が一般人口において連続性をもつ正規分布を示す。これは体重とか血圧で示すと考えられる分布である。(c) 連続性はあるが，半正規分布を示し，人口の大部分は非常に低い値を示すが，かなりの部分の人もゼロより上の値を示す。

し五つの原因は独立に作用するが，ある程度協調的にもはたらくとすれば，精神病の量的形質の分布は図 6.1a のような二分化されたものと，図 6.1b のような連続的なものとの折衷になるはずである（図 6.1c）。分布の形は，それぞれの要因がどの程度独立に作用するか，それとも協調してはたらくかということによって変わってくる。作用の強さが大きく異なり，一つか二つの非常にまれだがとても強く作用する要因があり，それによってもっと頻度は高いが作用は弱い要因の影響を覆い隠してしまうような場合は，分布の形は連続性が乏しくなり，「準連続性」を示すようになっていく。精神病の「真の」の分布は，異なった原因の相互作用や作用の強さの違いによって，図 6.1a のような二分化されたものと，図 6.1b のような連続的なものとのどこか中間的なものになると考えるのが最も妥当であろう。

住民間の発症率の違いに関する議論

より弱い精神病状態と臨床的に病気と診断される状態とが連続しているとすれば，臨床的な病気と関連するリスク要因は，住民の精神病症状のレベルとも関連することになろう。環境リスク要因を研究する一つの方法は，異

なった住民について，その要因への暴露と精神病レベルについて調べ，関連をみることである。この住民間の違いをみるアプローチは，統合失調症において社会的環境が病因的役割を果たしていることを示す上で最もうまくいった方法である。例えば，統合失調症の発症率は住民によってかなり異なっており，同じ国でも都市部と田舎の地域の住民では異なるし[2,3]，本国人と少数民族とのあいだでも異なる[4,5]。そうなると，統合失調症のリスク要因として確立されたものは，完全な統合失調症を発症させるだけでなく，前臨床段階にとどまる精神病様体験の発生にも影響を与えるのではないか，という疑問が生じる。例えば，あるまれな精神病性の疾患の発症率が住民Bに比べて住民Aで高いが，もっとよくみられる精神病症状のレベルが同等であったとすれば，（1）まれな疾患を引き起こす何らかのまれな原因が住民Aにより多く，（2）住民の精神病様体験はその疾患とは質的に異なる，と考えるのが妥当な解釈であろう。その場合，住民AとBは少数の人々を侵す何らかのまれな病気の原因があること以外に本質的な違いはないのであって，住民のなかで個人差があるにすぎない。しかし，もし疾患の発症率だけでなく，精神病症状の発症率も住民Aで高ければ，（1）住民AとBとのあいだで精神病への脆弱性レベルが異なり，（2）精神病様体験は，少なくとも部分的には，その疾患と量的連続体をなすと考えられる。

都市化と精神病

どの程度都市化されているかによって住民間の精神病の発症率が異なるのではないかという調査がなされた[6]。都市化が進んでいる地域ほど精神病症状が全体として増えるのではないかという仮説が唱えられたのである。さらに，症状と病気との関連は，住民の各層において一定であり，発症脆弱性は住民の個人差に依存するというよりはどのくらい都市化された地域にいるかに依存すると仮定された。18歳から64歳までの無作為に選ばれた7076人の男女が，医療者ではないが訓練された面接者によって「総合的国際診断面接法」[6]を用いて面接された（オランダ精神保健疫学研究）。総合的国際診断面接法によって精神病症状があるという結果が得られた者のおよそ半分は，医師による面接も受けた。そうして，都市化のレベルを5段階に分けて，

(1) DSM-III-R 診断基準〔訳注：米国精神医学会が 1987 年に発表した精神疾患の国際的診断基準〕による何らかの精神病診断（この集団での罹病率 1.5%），(2) 何らかの幻覚や妄想をもつ（この集団での罹病率 4.2%），あるいは (3) 何らかの精神病ないし精神病様症状（この集団での罹病率 17.5%）という三つの精神病レベルとの関連を調べた．その結果，都市化のレベルは DSM-III-R 診断基準の精神病と関連するだけでなく（五つの都市化レベルに対する調整オッズ比は 1.47, 95%信頼区間は 1.25-1.72 であった），それとは独立に何らかの妄想ないし幻覚と関連し（調整オッズ比は 1.28, 95%信頼区間は 1.17-1.40 であり，医師によって精神病症状と判定されたものに限定すれば，オッズ比は 1.30, 95%信頼区間は 1.03-1.64 であった），何らかの精神病様症状とも関連した（調整オッズ比は 1.18, 95%信頼区間は 1.13-1.24）．非医療者による面接や医師による面接で得られた精神病症状の点数は，都市化のレベルとは関係なく独立に，強く精神病性障害と関連していた．これらの研究結果から，都市化された地域の住民においては精神病性障害の罹病率が高く，「精神病を発症しやすい」と解釈すべきであろう．症状と病気との関連は都市化によって差がなかったことから二つのことが示唆される．第一に，精神病への脆弱性は住民間によって異なっており，それは精神病様症状を体験している人の割合を比べることによって証明できる．第二に，精神病様体験は精神病と量的連続体にある．

人種と差別

少数民族に属することは，住民間の違いのもう一つの要因である．英国に住むアフリカ系カリブ人のように統合失調症の発症率が高い移民集団では[4,5]，精神病様現象を示す率がやはり高い[8,9]．こうした少数民族は，彼らが大多数を占める地域においては，精神病のリスクは高くないか，ずっと低いことから[10,11]，発症率の高さは遺伝子だけで説明することはできない．最近の研究によれば，近隣地域に非白人の少数民族が少なくなればなるほど，統合失調症の発症率が高くなるという[12]．ということは，少数民族が比較的多く住んでいるところでは，人種差別を受けることが減り，人種差別からの保護が強まるというメカニズムがあるのかもしれない．

6章　社会的環境が統合失調症の原因となりうるか？　　51

　「オランダ精神保健疫学研究」では，差別が精神病症状に与える影響について前方視的に調べた[13]。調査の開始時に，自分の年齢，性，身体障害，外見，皮膚の色に対して差別されていると感じているかどうかについて調べた。3年後に追跡調査し，精神病症状（妄想や幻覚）を発症しているかどうかを主な指標とした。簡易精神症状評価尺度（BPRS）〔訳注：統合失調症の症状評価によく使われる尺度〕の「不自然な思考内容」という項目で2点以上の場合に妄想ありと判定し，「幻覚」という項目で2点以上であれば幻覚ありと判定した。精神病症状を呈したことがない者（4076人）を対象とすることによって，追跡調査時に初めて精神病症状を経験した人を見つけだす方法をとったため，最初から精神病症状や精神病様症状をもつことによって差別の報告に影響が生じる可能性を減らすことができた（例えば，妄想的な症状をもつ者はそうでない者より差別を感じやすく，差別を多く報告するかもしれない）。追跡調査時に妄想的観念をもっていた者は，当初，差別されていると報告しなかった者のうち0.5％（19人）にみられたが，一つの事柄で差別されていると報告した者のうち0.9％（4人），二つ以上の事柄で差別されていると報告した者のうち2.7％（3人）にみられた（正確なp値=0.027，オッズ比2.1，95％信頼区間1.2–3.8）。この関連は交絡要因を考慮しても成立した。調査開始時の差別と幻覚経験とのあいだに関連は見いだされなかった。

　このように，差別を感じると妄想的観念をもちやすくなることから，少数民族の住民が差別を受けることは，精神病症状が高率にみられることに影響している可能性がある。ものごとへの認知をどのように説明づけるかということが，妄想のような精神病症状の形成に重要な役割を果たし，妄想的な説明スタイルが増大することによって妄想が形成されるということを示す証拠が増えている[8,14]。

幼少期のトラウマ

　このような認知スタイルは人生早期にできあがるので，人生早期に遭遇した不幸な出来事が強く影響しているのではないかと考えられている[15]。一般人口において子どものときに虐待を受けたと報告した者は，精神病症状や精神病を発症する率が高まるのではないかという仮説を検証するために，わ

れわれは「オランダ精神保健疫学研究」で行われた追跡調査について分析した[16]。この場合も，それまでに精神病症状ないし精神病様症状をもったことのある者は，虐待を受けたかどうかの質問に対して偏った答え方をする可能性があるため，除外した。それによって，虐待された体験より精神病症状の出現のほうが早く出現していたような者も除外できる。調査開始時に16歳以前に感情的，肉体的，心理的，性的虐待のうち何らかの虐待を受けたかどうかについて半構造化面接によって聴取した。追跡調査時の精神病の指標は三つのレベルで評価された。精神病的な陽性症状の重症度に関する二つのレベルと，さらに治療が必要であるという臨床的判断に達した最重症のレベルである。すなわち，(1) 簡易精神症状評価尺度（BPRS）における「不自然な思考内容」または，「幻覚」の項目で2点以上（BPRSの精神病症状あり），(2)「不自然な思考内容」または，「幻覚」の項目で4点以上（BPRSの病的水準の精神病症状あり），(3)「キャンバーウェル治療必要性評価法」[17]に準じて医師が精神病症状の治療が必要であると判断したレベルである。BPRSの病的水準の精神病症状を満たし，治療必要性レベルに達していた者は，以下「治療を要する状態」とよぶことにする。「BPRSの精神病症状あり」と判定された者は，虐待を受けなかった者のうち0.7%（27人）であったが，虐待を受けた者のうち2.6%（11人）にみられた。「BPRSの病的水準の精神病症状あり」と判定された者は，虐待を受けなかった者のうち0.1%（3人）であったが，虐待を受けた者のうち1.4%（6人）にみられた。「治療を要する状態」に関しては，虐待を受けなかった者のうち0.1%（3人）であったが，虐待を受けた者のうち0.9%（4人）にみられた。子どものころの虐待は，「BPRSの精神病症状あり」と有意に関連しており（正確なp値 = 0.001，オッズ比3.6，95%信頼区間1.8–7.2），「BPRSの病的水準の精神病症状あり」（正確なp値 = 0.000，オッズ比13.0，95%信頼区間3.7–46.3）や「治療を要する状態」（正確なp値 = 0.003，オッズ比11.5，95%信頼区間2.6–51.6）とも有意に関連していた。考えられる交絡要因について統制するとリスクは下がったものの，それでもなお，上記の三つの精神病レベルの発症といずれも大きく有意な関連がみられた。

　この研究結果から，子ども時代に虐待を受けたと報告する者は，精神病やその延長線上にあるより低いレベルの精神病症状や精神病様症状を発症する

リスクが高まることが示唆される。社会的疎外，子ども時代の喪失体験，子供時代の重度の虐待などの人生早期の不幸な出来事によって，自己と外界とのあいだに否定的なスキーマ（経験の心的表象のことであり，例えば，自分は攻撃を受けやすいとか，他人は危険であると思い込むこと）によって特徴づけられた認知面の脆弱性が永続的に形成される。それによって，ものごとを（自分でなく）外的要因のせいにする説明スタイルが肥大化してくるのかもしれない。このようにものごとを外的要因のせいにする傾向がもとにあることによって，妄想的観念が形成される可能性がある。

胎生期の心理的要因への暴露

心理的ストレスは，胎生期の発達段階ですでにその影響を及ぼしているかもしれない。都合の悪い妊娠や妊娠中のストレス体験が，胎児の統合失調症の発症リスクと関連することが指摘されてきた[18,19]。われわれは，およそ1000人の青年ないし若い成人のコホートを前方視的に調査し，このような心理的な要因にさらされることが非臨床的な精神病症状の発現をより高めるかどうかについて検証した[20]。「精神病理の早期発達段階研究」[21]では，15歳から20歳までの963人の青年とその親を縦断的に調べた。青年たちについて，訓練された心理士が「ミュンヘン総合的国際診断面接法」を用いて，妄想と幻覚などの中心的精神病症状について評価した。親と診断面接を直接行い，早期の発達や家族の精神病理に関する情報を入手し，妊娠が都合のよいものであったかどうか，妊娠中のストレスはどうであったかについても聞いた。合計150人（15.6%）の青年が少なくとも1回の精神病的経験をもっており，57人（5.9%）は2回以上の精神病的体験をもっていた。妊娠中のストレスや妊娠が不都合であったことは，青年の精神病体験のリスクが高いことと関連していた（ストレスについては，オッズ比1.30，95%信頼区間1.07-1.56；不都合妊娠については，オッズ比2.28，95%信頼区間1.24-4.18）。報告した親の性，社会的経済的地位，何らかの精神医学的診断の有無や躁症状やうつ症状のレベルを統制してもなお，この関連はみられた。

このような研究結果は，胎生期のリスク因子は臨床的なレベルに達しない程度の精神病症状の発現に影響を与えるということを示唆している点で重要

である。つまり，人生早期のリスク因子から成人期の統合失調症発症に至る道すじのあいだには中間的な脆弱状態があり，それは軽度で臨床的に問題とならないような精神病的体験によって特徴づけられ，人生後期に起きるほかのリスク因子の影響を受けることによって臨床的な精神病に移行するのではないかと考えられる[1,22,23]。

結　論

　本章では，統合失調症の発症のおおよその要因として確立されている都市化，差別，子ども時代の虐待，胎生期のリスク因子が，完全な統合失調症の発症だけでなく，臨床的レベルに達しない精神病様体験の出現にも影響を与えることを示した。これらの要因に関連する環境要因は，少数の人にまれな疾患を発症させる原因となるというより，人口全体において非臨床レベルの精神病体験を生じるリスクを高める（図6.2）。言い換えれば，精神病という表現型は，異なったレベルの社会的環境ストレスとの連続性のある関数であるように思われる。統合失調症とよばれるものはこの連続体の極端な表現に過ぎないのかもしれない。したがって，心理的体験が環境と手を取り合って

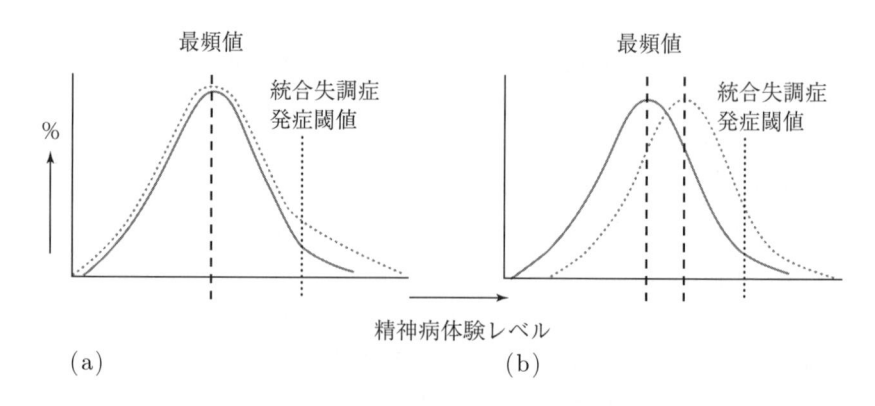

図 6.2　精神病の発症率増加を説明するモデル。統合失調症の確立した発症要因指標は，少数の人がまれに病気を発症させる原因となるのではなく（a），精神病症状の分布を全体にシフトさせる（b）。

進むのは，統合失調症に関連した精神状態においても例外ではなく，これは単なる社会通念ではなく科学的根拠に基づいているのである．

引用文献

1) Johns LC, van Os J, The continuity of psychotic experiences in the general population. *Clin Psychol Rev* 2001; **21**:1125-1141.
2) Lewis G, David A, Andreasson S, Allebeck P, Schizophrenia and city life. *Lancet* 1992; **340**:137-140.
3) Marcelis M, Navarro Mateu F, Murray R, Selten JP, Van Os J, Urbanization and psychosis: a study of 1942-1978 birth cohorts in the Netherlands. *Psychol Med* 1998; **28**:871-879.
4) Harrison G, Owens D, Holton A, Neilson D, Boot D, A prospective study of severe mental disorder in Afro-Caribbean patients. *Psychol Med* 1988; **18**:643-657.
5) Sharpley MS, Hutchinson G, Murray RM, McKenzie K, Understanding the excess of psychosis among the African-Caribbean population in England: review of current hypotheses. *Br J Psychiatry* 2001; **178**:S60-68.
6) World Health Organization. Composite International Diagnostic Interview (CIDI); version 1.0 (RMW Smeets, RMAJ Dingemans, Trans). Geneva: World Health Organization.
7) van Os J, Hanssen M, Bijl RV, Vollebergh W, Prevalence of psychotic disorder and community level of psychotic symptoms: an urban-rural comparison. *Arch Gen Psychiatry* 2001; **58**:663-668.
8) Sharpley MS, Peters ER, Ethnicity, class and schizotypy. *Soc Psychiatry Psychiatr Epidemiol* 1999; **34**:507-512.
9) Johns LC, Nazroo JY, Bebbington P, Kuipers E, Occurrence of hallucinatory experiences in a community sample and ethnic variations. *Br J Psychiatry* 2002; **180**:174-178.
10) Bhugra D, Hilwig M, Hossein B et al, First-contact incidence rates of schizophrenia in Trinidad and one-year follow-up. *Br J Psychiatry* 1996; **169**:587-592.
11) Hickling FW, Rodgers-Johnson P, The incidence of first contact schizophrenia in Jamaica. *Br J Psychiatry* 1995; **167**:193-196.
12) Boydell J, van Os J, McKenzie K et al, Incidence of schizophrenia in ethnic minorities in London: ecological study into interactions with environment. *BMJ* 2001; **323**:1336-1338.
13) Janssen I, Hanssen M, Bak M et al, Discrimination and delusional ideation. *Br J Psychiatry* 2003; **182**:71-76.
14) Bentall RP, Corcoran R, Howard R, Blackwood N, Kinderman P, Persecutory delusions: a review and theoretical integration. *Clin Psychol Rev* 2001; **21**:1143-1192.
15) Garety PA, Kuipers E, Fowler D, Freeman D, Bebbington PE, A cognitive model of the positive symptoms of psychosis. *Psychol Med* 2001; **31**:189-195.
16) Janssen I, Krabbendam L, Bak M et al, Childhood abuse as a risk factor for psychotic experiences. *Acta Psychiatr Scand* 2004; **109**:38-45.
17) Slade M, Phelan M, Thornicroft G, Parkman S, The Camberwell Assessment of Need (CAN): comparison of assessments by staff and patients of the needs of the severely mentally ill. *Soc Psychiatry Psychiatr Epidemiol* 1996; **31**:109-113.

18) Myhrman A, Rantakallio P, Isohanni M, Jones P, Partanen U, Unwantedness of a pregnancy and schizophrenia in the child. *Br J Psychiatry* 1996; **169**:637-640.
19) van Os J, Selten JP, Prenatal exposure to maternal stress and subsequent schizophrenia. The May 1940 invasion of The Netherlands. *Br J Psychiatry* 1998; **172**:324-326.
20) Spauwen J, Krabbendam L, Lieb R, Wittchen HU, van Os J, Sex differences in psychosis: normal or pathological? *Schizophr Res* 2003; **62**:45-49.
21) Lieb R, Wittchen HU, Hofler M, Fuetsch M, Stein MB, Merikangas KR, Parental psychopathology, parenting styles, and the risk of social phobia in offspring: a prospective-longitudinal community study. *Arch Gen Psychiatry* 2000; **57**:859-866.
22) Murray RM, Lewis, SW, Is schizophrenia a neurodevelopmental disorder? *BMJ (Clin Res Ed)* 1988; **296**:63.
23) Jones PB, Rantakallio P, Hartikainen AL, Isohanni M, Sipila P, Schizophrenia as a long-term outcome of pregnancy, delivery, and perinatal complications: a 28-year follow-up of the 1966 north Finland general population birth cohort. *Am J Psychiatry* 1998; **155**:355-364.

7 章

「非感情」精神病における情動障害というパラドックス

マックス・バーチウッド

　情動障害は統合失調症によくみられるが，その位置づけは長いあいだしっくりしていなかった。情動の問題こそが統合失調症の中心であって，われわれがみな注目するような幻覚や妄想などの症状は単なる「副次的な」症状であり，いろいろな病気でみられるものである，と最初に主張したのはブロイラーであった。その後，このような考え方から，感情精神病と非感情精神病という分け方がよくされるようになり，診断・治療の観点からすれば統合失調症の存在は，感情症状の「上位に位置する」，というヤスパースの階層的診断法がとられるようになった。そうはいっても，情動障害は非感情精神病によくみられるではないか！　情動障害は，「合併症」といわれることもあるが（これは有用な考え方ではない），将来への悲観や自殺念慮を伴うことが多い抑うつ症状，社会的関係を結ぼうとしなくなる社会不安症状，心的外傷後ストレス障害（PTSD）の症状，などが生じる。精神病症状を経験すること自体に付随した苦悩（恐怖，怒り，屈辱）もある。情動障害は，中心的な症状や障害と同様に，前駆期や病初期から急速に勢いよく出現してくる（表7.1）[1]。

　最初の病相期を過ぎると，50％以上が「精神病後抑うつ」を報告し[2]，その間は自殺の危険が高い[3]。3分の1以上が心的外傷後ストレス障害の診断を満たすに十分なくらいのトラウマ反応を報告し，特に最初の病相やその治療に関する場面が思いだしたくないのに頭に浮かんでくる[4]。そして，50％近くが「社会とかかわりをもつことに対する強く永続的な恐怖」，すなわち社会不安障害を示す[5]。おそらく精神病に罹患した者にとってより重要なことは，親密な人間関係をつくり，維持していくことができなくなる点である。

表 7.1　初回病相と 2 回目以降の病相における情動障害

	2 回目以降の病相（%）	初回病相（%）
うつ	~75（40）	22–80（50）
自殺念慮	40	50
自殺既遂	9–15	6?
薬物乱用	50	38
アルコール乱用	10–58	24
不安障害	28–63	46
心的外傷後ストレス障害	51	35

　精神病に罹患すると，結婚や人間関係を保つことがほとんどできなくなり，社会のネットワークから孤立し，疎外されていると感じるようになることが多い．これらの情動障害について明確に区別して診断をつけることは，精神病でない人々の場合でさえ簡単ではなく，例えば，心的外傷後ストレス障害とうつ病とは重なりがある[6]．

　このような情動上の問題を単に精神病の本質的部分（例えば，感情の鈍麻や平板化のような陰性症状）やそれに付随する機能喪失（概括機能評価における低下）であるととらえたくなるのは確かであり，おそらくそのような理由によって情動上の問題の病因は解明されておらず，効果的な治療法も少ないのである[7]．この点を強調すべきであるのは，情動障害があると早期に再発する可能性が高まり，前駆期に情動障害があると精神病に移行するリスクが高まるからである[8]．

　非感情精神病と考えられている病気におけるこのような情動障害をどのように理解すべきであろうか？　われわれの理解を深め，新しい治療法を開発するためには，互いに重なる部分をもつ三つの主要な経路を明確に区別する必要があるのではないかと筆者は考えている．すなわち，精神病への素因として内在している情動障害，精神病への心理的反応，発達過程の障害の結果として生じた情動障害の三つである．

精神病に内在している情動障害

　精神病に内在している情動障害として一番はっきりしているのは、「うつ」である。精神病症状に関する因子分析を行った第2世代の研究によって、陽性症状と陰性症状のほかにうつ症状の次元が付け加わった。これらの因子は互いに直交する関係にないので、患者やコミュニティ集団のなかでともに変化する[9]。うつ症状は初回病相の前駆期に必ずといってよいほど出現し[10]、陽性症状の出現によって目立たなくなる[2]。陽性症状と陰性症状とうつ症状がどのようにつながっているかについてはよくわかっていないが、生物学的過程と、心理学的過程（以下参照）が存在していると考えられる。
　情動障害のこのような経路の治療は、主要な精神病症状を治療することにある。

精神病への心理的反応としての情動障害

　心理的反応としての情動障害において重要なのは精神病であり、精神病症状の経験は、トラウマとなる人生の出来事であって、患者や家族はそれに適応していくことを迫られる。精神病後抑うつは、急性期病相から回復した数か月後に発症することが知られており、患者が精神病という困難な出来事をどのようにとらえるかによって、発症が予測できることをわれわれは示した。すなわち、精神病を社会的目標、役割や地位などの喪失としてとらえたり、恥であると考えたり、悪性と思われる病気につかまってしまいもう逃げられない、というように考える場合には、精神病後抑うつを発症することが多い[9]。この研究では、初回病相後の精神病後抑うつの発症率（50%以上）は2回目以降（30%）より高かったが、これは初回病相の後では診断やその意味するものに対する自覚がより強いことと関係がある。
　症状が続いている場合は、抑うつは幻聴[11]や被害妄想[12]をどの程度脅威と感じるか、陰性症状をどのように主観的に体験するか[13]、といったことに影響する。症状が続くことに対する苦悩の程度は、「心理的フィルター」としてはたらくことが知られており、自分に対する肯定的な考えをもち、自己回復力がある者は、幻聴や被害妄想の脅威に耐えることができる[11,12]。例え

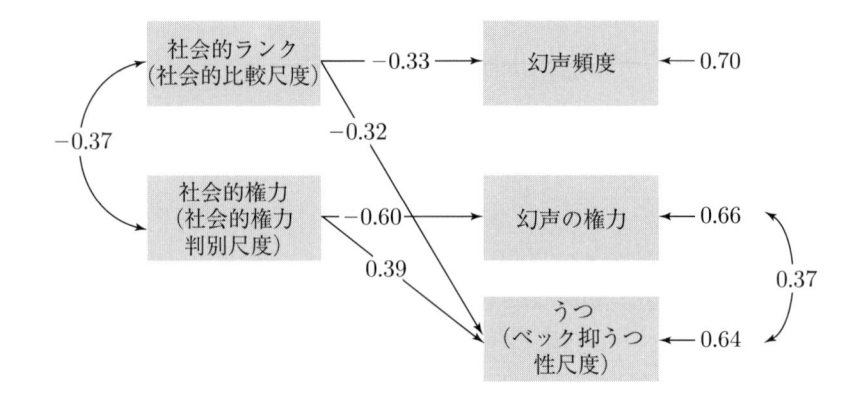

図 7.1 社会的ランクや地位のとらえ方が声の力のとらえ方と関係する。社会的ランクと権力は主な要因。（すべてのパラメータは，$p < 0.005$ の水準で統計学的に有意。）

ば，一連の研究で示されていることは，幻声が聞こえる（すなわち，優位な力に服従している）場合，その声との関係は，その人の人間関係においても現れる，すなわち，どのような人間関係においてもその人は屈服しており，自分には力がないと感じている。幻声を聞いている 125 人の患者を調べた最近の研究では，パス解析（共変量モデル化）により，このような社会的なとらえ方が，その人と声との関係が主人となるか屈服者となるかの最も重要な決定因となることがわかった（図 7.1）。この研究や先行研究によれば，幻声を聞いている者の 3 分の 2 以上が「うつ」になっていたが，うつになることと幻声の頻度や声の強さとは関係がなく，自分の社会的地位が低いとか権力がないととらえていることと関係していた。そうしたとらえ方が「心理的フィルター」となり，精神病を苦しくつらい体験として感じるかどうかが決まるのである。

トラウマ反応に関しては，精神病そのものが DSM–IV 診断に必要な「客観的」なトラウマ——例えば強制的入院によって受けるトラウマ[4,14]——につながるという証拠はなく，心的外傷後ストレス障害の診断にあてはまるかどうかについては疑問が投げかけられている。通常の非精神病性の心的外傷後ストレス障害においては，トラウマとなるような出来事に対する脅威の感じ方

や対処の仕方が問題になっている[15]。同様に精神病患者は，被害妄想[12]や幻聴[11]の相手や，落ち着かない病棟のなかにいる他の患者から，自分が傷つけられたり殺されたりする危険があると感じているかもしれないが，そのトラウマへの影響についてはいまのところよくわかっていない。言い換えれば，患者は実際に被害を受けるわけではなくても，そのような脅威を感じることによってそれがトラウマになってしまうかもしれないのである。

　社会不安については，患者は，精神病や患者になることによって，屈辱を感じ，他者に服従させられていると感じていることがわかっている[16]。非精神病性の社会不安においては，患者は出会う人たちから批判されたり馬鹿にされたりすることを恐れて，そうした社会的場面を避けるようになる。同様に，精神病では，社会的屈辱感を感じたり患者であることがばれたりすることを恐れて，社会を避けるようになるのではないかという主張がある[11]。

　精神病症状が活発にある場合には，他人が害を及ぼすと思い込むことによって，恐怖を感じ，社会を避けるという問題が，やはり起きてくる。被害妄想をもつ患者は自分の生活が脅かされると感じるために，危険であると感じる社会的場面を避けるようになる。これは認知療法では，脅威を感じなくするための「安全行動」といわれるものである[12]。社会からの逃避は，命令性の幻聴によって他者への信頼感が直接損なわれることによっても生じてくる[18]。

　こうした経路に対する治療では，精神病と診断されることや幻声や社会的屈辱感といった脅威に対するとらえ方（思い込みや認知）に焦点をあてる。喪失体験に対するとらえ方はうつ病の発症の鍵となるものの一つであるが[19]，心的外傷後ストレス障害のようなものでは，脅威をどのようにとらえるかが重要となる。発達期にトラウマなどの体験を受けると，人生で起きる出来事を破滅的な出来事であるととらえるようになり，それがうつ病発症につながるが，精神病でも同じようなしくみがはたらいていると仮定することができるかもしれない（図7.2）。

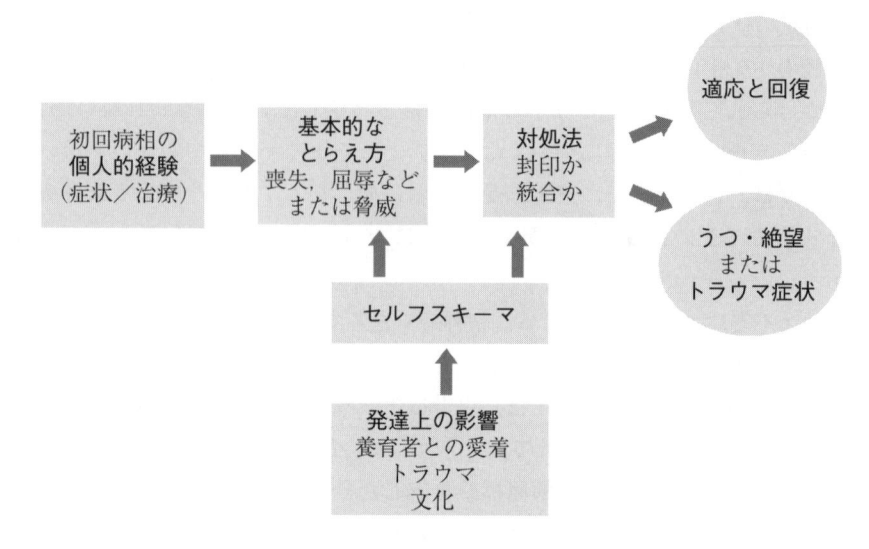

図 7.2 精神病への心理的反応としての情動障害〔訳注：セルフスキーマとは，自分がどのような人間であるかに関する自己像〕

発達期の異常やトラウマに由来する情動障害

　出生コホート研究や後方視的研究（例えばイソハニらの研究[20]）によって，初回精神病病相に先立って，青年早期から，低レベルの「精神病的」症状だけでなく社会的困難や情動障害が生じていることが多いことが明らかになった[21]。このような子どものころに起きる精神病発病の萌芽は，社会的環境の影響を受けて開花してくる。社会的要因が精神病の罹病率や経過を左右することを示す研究結果がこれまでにかなり存在し，例えば，都市での生活（特に親と死別している場合），疎外された集団の一員であること，移民の影響，「発展途上国」であることの（好ましい）影響などがあげられる[1]。このような精神病の萌芽が花開くことと，社会的リスク要因とは，「正常の」社会的心理的発達にも影響を与え，自己評価が低くなり，人間関係づくりが苦手となり，ストレスに対して脆弱となる。「発達心理学」の研究[21]によれば，うつ病や自殺の危険性などの情動障害は，青年期と成人期とでは連続性

をもっており，社会や家族状況という多次元の影響を受けるものであって，別々の範疇に属するわけではない[22]。しかし，青年期と成人期の情動障害は非連続である可能性もある。例えば，アンドリュースとブラウン[23]は，青年後期における好ましい人生の出来事は，発達上の問題を軌道修正して正常範囲内に戻すようにはたらくことがあることを示した。青年期における情動機能の各領域は相互作用することもある。例えば，社会不安は青年期うつ病の発症リスクを高める[24]。

発達期のトラウマや困難が成人期の情動障害のリスク要因となることはかなり確立した知見である。例えば，子どものころの虐待やネグレクトや親の愛着上の問題は，成人期のうつ病の発病脆弱性を高める[25]。精神病に罹患した者においても，性的トラウマ，情動的ネグレクト，望まれない妊娠，親の愛着行動の障害などによるトラウマを受けていることが多いという証拠がある（例えば，グリーンフィールドらの研究[26]）。このようなトラウマ体験は，精神病後抑うつやそれ以外の情動障害の発症率を高める作用もある。例えば，心的外傷後ストレス障害についていえば，子どものころにトラウマを受けることによってそうした出来事を脅威としてより強く感じるようになると，暴力犯罪に対するトラウマ反応を起こしやすい[27]。

認知的枠組みでいえば，トラウマ体験や発達上の異常は，自己と社会に関する情報処理を支配する認知スキーマに影響を与える。そうしたスキーマは精神病に対する情動的反応に作用し，幻声を聞いている者は声の主が人間関係上の重要性（パワーや絶対的な力）をもつと思うようになったり，若い青年が幻声に悩み，持続的に聞き続けるようになったりする。

要約すれば，精神病の初回病相にみられる情動障害のうち，ここで述べた経路は，精神病の発病や子ども時代のトラウマ，あるいはその両者が引き金となって生じる発達上の障害にかかわっており，(1) 精神病やその症状に適応することが困難になるような認知スキーマの形成や，(2) 成人期の情動障害と連続するような青年期の情動障害の発症に至る。

この経路の治療においては，青年期における「正常」な発達過程の障害に焦点をあてるべきであり，その後の精神病理学的症状の出現においては，自己と他者との関係についてのスキーマに特に注目すべきである。

結　論

　精神病体験によって受ける苦悩や精神病の初回病相における情動障害は，三つの互いに重なりをもつ過程によって生じるのではないかと思われる。すなわち，精神病に内在するもの，精神病や患者になることに対する心理的反応，そして，精神病の発病や子ども時代のトラウマ，あるいはその両者が引き金となって生じる児童期から青年期にかけての発達上の障害が原因となるもの，の三つである。精神病に認知行動療法を適用する場合は，精神病症状を減らすことに焦点をあて――擬似抗精神病薬として――，それによって精神病の苦悩や精神病症状によって生じる情動上の問題を和らげようとする。精神病のうつ症状や他の情動障害に対する認知行動療法の効果については一定した研究結果が得られていないが，これについては抗精神病薬も同様であるといえる。精神病に伴って生じる情動障害やその発達論的，心理的起源に対しても焦点をあてていくことが必要であり，それはより実りの多いものとなるであろう。これまでに非精神病の情動障害に行われ，試されてきた認知行動療法を適用していく必要があるが，重要なことは，精神病において生物学的過程がはたらいていることははっきりしており，これは発達心理学や精神病理学的過程と並行して起きていることを認識している必要がある。医療サービスの観点からすれば，初回精神病病相に対する若年や成人に対するサービスである，「児童思春期精神保健サービス」の種々のアプローチを取り入れることによって得られるものが多い。

治療的示唆

　本章で言いたいことは，精神病による苦悩や情動障害は，必ずしも陽性症状や一次的な精神病体験によってもたらされるものではないということである。したがって，陽性症状の消失を標的とし，治療の中心的存在である抗精神病薬が，そうした苦悩や情動障害を消失させるためには必要でも十分でもない，ということは驚くに値しない。例えば，急性精神病から回復した後に，抑うつや自殺はしばしば起きるのである。幻聴に関する考えなどの被害妄想に焦点をあてる精神病の認知療法を行っても，こうした情動障害のすべての

経路について対処するわけではないために，情動障害，特に抑うつの治療ができない[29]。さらに，中心的な精神病体験が変わらなくても，精神病から生じる苦悩や問題行動を減らすことができるのではないかという議論もある。例えば，命令性の幻聴に関する最近の研究[18]によれば，幻聴の声の力や絶能性に対する患者のとらえ方に焦点をあてることにより，抑うつや絶望感を軽減させ，命令する声に従わなくなるようにすることができたが，幻聴そのものを減らすことはなかったという。認知行動療法は，「擬似抗精神病薬」として用いることから，精神病体験に関連した苦悩や「合併症」としての情動障害を軽減するための治療法として注目する方向にシフトする時期がきているのではないか，と筆者は思う。認知行動療法の第一の治療目標は，情動障害の軽減であり，こうした苦悩を軽減させるための独自の役割をもっていると筆者は考える。これは情動障害に関する解明や治療における認知行動療法がもつ本来の役割と合致するのである。

謝　辞

本章にコメントをいただいたグリン・ハリソン教授，ポール・パターソン博士，クリス・ジャクソン博士に感謝する。

引用文献

1) Harrison G, Hopper K, Craig T et al, Recovery from psychotic illness: a 15- and 25-year international follow-up study. *Br J Psychiatry* 2001; **178**:506-517.
2) Birchwood M, Meaden A, Trower P, The power and omnipotence of voices: subordination and entrapment by voices and significant others. *Psychol Med* 2000; **30**:337-344.
3) Westermeyer JF, Harrow M, Marengo JT, Risk for suicide in schizophrenia and other psychotic and nonpsychotic disorders *J Nerv Ment Dis* 1991; **179**:259-266.
4) McGorry P, Chanen A, McCarthy E et al, Posttraumatic stress disorder following recent-onset psychosis: an unrecognized postpsychotic syndrome. *J Nerv Mental Dis* 1991; **179**:253-258.
5) Cosoff SJ, Hafner RJ, The prevalence of comorbid anxiety in schizophrenia, schizoaffective disorder and bipolar disorder. *Aust NZ J Psychiatry* 1998; **32**:67-72.
6) Bleich A, Koslowsky M, Dolev A et al, Post-traumatic stress disorder and depression — an analysis of comorbidity. *Br J Psychiatry* 2000; **170**:479-482.
7) Whitehead CMA, Cardno G Lewis, Antidepressants for the treatment of depression in people with schizophrenia: a systematic review. *Psychol Med* **33**:589-599.

8) Strakowski SM, Keck PE Jr, McElroy SL et al, Chronology of comorbid and principal syndromes in first-episode psychosis. *Compr Psychiatry* 1995; **36**:106-112.
9) Stefanis NC, Hanssen M, Smirnis NK et al, Evidence that three dimensions of psychosis have a distribution in the general population. *Psychol Med* 2002; **32**:347-358.
10) Jackson HJ, McGorry P, McKenzie D, The reliability of DSM-III prodromal symptoms in first episode psychotic patients. *Acta Psychiatr Scand* 1994; **90**:375-378.
11) Birchwood M, Iqbal Z, Chadwick P et al, Cognitive approach to depression and suicidal thinking in psychosis. I. Ontogeny of post-psychotic depression. *Br J Psychiatry* 2000; **177**:516-521.
12) Freeman D, Garety PA, Kuipers E, Persecutory delusions: developing the understanding of belief maintenance and emotional distress. *Psychol Med* 2001; **31**:1293-1306.
13) Liddle PF, Barnes TRE, Curson DA et al, Depression and the experience of psychological deficits in schizophrenia. *Acta Psychiatr Scand* 1993; **88**:243-247.
14) Priebe S, Broker M, Gunkel S, Involuntary admission and posttraumatic stress disorder symptoms in schizophrenia patients. *Compr Psychiatry* 1998; **39**:220-224.
15) Ehlers A, Clark DM, A cognitive model of posttraumatic stress disorder. *Behav Res Ther* 2000; **38**:319-345.
16) Haghighat R, A unitary theory of stigmatisation — pursuit of self-interest and routes to destigmatisation. *Br J Psychiatry* 2001; **178**:207-215.
17) Clark DM, A cognitive perspective on social phobia. In: Crozier R, Alden LE (eds), *Handbook of Social Anxiety: concepts relating to the self and shyness*.Wiley: Chichester, 2001.
18) Trower P, Birchwood M, Meaden A, Byrne S, Nelson A, Cognitive therapy for command hallucinations: results of a randomised controlled trial. *Br J Psychiatry* (In Press).
19) Brown GW, Harris TO, Hepworth C, Loss, humiliation and entrapment among women developing depression — a patient and nonpatient comparison. *Psychol Med* 1995; **25**:7-21.
20) Isohanni I, Jarvelin MR, Nieminen P et al, School performance as a predictor of psychiatric hospitalization in adult life. A 28-year follow-up in the Northern Finland 1996 Birth Cohort. *Psychol Med* 1998; **28**:967-974.
21) Poulton R, Caspi A, Moffitt TE et al, Children's self-reported psychotic symptoms and adult schizophreniform disorder — a 15-year longitudinal study. *Arch Gen Psychiatry* 2000; **57**:1053-1058.
21) Rutter M, Risks and outcomes in developmental psychopathology. *Br J Psychiatry* 2000; **177**: 569-569.
22) Fombonne E, Wostear G, Cooper V et al, The Maudsley long-term follow-up of child and adolescent depression. 1. Psychiatric outcomes in adulthood. *Br J Psychiatry* 2001; **179**:210-217.
23) Andrews B, Brown GW, Stability and change in low self-esteem — the role of psychosocial factors. *Psychol Med* 1995; **25**:23-31.
24) Stein MB, Fuetsch M, Muller N et al, Social anxiety disorder and the risk of depression: a prospective community study of adolescents and young adults. *Arch Gen Psychiatry* 2001; **58**:251-256.
25) Bifulco A, Brown GW, Moran P et al, Predicting depression in women: the role of past and present vulnerability. *Psychol Med* 1998; **28**:39-50.
26) Greenfield SF, Strakowski SM, Tohen M et al, Childhood abuse in first-episode psychosis.

Br J Psychiatry 1994; **164**:831-834.
27) Andrews B, Brewin CR, Rose S et al, Predicting PTSD symptoms in victims of violent crime: the role of shame, anger, and childhood abuse. *J Abnorm Psychol* 2000; **109**:69-73.
28) Escher S, Romme M, Buiks A, Delespaul P, van Os J, Independent course of childhood auditory hallucinations: a sequential 3-year follow up study. *Br J Psychiatry* 2002; **43**:S10-18.
29) Birchwood R, Spencer E, Indications and planning of psychotherapies for schizophrenia. In: Mario M, Sartorius N (eds), *WPA Series in Evidence & Experience in Psychiatry*. John Wiley & Sons: Chichester, 2003.
30) Birchwood M, Gilbert P, Gilbert J, Trower P, Meaden A, Murray J, Interpersonal and role-related schema influence the relationship with the dominant 'voice' in schizophrenia: a comparison of the three models. *Psychol Med* (in press).

8章

発症リスク因子と保護因子

グリン・ルイス，スタン・ザミット

　疫学の関心の一つは，ヒトの集団における病気の原因を探ることである。精神医学においては，疫学者はヒトの集団における生物学的あるいは心理学的要因と精神疾患との関係について研究する。したがって，疫学は精神疾患の生物学の理解を深め，精神疾患のメカニズムについての情報を与える。
　疫学者と統合失調症の生物学的研究者とのあいだで混乱しがちなことの一つとして，両者のよって立つ原因論は，一見かなり異なっている点がある。疫学においては，原因となる要因は必要条件でも十分条件でもないという考え方が受け入れられている。言い換えれば，あるリスク因子と考えられる要因があっても病気が発症しないこともあるし，リスク因子をもっていなくても発症することがあるということだ。年をとるまでずっとタバコを吸っていたとしても，健康に何も害を及ぼさない場合もある，というようにも説明できる。したがって，疫学研究における原因とは「危険因子（リスク因子）」といわれることが多く，病気を発症する危険性（リスク）が高まる因子という意味である。対照的に，病気が発症するメカニズムを探る生物学的研究では，いくつかの要因の組合せによって病気が必然的に機械論的に発症するという想定に依拠している場合が多い。たいていの生物学的研究は，原因を必要条件ではないにせよ，十分条件であるとみなしている。生物学的研究についてこのように述べるのはやや行きすぎかもしれないが，原因というものをどうとらえているかに関する疫学者と生物学者との違いは，確かにある。例えば，複雑な原因によって発症する病気の研究を行っている遺伝学者のなかには，疫学者と似たような原因論をもつ者が増えている。

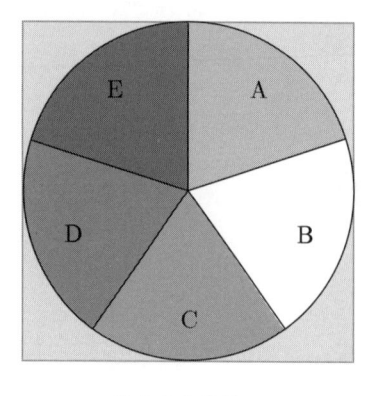

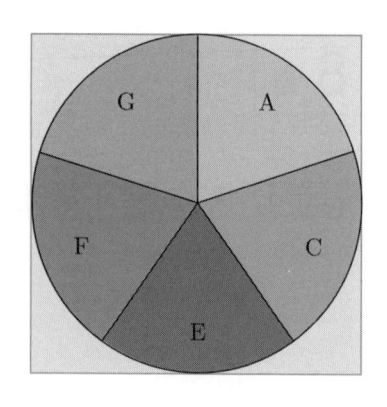

発症十分条件 1　　　　　　　　　発症十分条件 2

図 8.1　ある病気の二つの「発症十分条件」。構成要因は一部重なっている。

　疫学者のロスマンは，これらの二つの一見矛盾する方法論的相違を和解させる方法を指摘した[1]。彼は，一つの病気は異種のものからなっており，さまざまに異なった原因の「パイチャート」がその病気の共通最終経路に至るのではないかと指摘した。こうしたそれぞれのパイチャートは機械論的に発症するという病気の生物学的モデルに適合する。つまり，パイチャートのすべての要因をもつ者はみな必ず病気を発症することになる。すなわち，それぞれのパイチャートは病気の「発症十分条件」である。それぞれの病気に関して種々の「発症十分条件」があり，一部異なり，一部は同じである要因の組合せで構成される（図 8.1）。それぞれのパイチャートにおいては，厳密な機械論的因果関係が成立するが，それは特定の研究においてであり，構成するそれぞれのリスク因子は必要条件でも十分条件でもない。例えば，図 8.1 の B というリスク因子は，病気の発症に必要でも十分でもない。

　このようなことから，疫学は病気の生物学的研究の方向性を導く役割をしばしば果たしてきた。疫学的観察結果に導かれて生物学的研究分野が生まれた例は多数ある。例をあげるなら，喫煙と肺がん，頚がんとヒト乳頭腫ウイルス，エストロジェンと乳がんなどの研究は，すべて疫学的研究に端を発する[2,3]。ジョン・スノウは疫学の創始者とされ，汚染した水とコレラの臨床症状との関連について，コレラ菌が発見される何年も前に発見した。こうし

た事実は，生物学的に不明な部分の多い精神疾患の疫学を研究する者を勇気づけるし，疫学的研究結果に生物学者の注意を向けさせるための呼び笛ともなろう。スノウの研究結果をもたらした観察の一つに，1850年代のロンドンのブロード街のビール醸造所の労働者にはコレラの発生率が低かったことがある。われわれなら，この観察の解釈として，ビールを飲んで他の水分をとらないことが健康によいのではないか，などと考えたのではないだろうか。しかし，ジョン・スノウは，当時の汚染水を飲むことから逃れられたからではないか，といみじくも結論したのである。

本章では，このような一般的な観察法を統合失調症に適用し，出生時仮死と若年成人の喫煙について述べる。

出生時仮死

出産時と分娩時の合併症と統合失調症に関する文献は多数あり，研究結果にはかなり不一致がある[5]。初期の研究には大きな方法論的問題点を含んでいるものがあったが，最近の研究のなかには方法論的にずっと洗練されたものもある。古い研究のもう一つの問題点は，さまざまに異なる出産時と分娩時の合併症をあたかも単一の病的過程として一括して扱っていた点である。例えば，「産科合併症の有無」は，出生前後の問題，帝王切開，低出生体重などを含む一つの複合因子として取り扱われた。こうしたいろいろな産科合併症は，かなり異なった病的過程を反映していることはおおむね間違いないだろう。かなり異なった生物学的メカニズムと関連するのであれば，すべての合併症をひとまとめにして扱うことが賢明な方法でないことは明らかだ。生物学的観点からみると，出産時と分娩時の合併症を二つの領域に区別することがおそらく可能である。一つのメカニズムは胎生期の何らかの異常であり，持続的な異常によって胎内成長や脳の発達に悪影響を及ぼすものである。もう一つの生物学的障害として考えられるのは，より急性に起きる出産時合併症であり，例えば出生時仮死のようなものは，胎児の成長や脳に別の悪影響を与えるであろう。

われわれは，スウェーデンの研究者と共同でケース・コントロール研究を行い[6]，ストックホルム州の症例登録制に基づいて登録されている症例を調

べた。この制度は，およそ 1960 年以後に生まれた者を対象として行われてきた。同じ地域に生まれ，発症リスクのある期間にストックホルムに生存していた者をコントロール群に選んだ。このように選択することにより，選択バイアス（selection bias）が起きる可能性を減らすことができ，このケース・コントロール研究が地域ベース（population-based）〔訳注：対象が一般母集団からサンプリングされていること〕の研究であることを保証するために役立った。患者とコントロールの記録を抽出し，それぞれの記録が患者のものかコントロールのものかについて知らされていない助産師によって仮死の有無についてスクリーニング調査を行った。その後，やはり患者のものかコントロールのものか知らされていない小児科医が記録を精査し，アップガースコア〔訳注：新生児の状態を心拍数，呼吸状態などによって評価するもので，10 点が最高点〕が 7 点未満の状態が 5 分間存在するような程度の仮死があったかどうかについて判断した。

　この研究を始める前に，胎児の成長や発達に影響を与えるかもしれない妊娠中の要因について，いくつも選びだした。そのなかには，出生体重，身長，在胎期間，出生後の体重増加の遅れ，子癇前症などが含まれていた。われわれは，鉗子分娩，胎児心拍数の異常，出生後の入院，遷延分娩，などの周産期仮死を示唆するような事柄についても選びだした。しかし，これらは出生時仮死の指標としてはかなり劣ったものであり，特に，現代の産科臨床に近い環境での指標としては劣っている。この研究は，スウェーデンで行われたのであり，スウェーデンは，いくつかの妊娠合併症の発生率が世界でも最も低く，新生児の生存率も非常に高いところである。われわれの小児科医による仮死の評価は，より正確な指標であろう。単変量分析を行った結果では，さまざまな要因が統合失調症と関連することが示され，例えば，低出生体重は統合失調症と関連していた。仮死，出生後の入院，出生時の問題の兆候も統合失調症と関連していた。

　これらの産科的要因や出産要因はみな互いに関連していることに留意することが大切であり，したがって，病気の原因となるメカニズムを理解するためには，他の産科要因について統制する必要がある。そうすることによって，明快な図式を探りだすことが可能となろう。統制の結果，この研究のサンプルでは，出生時仮死は統合失調症の発症リスクと関連しており（オッズ

比 4.4, 95%信頼区間 1.9-10.3），この関連は，他の要因，すなわち，出生体重，在胎期間，子癇前症，母親の精神病の既往などとは独立してみられた。言い換えれば，単変量分析や統制されていない分析でみられたこれらの要因と統合失調症との関連は，仮死との関連で説明しうる。例えば，低出生体重で生まれた新生児は，出生時の仮死にもなりやすいからだ。

　結論として，出生時仮死と統合失調症との強い関連が見つかった。この関連は，他の多くの合併症と統合失調症との関連の交絡要因となっていた。他のほとんどの研究とは異なり，本研究では小児科医による記録の精査によって仮死の有無が判断され，単にデータベースに記載されている情報に依拠したのではない。これは，そのような質の低いデータを用いるより，仮死の有無を決定する上でより正確な方法であろう。この結果が確認されれば，それはどのような生物学的意味をもつのだろうか。多数の疑問が生じてくる。出生前後の低酸素障害を受けやすいのは脳のどの領域なのか？　低酸素障害を減らすような保護的機構として，新生児はどのようなものをもっているのだろうか？　そうした保護的機構には個人差――おそらく遺伝的に規定されたもの――があるのだろうか？　出生時仮死の生物学や脳への影響についての知識が深まれば，より正確で特異的な生物学的仮説に至るだろうし，統合失調症の原因となる遺伝子に関するヒントにもなるだろう。

喫煙と統合失調症

　統合失調症の人々は喫煙率が高い。この関連は，多くのケース・コントロール研究や横断的研究によって観察されている。おそらく統合失調症の人々の喫煙率は，一般人口の 2-3 倍であり，他の精神疾患と比較してもその倍率は少ししか下がらないだろう。しかし，こうしたデータはすでに統合失調症を発症した人々に関するものである。統合失調症の人々は「自己治療」のために喫煙し，それによって統合失調症の症状のうち，陰性症状の一部が改善する可能性があることが指摘されている[7]。したがって，喫煙は，他の点では健康な人々において，統合失調症の発症リスクを変化させる可能性がある。

　われわれは，ストックホルムにあるカロリンスカ研究所の研究者と共同して，この可能性について検討した。18-20 歳の男性におけるタバコ使用

に関するデータが記録されているスウェーデン徴兵調査を用いて検討した[8]。1969年と1970年に約5万人の徴兵者について調査され，それは当時18-20歳であった男性のおよそ97%にあたる。病気のためにスクリーニング段階に至らなかった者がおり，スクリーニングの後に34名は最初から精神病であることがわかったので除外した。徴兵者の経過については，入院患者のスウェーデン国家登録制を用いて調査し，1970-1996年のあいだに統合失調症の病名で入院した者の記録を得た。

　交絡要因について統制しないで分析を行うと，喫煙と統合失調症とのあいだに関連はみられなかったが，低い知能指数や薬物使用などの交絡要因について統制して分析を行うと，喫煙には発症予防効果があり，統計学的に有意であった（$p = 0.002$）。この関連は比較的強く，18歳のときに20本以上のタバコを吸う者は非喫煙者に比べて統合失調症の発症リスクが半分であった（ハザード比0.5, 95%信頼区間0.3-0.9）。われわれは，関連が統合失調症の前駆症状の影響を受けているかどうかについてみるために，統合失調症で入院した日で分けて分析した。というのも，統合失調症の人々が自己治療するために喫煙するとすれば，病気の前駆期は，喫煙による予防効果についての関連を薄めてしまう可能性があるからである。その結果，徴兵後の最初の5年間における統合失調症の発症予防効果は，5年以降の効果より弱かった。

　喫煙が統合失調症の発症リスクを下げる効果をもつとしても，それを陵駕するような身体への悪影響があるという点は，第一に強調しておかなければならない。われわれは，当初，研究結果に驚かされたものの，統合失調症の発症予防効果に一致するような独立の所見は多数存在する。例えば，喫煙者はパーキンソン病を発症するリスクが低いということは，かなりはっきりしている[9]。これはリチャード・ドールとブラッドフォード・ヒルによる「英国医師コホート研究」によって最初に報告された[10]。ニコチンが統合失調症の発症や経過に影響を与える可能性を支持するようなメカニズムも多数考えられる。統合失調症患者では，前頭葉のドーパミン伝達が減っている可能性があるが，ニコチンはそれを増やす作用がある[11]。ニコチンは神経保護作用をもつという証拠を得た動物実験もある[12]。ニコチンは統合失調症患者のプレパルスインヒビション〔訳注：驚愕反応を用いて感覚の情報処理障害をみる生理学的指標〕の異常をある程度改善させる可能性も指摘されている。

ニコチンが本当に統合失調症の発症に影響するということになると,中枢神経系のニコチン神経伝達に影響を与えるような他の要因(遺伝子多型など)に関する研究につながるだろう。15番染色体上の α_7 ニコチン受容体がある領域と統合失調症とのあいだに連鎖があることを示唆する報告もある。喫煙と統合失調症との関連の可能性は,現実的な公衆衛生上の重要性をもたないが,統合失調症の原因となる分子生物学的プロセスを解明するためには役に立つだろう。

結論

上述のような疫学的な関連性は,統合失調症の生物学的基盤を解くための鍵となる。もちろん,これらの研究結果は,別の場所において別のサンプルを用いた研究によって確かめられなければならない。しかし,関連が確かなものであれば,それは統合失調症の生物学的異常を研究する上での科学的な道標となるだろう。例えば,ニコチンが統合失調症の病因において重要であるなら,ニコチン受容体,特に α_7 ニコチン受容体の機能異常は,統合失調症の発症リスクに影響するかもしれない。この影響はタバコを吸っている人たちに特に強いかもしれない。同様に,仮死が重要であるならば,新生児期に脳の虚血性傷害を保護するような機構における個人差は,統合失調症の発生率に影響するだろう。これらは,統合失調症の生物学的基盤の重要な鍵であり,今後の研究を方向づける。この重要な病気の解明を進めるためには,疫学者と生物学者は手を取り合って進んでいかなければならない。

引用文献

1) Rothman K, Greenland S, *Modern Epidemiology*. Lippincott, Williams & Wilkins: Philadelphia, 1998.
2) Munoz N, Bosch FX, HPV and cervical neoplasia: review of case-control and cohort studies. In: Munoz N et al (eds), *The Epidemiology of Cervical Cancer and Human Papillomavirus*. IARC: Lyon, 1992.
3) Miller AB, Bulbrook RD, UICC multidisciplinary project on breast cancer: the epidemiology, aetiology and prevention of breast cancer. *Int J Cancer* 1986; **37**:173-177.
4) Snow J, On the mode of communication of cholera. The Commonwealth Fund: New York, 1936.

5) Cannon M, Jones P, Murray R, Obsteric complications and schizophrenia: historical and meta-analytic review. *Am J Psychiatry* 2002; **159**:1080-1092.
6) Dalman C, Thomas HV, David A, Gentz J, Lewis G, Allebeck P, Signs of asphyxia at birth and risk of schizophrenia. *Br J Psychiatry* 2001; **179**:403-408.
7) Adler LE, Hoffer LD, Wiser A, Freedman R, Normalization of auditory physiology by cigarette smoking in schizophrenic patients. *Am J Psychiatry* 1993; **150**:1856-1861.
8) Zammitt S, Allebeck A, Dalman C, Lundberg I, Hemmingsson T, Lewis G, Investigating the association between cigarette smoking and schizophrenia using a cohort study. *Am J Psychiatry* 2003; **160**:2216-2221.
9) Ben-Shlomo Y, How far are we in understanding the cause of Parkinson's disease. *J Neurol Neurosurg Psychiatry* 1996; **61**:4-16.
10) Doll R, Peto R, Wheatley K, Gray R, Sutherland I, Mortality in relation to smoking: 40 years' observations on male British doctors. *BMJ* 1994; **309**:901-911.
11) Drew AE, Derbez AE, Werling LL, Nicotinic receptor-mediated regulation of dopamine transporter activity in rat prefrontal cortex. *Synapse* 2000; **38**:10-16.
12) Bulluardo N, Mudo G, Blum M, Fuxe K, Central nicotinic receptors, neurotrophic factors and neuroprotection. *Behav Brain Res* 2000; **113**:21-34.

9章

覚醒剤や大麻乱用と統合失調症との関係とは？

ロビン・M・マレー，チーケン・チェン，アントン・グレック，ルイーズ・アーセノール，メアリ・キャノン，ジョランタ・ザネリ

　本章では，覚醒剤（メタンフェタミン）と大麻（カンナビス）という二つの薬物と統合失調症との関係について述べる。これらの薬物はそれぞれ，太平洋湾岸地域やヨーロッパにおいて精神病症状をもつ者にしばしば用いられている。

覚醒剤と統合失調症

　覚醒剤（メタンフェタミン）やその誘導体が統合失調症様の状態を引き起こしうることは，ほぼ半世紀前から知られている[1]。図9.1は，163人の精神病者にみられた統合失調症と関係がある症状の分布を示したものである。85%の人に幻聴，約71%に被害妄想，63%に関係妄想，47%に幻視，41%に自我漏洩症状，28%に思考吹入妄想，26%に考えが放送されているという妄想，23%にコントロール妄想，27%に風変わりな会話がみられた[2]。しかし，彼らは統合失調症ではなく，覚醒剤精神病と診断されていた患者であった。覚醒剤乱用は極東地域に多く，現在，日本，タイ，台湾で覚醒剤精神病が流行している。覚醒剤乱用は，統合失調症の陽性症状群とおおむね同様の精神病を引き起こすようだ。

　それにしても，覚醒剤乱用者のうち，薬物を乱用し続けても精神病症状を呈さない者もいれば，同じ用量でも精神病を発症する者がいるのはなぜだろうか？　この疑問に答えるために，覚醒剤を常用しながら精神病を一度も発

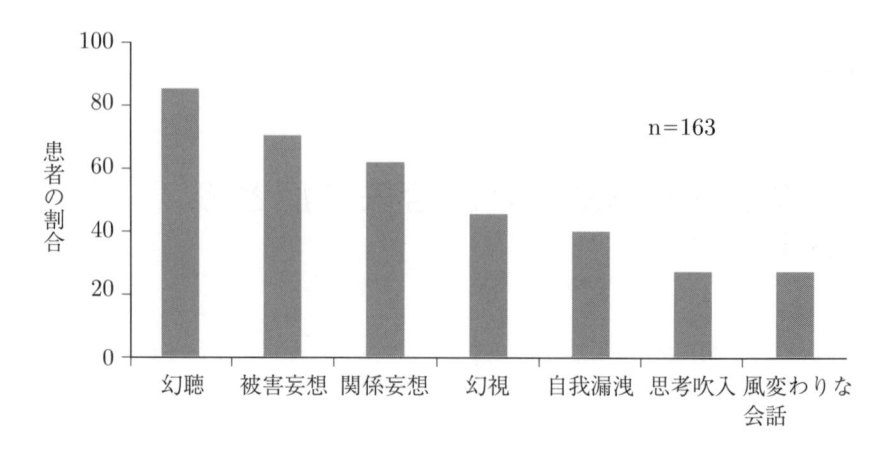

図 **9.1** 覚醒剤精神病の精神症状 ［出典：Chen ら：*Psychol Med* 2003[2)]］

症しなかった 121 人，ときどき覚醒剤を使用したが精神病を発症したことがない 140 人，覚醒剤を乱用し精神病症状を発症したが病気が 1 か月以内に治まった 143 人，そして覚醒剤を乱用して 1 か月以上続く精神病を発症した 20 人を調査した[2)]。患者の母親を面接し，フォレスターらが開発した質問表[3)]に従って，子どものころのスキゾイド（分裂病質）特性，統合失調症型人格特性について聞いた。結果を図 9.2 に示す。精神病，特に，長期間続く精神病を発症した者は，子どものころ，スキゾイドないし統合失調症型特性をもつ者が多いことが母親の情報からわかった。しかし，覚醒剤を使用し続けたにもかかわらず精神病を発症しなかった者は，子どものころのそのような特性は低かった。この結果から，子どものころにスキゾイドの特徴をもつ者は覚醒剤を乱用すると精神病を発症しやすいことを示唆する。

図 9.3 に覚醒剤乱用者の第一度親族における統合失調症の発症危険率を示す。覚醒剤を乱用したが精神病を発症しなかった者の親族における発症率は低かった。短期の精神病を発症した者の親族ではそれより高く，長期の精神病を発症したものの親族の遺伝負因は最も高かった。したがって家族の発症脆弱性ないし遺伝負因をもつ覚醒剤乱用者は精神病を特に発症しやすい。

以上より，精神病を発症しやすいいくつかの要因があり，家族の発症脆弱性があって，子どものころにスキゾイド／統合失調症型特性をもつ者は，シ

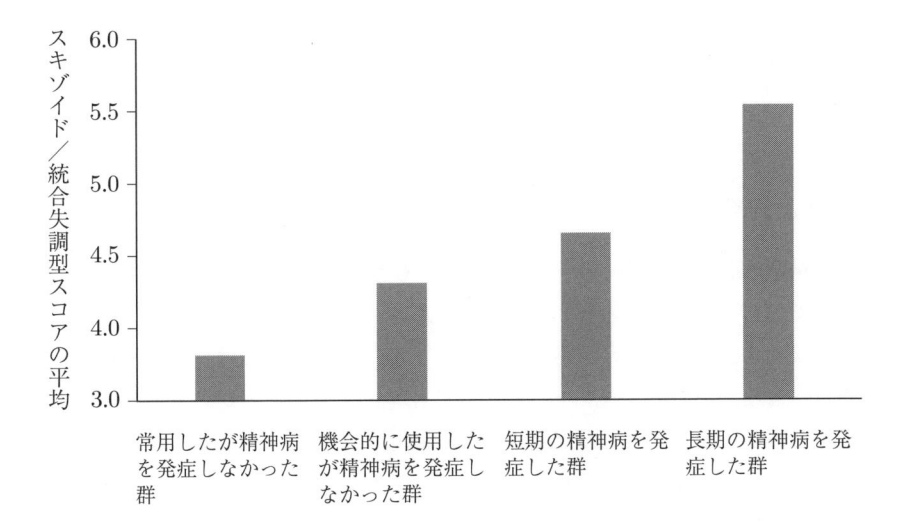

9章 覚醒剤や大麻乱用と統合失調症との関係とは？

図 9.2 覚醒剤乱用者のうち，精神病を発症した者としない者における子どものころのスキゾイド／統合失調症型特性

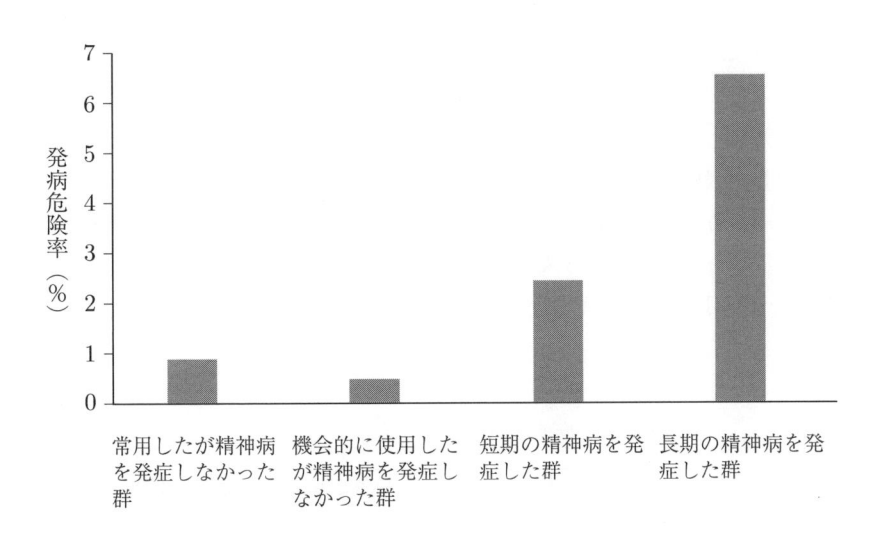

図 9.3 445名の覚醒剤乱用者の親族における統合失調症発症率

ナプスのドーパミンを増やすことが知られている薬物を反復して使用すると，はっきりとした精神病を発症するリスクが最も高いといえる。精神病を生じやすい同じ要因が，その持続期間を長期化する要因にもなっている。

大麻と統合失調症

　精神病と関連があり，よく使用されるもう一つの薬物は大麻（カンナビス）である。精神病患者は一般人口と比較して大麻の使用が多いことは，多くの研究によって明らかにされている[4]。ロンドン南部では，精神病を発症してまもない患者は，コントロール群に比べて大麻の使用がおよそ2倍であることわかった[5]。精神病患者が大麻を使用するのは，病気と関連して生じる不安や陰性症状に対して自己治療するために試す，あるいは抗精神病薬療法の副作用を減らすために試すのではないかという意見もある。もしこれが正しく，しかも大麻が有効であるとすれば，大麻を使用した精神病患者は使用しない患者より良好な経過をたどることが予測される。しかし，精神病患者を4年間経過観察したところ，大麻を使用し続けた患者はそうでない患者と比べて経過が不良であった。これは先行研究に一致する。特に，大麻を使用し続けた患者は追跡調査時に陽性症状をもつ者がおよそ4倍多く，慢性的な経過をたどった者が3倍であり，陰性症状が少ないということはなかった（表9.1）[5]。

　しかし，大麻使用はすでに精神病を発症している者の経過を悪化させるだけでなく，精神病の発症リスクも高めるのであろうか？　1987年に発表されたアンドリーソンらによるスウェーデン陸軍での研究によれば，18歳までに大麻を50回以上使用したことがあると認めた者は，その後の15年間に統合

表9.1　大麻使用が4年後の経過に与える影響[5]

	陽性症状	陰性症状	慢性的な経過
大麻使用なし	1	1	1
最初だけの使用	1.6	0.6	1.7
持続的使用	3.7	1.1	2.8

9章 覚醒剤や大麻乱用と統合失調症との関係とは？

失調症と診断されるリスクが6倍高かった[6]。その後追試がなされなかったために，この一つの研究の影響力はなかった。しかし，近年，後方視的研究がいくつかなされ，この結果が実際に追認されたのである[7-9]。それでも，将来統合失調症を発症する者は大麻を使用したくなる，つまり，精神病の発症リスクが高い者は青年期に大麻を使用するリスクが高いだけの話ではないか，という批判がある。

この問題に取り組んだのはニュージーランドのダネディンの1000人以上の子どもを対象としたコホート研究である[10]。子どもたちは児童期を通じて詳しく調査され，26歳時に96％の人が構造化面接を用いてDSM-IV診断基準〔訳注：米国精神医学会が1994年に発表した世界で最も汎用されている診断基準〕による診断面接を受けた[11]。15歳時と18歳時の大麻使用に関する情報と26歳時の統合失調症様障害との関連が調べられた。18歳時に大麻を使用していた者は，成人になって統合失調症様障害を発症しやすいということはなかった。しかし，15歳までに大麻を使用したものは成人になって統合失調症を発症するリスクが4倍高かった（図9.4）。子どもたちが11歳になったときに精神病症状についての情報が集められた。プールトンら[12]

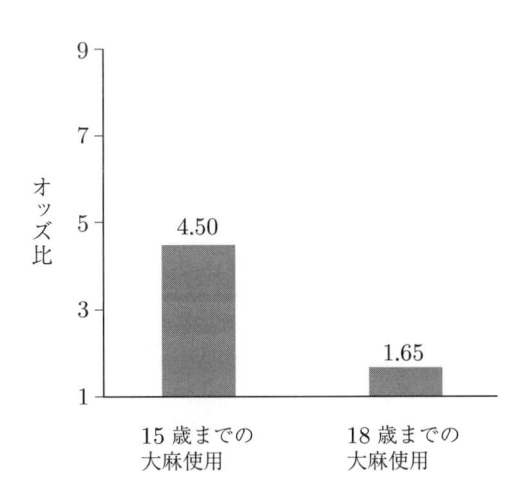

図 **9.4** 青年期における大麻使用と26歳時における統合失調症様障害［出典：Arseneault Lら，*BMJ* 2002; **325**:1212-1213[11]］

は，「他の人々があなたの心を読みますか？」，「テレビやラジオを通じて自分にメッセージが送られてくるのを耳にしたことがありますか？」，「あなたのことを追跡している人や，あなたのこと調べている（スパイしている）人がいると考えたことはありますか？」，「他の人々が聞けないような声を聞いたことがありますか？」などの質問に対して「ある」と答えた子どもたちは，成人になって統合失調症様障害の診断基準を満たしていることが多いことを示した。15歳時の大麻使用と統合失調症様障害との関連について，11歳時の精神病症状の有無について統制して分析したところ，統合失調症様障害になりやすさは統計的に有意なものではなくなったものの，3倍と高いままであった。つまり，11歳時に精神病症状をもつ子どもは，その後の人生で精神病を特に発症しやすいが，この点を考慮しても，早期に大麻を使用することは統合失調症発症に対する影響がある。

　このように，大麻使用はすでに発症した統合失調症の経過を悪化させるだけでなく，そもそも精神病の発症に関与するのである。

引用文献

1) Connell PH, *Amphetamine Psychosis*. Chapman Hall for the Institute of Psychiatry: Glasgow, 1958.
2) Chen C-K, Lin S-K, Sham P et al, Premorbid characteristics and comorbidity of methamphetamine users with and without psychosis. *Psychol Med* 2003; **33**:1407-1414.
3) Foerster A, Lewis G, Owen M et al, Premorbid adjustment and personality in psychosis. Effects of sex and diagnosis. *Br J Psychiatry* 1991; **58**:171-176.
4) Thornicroft G, Cannabis and psychosis. Is there epidemiological evidence for an association? [Erratum appears in *Br J Psychiatry* 1990; **157**:460] *Br J Psychiatry* 1990; **157**:25-33.
5) Grech A, Takei N, Murray R, Psychosis and cannabis use. *Schizophr Res* 1998; **29**:21.
6) Andreasson S, Allebeck P, Engstrom A, Rydberg U, Cannabis and schizophrenia. A longitudinal study of Swedish conscripts. *Lancet* 1987; **2**:1483-1486.
7) van Os J, Bak M, Hanssen M et al, Cannabis use and psychosis: a longitudinal population-based study. *Am J Epidemiol* 2002; **156**:319-327.
8) Zammit S, Allebeck P, Andreasson S et al, Self reported cannabis use as a risk factor for schizophrenia in Swedish conscripts of 1969: historical cohort study. *BMJ* 2002; **325**:1199-1201.
9) Fergusson DM, Horwood LJ, Swain-Campbell N, Cannabis use and psychosocial adjustment in adolescence and young adulthood. [Comment] *Addiction* 2002; **97**:1123-1135.
10) Moffitt TE, Caspi A, Rutter M, Silva PA, *Sex differences in antisocial behaviour: conduct disorder, delinquency, and violence in the Dunedin longitudinal study*. Cambridge University

Press: Cambridge, 2001.
11) Arseneault L, Cannon M, Poulton R et al, Cannabis use in adolescence and risk for adult psychosis: longitudinal prospective study. *BMJ* 2002; **325**:1212-1213.
12) Poulton R, Caspi A, Moffitt TE et al, Children's self-reported psychotic symptoms and adult schizophreniform disorder: a 15-year longitudinal study. *Arch Gen Psychiatry* 2000; **57**:1053-1058.

10 章

精神病の発症を予測することは必要であり可能である

フロイケ・シュルツルター

　昔から知られていることであるが，大部分の統合失調症患者は突然発症するわけではない。ドイツのマンハイムにおける年齢（age），発症（beginning），経過（course）に関する研究（ABC研究）において，初回エピソードで入院した統合失調症患者232名を調べたところ[1]，初回入院に至るまでにおよそ1年間の精神病症状を呈する前精神病期があり，さらにその前に平均5年間の陰性症状や非特異的精神症状を示す前駆期があることがわかった。これは全患者のおよそ4分の3にあてはまることであった。さらに，精神疾患の最初の徴候が出現した際には，その後統合失調症を発症した群（57人）と，年齢，性，住んでいる地域を統制したコントロール群（57人）とのあいだで，彼らが果たしている種々の社会的役割に関して大きな差はみられなかった。しかし，初回入院のときに比較すると様相は変化し，社会的役割，特に就職状況（$p < 0.10$, t検定），収入額（$p < 0.01$, t検定），異性との安定したパートナー関係ないし結婚（$p < 0.001$, t検定）などにおいて有意差がみられた。能力障害評価スケジュール[2]を用いて社会的能力の障害が生じた時期を調べたところ，初回入院の1年以上前から出現しており，陽性症状が出現する前にまでさかのぼる（図10.1）。社会的能力の障害は，統合失調症の初回エピソードを発症した後では治療が困難になることが多いのであるが，このように前駆期にすでに出現しているのである。

　このような研究結果やその他の研究から，精神病を予測することが必要であると思われる。その理由として，以下のようなものがあげられる。

- 初回エピソードの統合失調症患者の大部分には前駆期がある[1]。

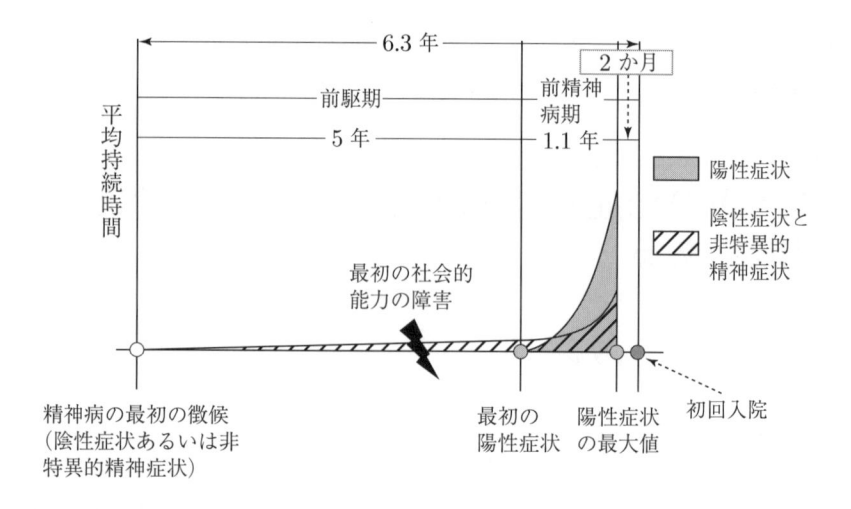

図 10.1 精神障害の最初の徴候が出現してから入院に至るまでの統合失調症の前駆期：統合失調症の初回入院患者 232 人を後方視的に研究した ABC 研究の結果による［出典：Häfner H ら，Risk and Protective Factors in Schizophrenia. *Darmstadt: Steinkopff*, 2002[1]）を修正］

- 患者やその家族はこの時期に生じる症状や能力障害に苦しんでおり，援助を求めている[3,4]。
- 社会的能力障害は精神病症状が出る前の前駆期にすでに出現するらしい[1]。
- 社会的能力は直線的に低下していくのではなく，最初の数年で悪化し，その後はあまり変化しなくなることが多い[5]。
- 研究結果の大部分では，未治療の期間は種々の悪い経過の指標と相関することを示しており，これは前駆期における未治療期間についてもあてはまる[6]。

したがって，精神病の早期発見と治療を行えば，悪い経過に結びつくような心理的，社会的，そしておそらく生物学的な破綻を減らすことができると期待される。

精神病の早期発見

　精神病の最初の前駆期ないし「発症リスクが高い精神状態」に関して，現在用いられている国際的な定義は，軽度精神病症状（attenuated psychotic symptoms; APS），短期の限定的間欠的精神病症状（brief limited intermittent psychotic symptoms; BLIPS），そして発症リスクが高い素因や状態の組合せの三つであり，オーストラリアのメルボルンにある個人アセスメントと危機評価（Personal Assessment and Crisis Evaluation; PACE）外来で開発されたものである。しかし，その操作的使用法は研究機関によって異なっている（表 10.1）。

　メルボルンのグループは簡易精神症状評価尺度（Brief Psychiatric Rating Scale; BPRS）を使用し，英国マンチェスターの早期発見介入評価（Early Detection and Intervention Evaluation; EDIE）試験グループは陽性・陰性症状評価尺度（Positive and Negative Syndrome Scale; PANSS）を用いるが，米国ニューヘブンにおける危険検出・管理・教育による予防（Prevention through Risk Identification, Management and Education; PRIME）グループは特別な検出方法として前駆症状群の構造化面接／尺度（Structured Interview for/Scale Of Prodromal Syndromes; SIPS/SOPS）を開発した。

　これらの研究グループは，APS，BLIPS，発症リスクが高い素因や状態という，一見同じ基準を採用しているにもかかわらず，12か月後の発症への移行率は異なっている。図 10.2 は以下の四つの研究で得られた精神病への移行率を示したものである。すなわち，PACE 発症予測外来において，症状の聴取だけを行い，「発症リスクが高い精神状態」の基準に合致した患者に関するデータ[8]，同じ研究グループによって最近行われたもので，特別な薬物療法と心理療法的介入を行った群と必要に応じて非特異的な介入を行った群とを比較し，しかも指示どおりに服薬した群と一部怠薬した群とまったく服薬しなかった群を別々に検討したデータ[14]，認知療法と通常の治療法とを比較した EDIE 試験のデータ[10]，そして特別な治療は行わず，経過を追跡しただけの PRIME 妥当性研究によるデータ[15]である。いずれの研究においても，APS に基づいて対象に含まれた患者が大部分であった。これらのデータを要約し，12か月後の経過がわかっているすべてのデータを考慮すると，この期

表 10.1　早期発見, 早期介入研究の受け入れ基準

	PACE フィリップら [8]	EDIE モリソンら [10]	PRIME マックグラシャンら [13]
軽度精神病症状 (APS)	魔術的思考, 関係念慮, (BPRS の) 不自然な思考内容 2-3 点	妄想 (PANSS の P1, P5 で 3 点)	不自然な思考内容／妄想的観念 (SOPS の P1 で 3-5 点), 誇大性 (SOPS の P3 で 3-5 点)
	妄想観念 (BPRS の猜疑心 3 点)	猜疑心 (PANSS の P6 で 3-4 点)	猜疑心／被害念慮 (SOPS の P2 で 3-5 点)
	知覚障害 (BPRS の幻覚 1-2 点)	幻覚 (PANSS の P3 で 2-3 点)	知覚の異常／幻覚 (SOPS の P4 で 3-5 点)
	思考と会話の異常 (BPRS の概念の統合障害 1-3 点)	概念の統合障害 (PANSS の P2 で 3-4 点)	解体した会話 (SOPS の P5 で 3-5 点)
APS の一般的必要事項	不自然な思考内容の確信度は了解不能なほど高いものではなく, 最近の 1 年から 5 年以下の期間に少なくとも 1 週間, 週に数回の頻度で生じる。	1 週間に数回出現し, 状態の変化は 1 週間以上持続	過去 1 年間に発症または重症化し, 最近 1 か月間に平均して週に 1 回以上
短期の限定的間欠的精神病症状 (BLIPS)	魔術的思考, 関係念慮 (BPRS の不自然な思考内容 4 点以上)	妄想 (PANSS の P1, P5 で 4-7 点)	不自然な思考内容／妄想的観念 (SOPS の P1 で 6 点)
	妄想観念 (BPRS の猜疑心 4 点以上)	猜疑心 (PANSS の P6 で 5-7 点)	猜疑心／被害念慮 (SOPS の P2 で 6 点), 誇大性 (SOPS の P3 で 6 点)

10章　精神病の発症を予測することは必要であり可能である

	知覚障害（BPRSの幻覚3点以上）	幻覚（PANSSのP3で4〜7点）	知覚の異常/幻覚（SOPSのP4で6点）
	思考と会話の異常（BPRSの概念の統合障害4点以上）		解体した会話（SOPSのP5で6点）
BLIPSの一般的必要事項	不自然な思考内容の確信度は強いが、エピソードの持続期間は1週間以内であり、症状は自然に消失する。最近の1年間に生じている。	1週間以内の持続で自然に消失する。	最近3か月のあいだに発症し、少なくとも1か月ある日あたり数分以上生じるが、1か月間に週に4日（平均で）の頻度で1日1時間以上生じることはない。症状は重度に解体していたり危険なものではない。
発症リスクが高い素因や状態	第一度親族に精神病性障害ないし統合失調型人格障害がいるか、患者が統合失調症であって、少なくとも1か月以上5年以内の期間にGAF尺度で30点以上の機能低下を示している。	精神病患者の家族歴をもつか、患者が統合失調症型人格障害であって、機能低下示している。	第一度親族に何らかの精神病性障害がいるか、患者がDSM-IVの統合失調型人格障害の診断基準を満たし、少なくとも1か月間12か月前と比べてGAF尺度で30点以上の機能低下を示している。

PACE: 個人アセスメントと危機評価 (Personal Assessment and Crisis Evaluation)，EDIE: 早期発見介入評価 (Early Detection and Intervention Evaluation) 試験，PRIME: 危険検出，管理，教育による予防 (Prevention through Risk Identification, Management and Education)，BPRS: 簡易精神症状評価尺度 (Brief Psychiatric Rating Scale)，PANSS: 陽性・陰性症状尺度 (Positive and Negative Syndrome Scale)，SOPS: 前駆症状群尺度 (Scale of Prodromal Syndromes)，GAF: 機能の全体的評価尺度 (Global Assessment of functioning)

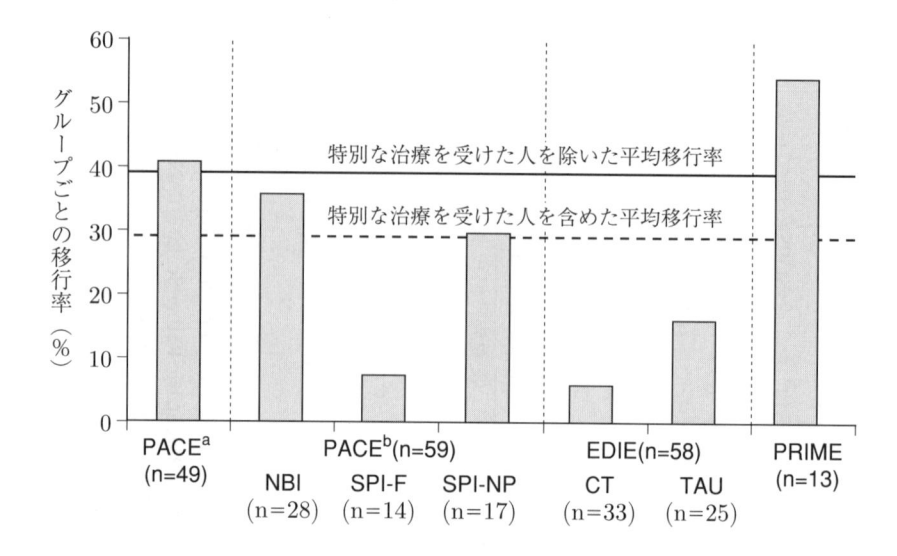

図 10.2 メルボルンの基準を用いた場合，12 か月間に精神病に移行した率。PACE[a]：患者の経過観察を行う予測研究[8]，PACE[b]：予防的介入研究[14]であり，NBI はニーズに応じて行う非特異的な介入，SPI は特異的な予防的薬物療法と精神療法による介入である。SPI-F: 薬物療法においてクライアントが服薬指示に従ってきちんと薬を飲んだ場合，SPT-NP: 薬をきちんと飲まないかまったく飲まなかった場合。EDIE: 予防的介入研究[10]。CT: 特異的な認知療法，TAU: 通常の非特異的な治療，PRIME: 経過観察を行う妥当性研究[15]。

間に平均 27.0%の患者が完全な精神病に移行した。特別な治療を受けていた患者を除けば，12 か月後の移行率は 36.7%とより高い数字を示した。

したがって，一時的または軽度の精神病症状や発症リスクが高い素因や状態という基準（すなわち，メルボルン研究の基準）を採用すると，最初の急性期エピソードが発症する前の精神病症状の早期発見と介入が標的にしているのは，前駆期の後期に該当し，この時期は精神病のリスクがかなり差し迫っており，社会的能力障害がすでに起きている場合が多い（図 10.3）。さらに，DSM-IV の「他の特定されない精神病障害（診断コード 298.9）」の基準を満たすような，一時的であるが確かに存在する精神病症状に対する介入が，真に早期の予防的なものといえるかどうかは疑問である。つまり，前駆期の

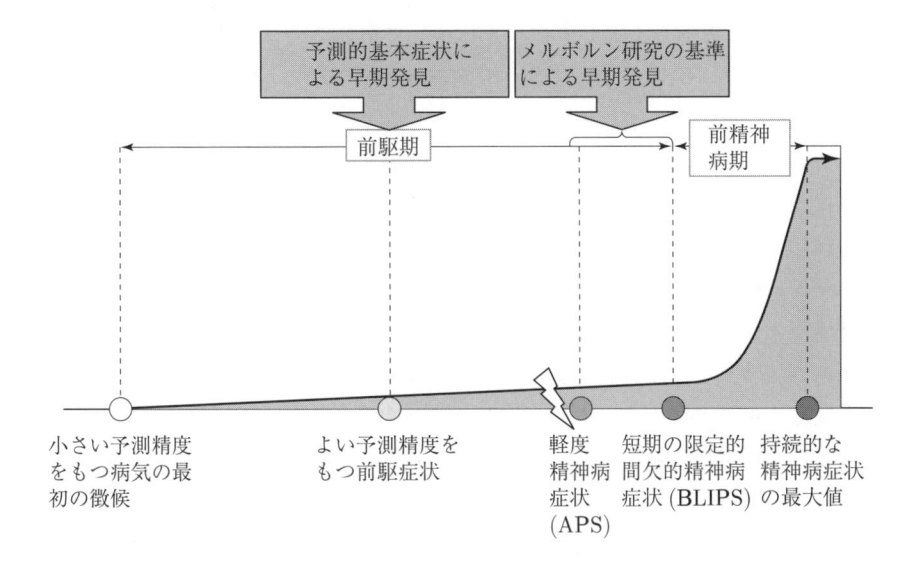

10章 精神病の発症を予測することは必要であり可能である 91

図10.3 精神病における症状の発症過程。症状の集まりが出現するタイミングと早期発見と介入が開始される時期に関するモデル。

もっと早い段階の精神病を見つけだし，社会的能力障害が生じる前か，生じていても少なくともかなり早期の段階で見つけだすためには，上記のものとは異なった基準が必要である。

われわれのケルン早期発見（Cologne Early Recognition; CER）研究では，ボン基本症状評価尺度（Bonn Scale for the Assessment of Basic Symptoms; BSABS）[16]に準拠する「基本症状」とよばれる非常に早期の前臨床的な体験症状が，統合失調症の発症予測に有用であるかどうかについて前方視的に検討した[17]。経過を追跡した160人の患者のうち，およそ半数（79人）——これらの患者のうち最初の診察で何らかの精神病症状を示していた人は誰もいなかった——が平均9.6年間の追跡期間中に統合失調症を発症した。統合失調症に移行した患者のうち，最初の診察で基本症状を何ももたないと述べた者はわずか2名であったが，基本症状をもっていると述べた者110人のうち33人が統合失調症を発症した。統合失調症に移行したのは，平均して最初の診察の 1.9 ± 2.5 年後であり，基本症状を最初に体験したときから精神病症状を最初に体験するまでの前駆期の長さは，平均すると 5.6 ± 5.1 年であっ

た。BSABS の何らかの基本症状を体験していることは，高い感度（0.98），良好な特異性（0.59），良好な陽性反応適中率（0.70）と優れた陰性反応適中率（0.96）を示し，予測の偽陰性はほとんどなく（1.3%），予測の偽陽性は20.6%であった。最初の診察時にみられた基本症状がそれぞれどのくらい正確に予後を予測するかについてみてみると，早期に思考過程や知覚の障害を体験していると，後に統合失調症を発症する頻度が高く，アンドリーセンとフラウムによって提唱された「診断的な意味がある精神病症状」の基準をほぼ満たすほどであった（表10.2）[18]。これらの10個の基本症状は，特異性が高いだけでなく，発症予測の点でも価値がかなり高く，予測の偽陽性の数も低く，正の尤度比を示すことから，少なくとも発症率に小さいがおそらく重要な変化を与えることを示している（表10.2）[19]。このように，何らかの精神病性障害だけでなく，統合失調症の発症を基本症状によって予測する場合，その正確性は，統合失調症の陽性症状において報告されているものに十分匹敵するのである。したがって，これらの10個の基本症状は，より早期の発見を行うための合理的な出発点となるように思われる。この点はABC研究も支持しており，このような基本的認知症状を含む「思考や集中力の問題」が前駆期のかなり初期によく起きると報告されている[1]。

これらの10個の基本症状を図10.3に加えると，精神病の早期発見や治療をもっとずっと早期から，おそらく社会的能力障害が出現する前から行うことができるようになると思われる。

結　論

結論としては，精神病の予測は必要なだけでなく，可能である。その根拠は以下のとおりである。

- 軽度の一過性精神病症状をもつ者を対象とした最近の研究結果によれば，特別な治療を行わないかぎり，1年間で36.7%が精神病に移行する。
- ケルン早期発見（CER）研究の結果によれば，一連の認知－知覚障害の体験症状の発症予測の正確性は，陽性精神病症状と同等である。
- さらに，これらの症状をもつ人々は援助を望んでおり[3,4]，これは彼らを早期に診察する機会となる。

10章 精神病の発症を予測することは必要であり可能である

表10.2 症状をもつことが少なくとも4分の1の患者が後に統合失調症を発症する予測力が強い基本症状に関する、予後の正確性を示す指標

基本症状	感度	特異性	陽性反応適中率	陰性反応適中率	正の診断尤度比	負の診断尤度比	オッズ比	偽陽性率(%)	偽陰性率(%)
思考干渉	0.42	0.91	0.83	0.62	4.67	0.64	7.32	4.4	28.8
思考保続	0.32	0.88	0.71	0.57	2.67	0.77	3.45	6.3	33.8
自生思考	0.38	0.96	0.91	0.62	9.50	0.65	14.71	1.9	30.6
思考途絶	0.34	0.86	0.71	0.57	2.43	0.77	3.16	6.9	32.5
わかりやすい言葉を使うことの障害	0.39	0.91	0.82	0.61	4.33	0.67	6.46	4.4	30.0
考えと知覚を区別したり想像と現実の記憶とを区別したりする能力の障害	0.27	0.95	0.84	0.57	5.40	0.77	7.03	2.5	36.3
不安定な関係念慮	0.39	0.89	0.78	0.60	3.55	0.69	5.17	5.6	30.0
現実感喪失	0.28	0.90	0.73	0.56	2.80	0.80	3.50	5.0	35.6
視覚上の知覚障害[a]	0.46	0.85	0.75	0.62	3.07	0.64	4.83	7.5	26.9
聴覚上の知覚障害[a]	0.29	0.89	0.72	0.53	2.64	0.80	3.30	5.6	35.0

a:「何らかの障害が1回以上あった」または「1度もなかった」かの二者択一変数

しかし，精神病の発症予測をもっと正確に行えるようにさらに研究していく必要がある。個々の症状について研究するだけでなく，症状やリスク因子のパターンについても研究していくべきであろう。前駆期は平均5年間あるので，誤った判定を避けるためには長年にわたって経過を追跡していく必要がある。

引用文献

1) Häfner H, Maurer K, Löffler W, an der Heiden W, Könnecke R, Hambrecht M, The early course of schizophrenia. In: Häfner H (ed), *Risk and Protective Factors in Schizophrenia — Towards a Conceptual Model of the Disease Process*. Steinkopff, Darmstadt: 2002.
2) WHO (1988) World Health Organization. Psychiatric Disability Assessment Schedule (WHO/DAS). WHO, Geneva.
3) Addington J, van Mastrigt S, Hutchinson J, Addington D, Pathways to care: help seeking behaviour in first episode psychosis. *Acta Psychiatr Scand* 2002; **106**:358-364.
4) Phillips LJ, Yung AR, Hearn N, McFarlane C, Hallgreen M, McGorry PD, Preventive mental health care: accessing the target population. *Aust NZ J Psychiatr* 1999; **33**:912-917.
5) Häfner H, an der Heiden W, The course of schizophrenia in the light of modern follow-up studies: the ABC and WHO studies. *Eur Arch Psychiatry Clin Neurosci* 1999; **249(Suppl 4)**:IV/14-IV/26.
6) Norman RMG, Malla AK, Duration of untreated psychosis: a critical examination of the concept and its importance. *Psychol Med* 2001; **31**:381-400.
7) Pantelis C, Velakoulis D, McGorry PD et al, Neuroanatomical abnormalities before and after onset of psychosis: a cross-sectional and longitudinal MRI comparison. *Lancet* 2003; **361**:281-288.
8) Phillips LJ, Yung AR, McGorry PD, Identification of young people at risk of psychosis: validation of Personal Assessment and Crisis Evaluation Clinic intake criteria. *Aust NZ J Psychiatry* 2000; **34(Suppl)**:S164-S169.
9) Overall JE, Gorham DR, The Brief Psychiatric Rating Scale. *Psychol Rep* 1962; **10**:799-812.
10) Morrison T, Bentall R, French P, Kilcommons A, Green J, Lewis S, Early detection and intervention for psychosis in primary care. *Acta Psychiatr Scand* 2002; **413**:44.
11) Kay SR, Fiszbein A, Opler LA, The Positive and Negative Syndrome Scale (PANSS) for schizophrenia. *Schizophr Bull* 1987; **13**:261-276.
12) Miller TJ, McGlashan TH, Woods SW et al, Symptom assessment in schizophrenic prodromal states. *Psychiatr Quarterly* 1999; **70**:273-287.
13) McGlashan TH, Zipursky RB, Perkins D et al, The Prime North America randomized double-blind clinical trial of olanzapine versus placebo in patients at risk of being prodromally symptomatic for psychosis. I. Study rationale and design. *Schizophr Res* 2003; **61**:7-18.
14) McGorry PD, Yung AR, Phillips LJ et al, A randomized controlled trial of interventions designed to reduce the risk of progression to first-episode psychosis in a clinical sample with subthreshold symptoms. *Arch Gen Psychiatry* 2002; **59**:921-928.

15) Miller TJ, McGlashan TH, Lifshey Rosen J et al, Prospective diagnosis of the initial prodrome for schizophrenia based on the Structured Interview for Prodromal Syndromes: preliminary evidence of interrater reliability and predictive validity. *Am J Psychiatry* 2002; **159**:863-865.
16) Gross G, Huber G, Klosterkötter J, Linz M, *Bonner Skala für die Beurteilung von Basis-symptomen* (BSABS; Bonn Scale for the Assessment of Basic Symptoms). Springer: Berlin Heidelberg New York, 1987.
17) Klosterkötter J, Hellmich M, Steinmeyer EM, Schultze-Lutter F, Diagnosing schizophrenia in the initial prodromal phase. *Arch Gen Psychiatry* 2001; **58**:158-164.
18) Andreasen NC, Flaum M, Schizophrenia. The characteristic symptoms. *Schizophr Bull* 1991; **17**:27-49.
19) Jaeschko R, Guyatt GH, Sackett DL, User's guides to the medical literature. III. How to use an article about a diagnostic test. B. What are the results and will they help me in caring for my patients? *JAMA* 1994; **271**:703-707.

11章

精神病への早期介入における用語の使い方についての批判的考察

トール・K・ラーセン

　この10年間に精神病への早期介入という考え方が生まれ，急速に発展した。それは，オーストラリアのメルボルンで精力的に活動しているパトリック・マクゴリー教授を創始者として，あたかも一種の「運動」に発展したかのように思える。国際早期精神病学会（IEPA）も定期的に開催され，早期発見のためのサービスも世界中で発展している。早期介入という考え方によって，精神病についての議論を行う分野に「一次予防」，「発症リスクが高い精神状態（at-risk mental states）」などの新しい用語が導入された。そのため使用されている用語について考えてみる必要がある。この章は，ハイネマアとラーセンによる早期介入や精神病予防に関する用語や倫理的問題についての総説[1]におおむねそって書いたものである。しかし，その一部については詳しく論じ，また，精神病の前兆である可能性がある状態の記述に関連する新しい用語である軽精神病（hypopsychosis）を導入する。

　早期介入について語るためにつくられ使用されている基本的な用語に焦点をあて，いくつかの重要な用語についてさらに詳細に論じるつもりである。それは，短期の限定的間欠的精神病状態（brief intermittent psychotic states; BLIPS）と偽陽性という考え方についてである。早期精神病はしばしば前駆期，精神病未治療期間，治療期間に分けられる（図11.1）。

　早期発見について語る場合，精神病の未治療期間を減らすことに焦点をあてるか，精神病症状が発症する前のいわゆる前駆期に介入するか（一次予防）のどちらかである。精神病早期治療介入研究（early Treatment and Intervention in Psychosis Study; TIPS）では，早期発見法が開発される前には未治療期間

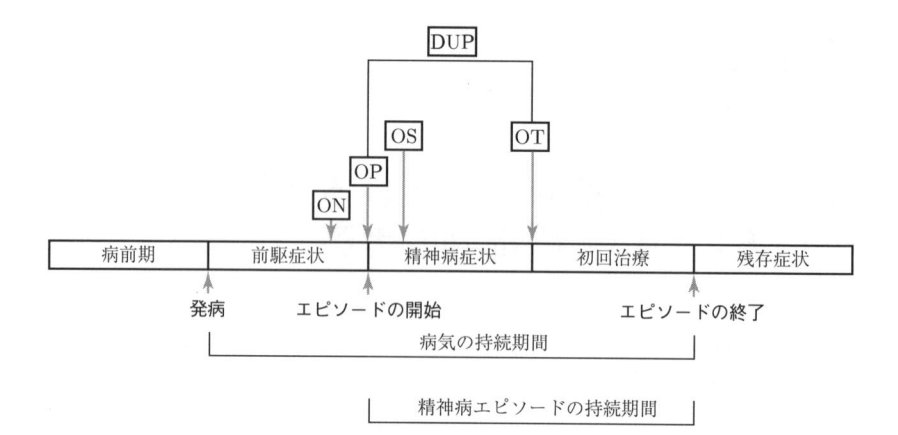

図 11.1 精神病の早期の経過。ON: 陰性症状の発症，OP: 精神病症状，陽性症状の発症，OS: 精神病症状群の発症，OT: 治療の開始，DUP: 精神病未治療期間。[出典：Larsen TK ら [2] *Schizophr Bull* 1996; **22**:241-256 を修正]

が 26 週間（中位数）であったが（1993 年から 1994 年に得られたデータ），教育キャンペーンや低閾値発見チームなどによる早期発見法を用いることによって 4〜5 週間（中位数）にまで減少させた [3]。早期治療を受けた者は，治療開始時の症状が有意に少なく，社会的機能も高かった。現在，1, 2, 5, 10 年後の経過観察が行われており，早期発見が持続的に予後を改善するか否かについて調べている。

ノルウェーのスタバンガー（TIPS の早期発見が行われている場所）では，精神病様症状をもつが，完全な精神病の診断基準を満たさない者（これは DSM-IV の「精神病」とほぼ同等である。後に議論する）のための外来がつくられた。このような前精神病の早期治療（early Treatment of PrePsychosis; TOPP）を行う外来では，抗精神病薬を用いなくても，強力な精神療法を行うことによって精神病の発病が予防できる可能性があることを経験してきた。最初の 2 年間に見つかった 14 例のうち，1 年以内に精神病への移行がみられたのはおよそ 40％であった。最近 2 年間では，経験豊富な二人の心理士が雇用され，とても強力な精神療法が行われたところ，最近の 10 例のうち 1 年以内に精神病に移行したのはわずか 1 例であった。このデータは少ない症例

数に基づく予備的な段階のものであり，解釈は慎重にされなければならないことはいうまでもないが，薬物だけが発症を予防するための唯一の手段であるということに疑問を投げかける結果である。

　精神病に移行する可能性がある人々を治療する際，使用されるべき用語に関する重要な問題がある。精神病に今後移行することが必然的に包含されているような用語を用いることは問題なのだ。というのも，予防的戦略が成功すれば，患者は発症しないからである。精神病に移行する可能性のある（おそらく移行する？）状態というレッテルを貼ることが，患者にとって有害になるかもしれない。前精神病の基準を満たす者は，近親者に重度の精神病患者がいる可能性が高まるが，精神病に対する偏見をなくす社会運動が近年盛んになったとはいえ，精神病や統合失調症に関する偏見はいまだにとても強い[4]，といったことを考慮しなければならない。不適当な用語としては，「前精神病，前統合失調症，前駆症状」などがある。しかし，このような用語をいまだに用いている研究やマニュアルが多く，誤解を与えないようなよりよい用語をつくりだすのは難しいようである。このような用語は実際にはすべて後方視的であり，使用するべきではない。それでは，精神病の一次予防研究の対象となるような人々をどのように呼んだらよいであろうか？　よりよい用語を見つけだすためには，精神病の前兆とされる種々の状態がどのような臨床症状群で構成されているかについてじっくりみてみる必要がある。つまり，われわれが治療するのはある種の症状を発症した人々なのか，それとも精神病を発症するリスクが高いが無症状な人々なのか，ということだ。

　「発症リスクが高い精神状態（at-risk mental states）」はメルボルンの研究者たちによってつくられた用語で，「発症リスクが高い精神状態の包括的評価（Comprehensive Assessment of At Risk Mental States; CAARMS）[5]」の鍵となる用語であって，他の多くの前精神病状態の記述法の基本となっている。この用語で問題なのは，実際は「精神病の発症リスクが高い精神状態（at-risk of psychosis mental state）」とよばれるべきである点である。「精神病の」という言葉が入っていないと何のリスクが高いのかわからない。前精神病段階を記述する尺度として最もよく使われるのは，PRIMEグループ〔訳注：Prevention through Risk Identification, Management and Educationの略で，危険検出・管理・教育による予防グループ，10章参照）によって作成され

表 11.1 前駆症状群の構造化面接（SIPS）による前駆症状群の基準

（A）短期の限定的間欠的精神病状態（BLIPS）

精神病的な程度での陽性症状が存在しているが，それらは解体したものではないか，危険なものでない，あるいは，平均して週に4回以上の頻度で1日に1時間以上存在することが1か月以上続くことはない。精神病的な程度の症状がそのような頻度で存在したことがないが，過去3か月のあいだに始まり，現在少なくとも1か月に1度以上の頻度で存在するのであれば，この前駆症状群の基準を満たす。

（B）軽度の陽性前駆症状群

前駆期ないし軽度の陽性症状については，前駆症状群の構造化尺度（SOPS）のP1-P5に示されている。どの症状尺度であれ，3-5点のスコアは前駆期のレベルに該当する。症状のいずれかが過去1年間に始まるか，12か月前と比べて1点以上高くなっており，この程度の症状が1週間に1回以上の頻度で現在も存在しているのであれば，この前駆症状群の基準を満たす。

（C）遺伝的リスクと機能低下症状群

これは統合失調症圏の障害への遺伝的リスクと最近の機能低下からなる。遺伝的リスクの基準は，患者の第一親族に精神病（感情障害または非感情障害）の親族がいるか，患者自身がDSM-IVの統合失調症型人格障害の基準を満たすことである。機能低下は，過去1か月間と12か月前とを比較して，機能の全体的評定（Global Assessment of Functioning; GAF）で30%以上の低下を示した場合として，操作的に定義される。

た前駆症状群の構造化面接（Structured Interview for Prodromal Syndromes; SIPS）であろう [6]。SIPS は，徹底的に行われたドイツの研究 [7] やボン基本症状尺度（Bonn Scale of Basic Symptoms; BSABS）から多くのアイデアを取り入れている。SIPS は，CAARMS の症状群によく対応している三つの前駆状態を定義している（表11.1）。

短期の限定的間欠的精神病状態（BLIPS）という用語に対する批判

精神病の一次予防に関する最近の研究から明らかなことは，遺伝的にハイリスクである者や心理社会的機能が最近低下した者は，ほとんど一次予防の

網にかからない。つまり，彼らは単に治療を求めていないらしい。筆者の考えでは，短期の限定的間欠的精神病状態（BLIPS）に分類される群は，前駆状態の一つに含まれるべきではありえない。マックグラシャンもマクゴリーもいうように，短期精神病という型は，「DSM-IV の精神病の基準のうち，期間の基準を満たさない」。ところが，DSM-IV のなかで最もあいまいな精神病についての用語である「特定不能の精神病性障害」は，病気の期間に関する基準が何も示されていないのである。基準には「このカテゴリーは精神病的な症状（すなわち，妄想，幻覚，解体した会話，粗大に解体したまたは緊張病性の行動）があるが，診断を特定するには情報が不十分であったり，矛盾するような情報が存在していたり，どの特定の精神病性障害の基準も満たさないような場合」とある[8]。この基準に関するわれわれの理解では，精神病状態であればほんの短いあいだであってもこのカテゴリーに含まれてしまう。したがって，早期に発見された精神病のほかに，おそらく治療をまったく必要としていない「良性」の精神病の一群というものがあっても，「特定不能の精神病性障害」はその両者を含んでしまっている。いずれにせよ，彼らを前駆期あるいは前精神病状態と分類するのは間違っている。この批判は用語に関するものであり，必ずしも臨床のレベルでのものではない。BLIPS は，精神病状態ではあるが，場合によっては良性の一群である，としてとらえられるべきである。BLIPS は，より重症な（長期間続く）精神病の前兆かもしれないが，いずれにせよ前精神病状態でも軽精神病状態もなく，精神病の一次予防研究からは除外されるべきである。

新しい用語――「軽精神病」

　BLIPS は定義だけあてはまる精神病であるとみなされ，また，遺伝的にハイリスクな群は一次予防研究ではほとんどお目にかからないということになると，前駆症状群のための構造化面接（SIPS）の尺度のなかで，前精神病状態として唯一残されているのは，「軽度の（attenuated）陽性症状状態」である。この言葉は診断名としては長すぎるし，どちらかといえばこの状態に含まれる精神病理症状を記述したものだ。しかし，attenuated〔訳注：「弱まった」と訳すこともできる〕という言葉を使うと，以前はもっと重症で

あったという意味にもなり，これはたいていの場合あてはまらない。もっと短い言葉で，しかもこのような症例の臨床像ともっと密接に関連するものが必要だ。筆者は，このような状態にあてはまるより適切な言葉は「軽精神病（hypopsychosis）」ではないかと思う。というのも，この言葉は，これらの患者が治療を求め，病んでおり，臨床的な状態である点を示しているからである。軽躁（hypomania）と躁（mania）との関係に類推することができる。軽精神病は精神病に発展するかもしれないし，時間経過や治療によって消失するかもしれない。われわれの外来では，軽精神病は支持的精神療法とリハビリテーションで治療しているが，他の研究では抗精神病薬による治療が奏功するかもしれない。「抗精神病薬（antipsychotic）」などという言葉も，精神病を治療するのに有効な薬物というレッテルを貼ってしまう。もし抗精神病薬が軽精神病にも有効であることが研究で示されたなら，これらの薬物は「神経修飾薬（neuromodulator）」と名づけたほうがよいかもしれない。きちんとしたデザインで組まれた研究（無作為二重盲験比較試験）が現在進行中であり，それによって抗精神病薬のような神経修飾薬の軽精神病に対する効果がもっと明らかになるだろう。何が最もよい治療法であるかについてわかるには，時間がたつのを待つほかはない。軽精神病という言葉を使うことの利点の一つは，その言葉が治療の必要性を示している点である。しかし，軽精神病は必ずしももっと重度の病気に発展するとは限らない。軽精神病の治療を受けている患者は，現存する症状を軽減させるという明確な目的によって治療を受けていることを納得し理解できるのであり，将来起きるかもしれない何ものかの予防のためだけに治療を受けるのではない。もっと重症にならない患者であっても，この枠組みで治療を受けることができる。

「偽陽性」の問題

　精神病の予防に関する議論でしばしば混乱して用いられているもう一つの用語は「偽陽性」である。偽陽性とは，何らかの試験的に用いられている前精神病状態の基準にあてはまったが，精神病を一度も発症しない（発症しなかった）症例を示すのに用いられている。偽陽性というのは，通常，ある病気のスクリーニングテストを行った場合に，その病気を発症していないのに

テスト結果が陽性に出て発症が疑われた場合のことをいう。例えば，何らかの感染症について血液検査を行うと偽陽性になることがあるが，もっと詳しく検査を進めると結果が陰性となる。ある状態（軽精神病）が別の病気（精神病）に発展するかどうかは偽陽性とは何の関係もないことであり，むしろ最初の状態が次の状態の前兆にどの程度なっているかということである（予測力）。軽精神病の偽陽性の症例があるとすれば，軽精神病のスクリーニングテストを行って陽性であると判定された者が，もっと詳しくアセスメントを続けるうちに軽精神病ではないと判定されたような場合であろう。

結　論

　精神病の一次予防に関する研究の領域は，概して大きな進歩を遂げているようにみえる。成果が期待できる研究がいくつか進行しており，精神病を発症する直前にある者を発見して治療することが本当に可能か否かについて，もっと学ぶことができるだろう。最も成果が期待できる研究はオーストラリア（マクゴリーらによるPACEクリニック）と米国（マックグラシャンらによるPRIMEクリニック）で行われているが〔訳注：これらについては10章参照〕，英国，オランダ，ドイツ，スカンジナビア諸国でも優れた研究が行われている。しかし，倫理的，臨床的に健全でない治療法や早期発見法が確立されることがないようにするためには，倫理的な問題と用語上の問題の両者について十分に議論することはとても大切である。精神病でない人々に「精神病かもしれない」，「前精神病」，「前統合失調症」，あるいは「精神病の発症リスクが高い状態」などのレッテルを貼ることについては議論がある。診断名は人々を利するためにあるということを肝に銘じていなければならない。われわれは，「軽精神病」という用語を導入することによって一歩前進することができると信じている。軽精神病は臨床的な状態を示し（SIPSのようなマニュアルで定義される），治療を要し，しばしば（おそらくほぼ50％の症例で）精神病の前兆となる。この用語は精神病の早期というレッテルを貼ることはなく，軽い精神病であるということを示す。軽精神病は軽躁という用語とかなり似ており，軽躁という言葉は，臨床上，用語上の論争を生じていない。おそらく軽精神病はどちらかといえば良性の状態であって，必ず治

療を要するというわけではないだろう。一次予防研究に含まれる軽精神病の人々は,自ら治療を求めており,もっと深刻な事態に発展して障害を受けるようになるのではないかと心配してもいるだろう。われわれは,短期の限定的間欠的精神病状態(BLIPS)は,一つの精神病状態であるが前精神病としてとらえられたり,取り扱われたりするべきではないことについて論じた。さらに,偽陽性や一次予防一般に関する鍵となる用語は,もっと明確に使用されるべきであると論じた。最後に,現在行われている研究によって,近い将来,軽精神病のより妥当な記述が可能になると思われ,この有望な臨床研究テーマに明確な答えをもたらすどのような試みにも,われわれは賛同する。

引用文献

1) Heinemaa M, Larsen TK, Psychosis: conceptual and ethical aspects of early diagnosis and intervention. *Curr Opin Psychiatry* 2002; **15**:533-541.
2) Larsen TK, McGlashan TH, Moe LC, First episode schizophrenia. I Early course parameters. *Schizophr Bull* 1996; **22**:241-256.
3) Larsen TK, McGlashan TH, Johannessen JO et al, Shortened duration of untreated first episode of psychosis: changes in patient characteristics at treatment. *Am J Psychiatry* 2001; **158**:1917-1919.
4) Larsen TK, Opjordsmoen S, Early identification and treatment of schizophrenia: conceptual and ethical considerations. *Psychiatry* 1996; **59**:371-380.
5) McGorry PD, Preventive strategies in early psychosis: verging on reality. *Br J Psychiatry Suppl* 1998; **172**:1-2.
6) Miler TJ, McGlashan TH, Rosen JL et al, Prospective diagnosis of the initial prodrome for schizophrenia based on the Structured Interview for Prodromal Syndromes: preliminary evidence of interrater reliability and predictive validity. *Am J Psychiatry* 2002; **159**:863-865.
7) Huber G, Gross G, The concept of basic symptoms in schizophrenic and schizoaffective psychoses. *Recenti Prog Med* 1989; **80**:646-652.
8) American Psychiatric Association. DSM-IV, *Diagnostic and Statistical Manual of Mental Disorders*. (4th edn). American Psychiatric Association: Washington, DC, 1994.

12 章

精神病の未治療期間と予後の関係は病前の障害によるものか？

エレン・ヴェルドゥ，オードリー・クグナー

　早期発見が重要であるということがいわれるようになったのは，精神病の未治療期間（duration of untreated psychosis; DUP）と病気の予後との関係を調べた結果，未治療期間（精神病の発病から最初に治療を受けるまでの期間）が長いと臨床的予後が悪いという結果が得られた重要な研究結果に基づく [1,2]。早期介入が必要であるという理由は，精神病の未治療期間を短縮させれば病気のその後の経過によい影響を与えるのではないかというものである。しかし，精神病の未治療期間と予後との関係は完全に確立されたものであるとはいえない。というのも，このような所見は観察研究から得られたものであり，そうした研究では精神病の発症から最初の治療までの期間と病気の他の特徴とが無関係ではないからである。すなわち，病前の適応能力が低いことや重度の陰性症状などの，治療を求めること遅らせる要因自体，予後不良であることと独立に関係している可能性があるからである。したがって，精神病の未治療期間と予後不良との関係はこのような交絡要因の影響によるのではないかという疑いが生じる [2-5]。

精神病の未治療期間と関連する臨床特徴

　第一に，通常の臨床では，精神病の未治療期間と関係があるのはどのような臨床特徴であるかについて考えてみよう。われわれはこの点について，ボルドー初回エピソード研究のなかで調査した [6]。この研究は，人口 25 万人の一都会の患者を請け負うボルドーの精神病院の急性期病棟に初めて入院

した患者全員を対象とした。精神病の未治療期間は，中位数に基づいて短期（3か月未満）と長期（3か月以上）とに分けた。単変量による解析によれば，精神病の未治療期間が長期であった者は，教育水準が低く，過去1年間の全体的な機能水準が低く，入院時の症状は全体としてより重症であり，陰性症状がより目立っていた。治療を受けるまでの期間が遅れたことは，広く定義された統合失調症の診断や，第一度親族と第二度親族における精神病院への入院の家族歴とも関連していた。次に，最初の精神病症状の発症から最初に治療を受けるまでの期間について独立に予測する臨床特性について，多変量解析を用いて解析した。独立に予測する四つの特性が見いだされた。それらは，家族の精神病院への入院歴（調整オッズ比 12.1，95%信頼区間 1.15-97.0，$p = 0.02$），教育水準が低いこと（調整オッズ比 7.7，95%信頼区間 1.0-50.0，$p = 0.05$），過去1年間の全体的な機能水準が低いこと（調整オッズ比 0.93，95%信頼区間 0.86-0.99，$p = 0.04$），そして統計学的には有意傾向にとどまるが，入院時の臨床的全般重症度スコア（病気の重症度尺度）が高いことであった（調整オッズ比 4.0，95%信頼区間 0.87-18.3，$p = 0.07$）。これらの変数のあいだに相互作用は認められなかった。このように，未治療期間が長い患者は，最初に治療を受けにきた時点で，すでに未治療期間が短い患者とは異なっているのであり，さらに重要なことに，両群のあいだに差がみられた臨床特性も予後不良と関連することが，過去の研究によってわかっている。

　精神病の未治療期間と予後との関連が，これらの臨床特性が交絡要因となっていることに基づくのかどうかを調べるために，患者を2年間追跡調査した[7]。他の大部分の研究と一致して，未治療期間が長かった患者の予後は病気が長引くこと（慢性化），すなわち，追跡調査期間の2年間のあいだに寛快しない者が多かった。入院前の未治療期間と追跡期間中の病気の慢性化との関連の強さを，最初の入院時に情報を得た潜在的交絡要因によって補正してみた。入院前1年間の病前機能について補正したところ，未治療期間と追跡調査期間中の精神病の慢性化との関連の強さは，かなり減少した（63%）。この関連の強さは初回入院時の病気の重症度や陰性症状の強さで補正するとさらに減少した。陽性症状，教育水準，就職について補正しても，関連の強さはあまり変わらなかった（図 12.1）。

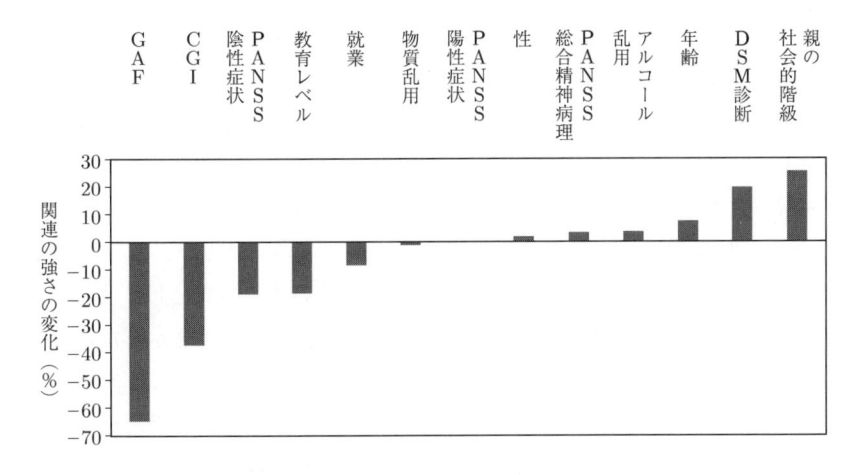

図 **12.1** 説明要因で補正することによる，精神病未治療期間と精神病の慢性化との関連の強さの変化。PANSS: 陽性・陰性症状評価尺度。[出典：Verudoux H ら, *Schizophr Res* 2001; **49**: 231-241[7)]]

精神病の未治療期間と予後との関連

　上述で述べた所見はどのように解釈したらよいのであろうか？　第一に考えられるのは，精神病の未治療期間と予後不良との関連は疑わしいものであって，病前機能が低いこと（あるいは病気の重症度や陰性症状の強さ）は，未治療期間が長いことや予後不良とそれぞれ独立に関連しているのであり，未治療期間と予後とのあいだに直接の因果関係はないというものである。この仮説が正しいとすれば，精神病の未治療期間を短くしても，その後の経過には何の影響も及ぼさないということになるだろう。第二の仮説は，精神病の未治療期間は，病前機能が低いことと予後不良とのあいだの因果関係を結ぶ中継点にあるのではないかというものだ。病前機能が低い患者は病気になってもなかなか治療を受けようとせず，それによって治療の開始が遅れるために慢性的な経過をたどるようになるリスクが高まるというものである。つまり，精神病の未治療期間は，病前機能が低いことが予後不良につながることを少なくとも部分的に仲介しているかもしれない。もしこの仮説が正しいとすれば，未治療期間を短くすることは精神病症状が寛快しなくなるリ

クを減少させる可能性がある。未治療期間と予後との関連が，因果関係にあるのか，それとも治療を求めるまでの期間を延ばす要因が独立に予後不良と関連するのかについて，現時点で手もとにある所見から結論づけることはできない。

　未治療の精神病にはおそらく神経傷害作用があり[1]，それによって精神病の未治療期間が長いとその自然経過に影響が出るのではないかという考えは，いまだに仮説段階にとどまる。この仮説を支持する研究としては，いままでのところ，未治療期間が長いと認知機能障害が強いことを示したオーストラリアの研究[9]しかない。筆者らが知るかぎり，それ以外にこの問題について検討し，未治療期間が長いと認知機能障害が強いとか脳の構造異常が強いという報告をした研究はない。早期に治療を行えば，自傷行為，攻撃行動，薬物乱用，社会的ネットワークや学業の破綻などの危険な行動を減少させるという短期的効果があるということに関しては，もっと確かな証拠がある[8,10-13]。それにしても，早期治療は個人レベルでは短期的な効果があることは確かであろうが，未治療期間を減少させることが，公衆衛生的見地からみて（コミュニティ全体からみて），害より益が多いことについてはまったくわかっていないのである[14-16]。

引用文献

1) Lieberman J, Perkins D, Belger A et al, The early stages of schizophrenia: speculations on pathogenesis, pathophysiology, and therapeutic approaches. *Biol Psychiatry* 1999; **50**:884-897.
2) Norman R, Malla AK, Duration of untreated psychosis: a critical examination of the concept and its importance. *Psychol Med* 2001; **31**:381-400.
3) Larsen TK, McGlashan TH, Johannessen JO et al, Shortened duration of untreated first episode of psychosis: changes in patient characteristics at treatment. *Am J Psychiatry* 2001; **158**:1917-1919.
4) McGlashan TH, Duration of untreated psychosis in first-episode schizophrenia: marker or determinant of course? *Biol Psychiatry* 1999; **46**:899-907.
5) Warner R, The prevention of schizophrenia: what interventions are safe and effective? *Schizophr Bull* 2001; **27**:551-562.
6) Verdoux H, Bergey C, Assens F et al, Prediction of duration of psychosis before first admission. *Eur Psychiatry* 1998; **13**:346-352.
7) Verdoux H, Liraud F, Bergey C, Assens F, Abalan F, van Os J, Is the association between duration of untreated psychosis and outcome confounded? A two-year follow-up study of

first-admitted patients. *Schizophr Res* 2001; **49**:231-241.
8) Verdoux H, Liraud F, Gonzales B, Assens F, Abalan F, van Os J, Predictors and outcome characteristics associated with suicidal behaviour in early psychosis: a two-year follow-up of first- admitted subjects. *Acta Psychiatr Scand* 2001; **103**:347-354.
9) Amminger G, Edwards J, Brewer W, Harrigan S, McGorry P, Duration of untreated psychosis and cognitive deterioration in first-episode schizophrenia. *Schizophr Res* 2002; **54**:223-230.
10) Courtenay K, First episode psychosis. GPs must assess patients' risk behaviour. *BMJ* 2002; **324**:976.
11) McGlashan TH, Miller TJ, Woods SW, Pre-onset detection and intervention research in schizophrenia psychoses: current estimates of benefit and risk. *Schizophr Bull* 2001; **27**:563-570.
12) Sandor A, Courtenay K, First episode psychosis. Patients must be asked about suicidal ideation and substance misuse. *BMJ* **324**:976.
13) Verdoux H, Liraud F, Gonzales B, Assens F, Abalan F, van Os J, Suicidality and substance misuse in first-admitted subjects with psychotic disorder. *Acta Psychiatr Scand* 1999; **100**: 389-395.
14) Cougnard A, Salmi R, Verdoux H, A decade of debate on early intervention in psychosis: a systematic review of criteria for assessing screening usefulness. *Schizophr Res* 2003; **60**:91-93.
15) Verdoux H, Have the times come for early intervention in psychosis? *Acta Psychiatr Scand* 2001; **103**:321-322.
16) Verdoux H, Cougnard A, The early detection and treatment controversy in schizophrenia research. *Curr Opin Psychiatry* 2003; **16**:175-179.

13章

早期介入は貴重な資源の無駄遣いではないか？

アンソニー・S・デービッド

早期介入の現状は，次の引用文に表れている。

　（1995年に開催された，ヨーロッパ初発エピソード統合失調症ネットワークの）最初の会合は，……ロンドンにあるロビン・マレーの研究部が主催し，ヨーロッパの4か国から20人が出席した。その一番最近の会合は2002年2月にスイスで開かれ，16か国から100人を超える代表者が出席した。
　　　　　　ショーン・ルイス，*British Journal of Psychiatry (Suppl)*, 2002[1]

　精神病発症の前段階で介入する場合の潜在的な利益は何か。患者が治療に乗りやすく……信頼関係を築きやすく……未治療期間を最小限にとどめ，合併症を減らし……入院治療を減らし，心理社会的影響を最小限に抑えて……精神病の初発エピソードを遅らせる，あるいは回避することである。費用対効果に優れていることがわかるかもしれない……。
　　　　　　マクゴリーら，*Archives of General Psychiatry*, 2002[2]

　精神病の早期介入サービスの実施は，いまや英国の行政政策になっている。NHSプラン[3]とよばれる国民保健サービス（NHS）は，早期介入について次のような青写真を描いている。すなわち，「早期介入は精神病の未治療期間を減少させる」ため，「50の早期介入チームを設置する予定である」，さらに，「2004年までに，初発エピソードを経験したすべての若者が，彼らに必要な早期の集中的な援助を受けるようになるであろう」。そして5000万ポンドが新たに投じられようとしている。

早期介入という考えは，一般医学に由来しているようである。医学には，例えば次のような自明の理がある。
- 予防は治療より優れている。
- 「今日の1針は明日の10針」
- 治療開始が早ければ早いほど，そのぶん病気は進行しないだろう。

早期介入が効果的であるための前提条件

　上述の「理論上の」議論の正当性については，論をまたない。しかし，理論を実践に移す際にはさらにいくつかの段階を経なければならない（12章参照）。早期介入を奏功させるためには多くの前提条件があり，それはどんな社会医学や疫学の教科書にも載っているだろうし，医学的に問題となるどのような状態にもあてはめることができるだろう。早期介入が有効なものとなるために必要なのは，以下の条件である。
- 地域ベースの方法（population-based strategy）。
- 地域集団内での症例の同定が容易。
- 症例を同定する際の特異性と感受性が高い。
- 副作用が最小限であり，比較的非侵襲的な介入。
- 早期治療の利得が明らかであるという証拠がある。
- 費用対効果が高い。

こういったものが，早期介入の計画が直面している難問である。

　議論を進めるために，進行中のすべての研究がいまや完了し，データが発表され，系統的レビューにまとめられたと仮定してみよう。英国のいたるところで約七つの大規模な試験が行われており，参加者は非常に多く，合計で50万人にも上る（長期間の縦断的研究である）。結果が示すのは，オッズ比1.01，95%信頼区間0.99-1.03である。おわかりのように，信頼区間は，有益と損害の両方の可能性を含んでいる。そのような多数の参加者を対象とした試験でさえ，検出力が不十分ということになる。実際には，これらの数字は現実のものではあるが，精神病とは無関係な数字である。それらは，コクラン・コラボレーション[4]によって2001年に発表された，マンモグラフィーによる乳がんスクリーニングの場合の数字であり，これに関しては，当然な

がら議論が分かれた。しかし,「マンモグラフィーによる乳がん早期発見」は医学における早期介入の模範的ケースであって,それでもオッズ比が1.01なのである。統合失調症とがんとを比較した場合,統合失調症では症例の早期発見がひと筋縄にはいかず,偽陽性率が高くて偽陰性率が低く,最小限の副作用での効果的治療というのが考えにくく,早期治療の利得や費用対効果が不明である(例えば,ウッズら[5]を参照),といったようなことが明らかである。精神病の早期介入は新しい領域であり,顕微鏡下に診断されて外科的に切除されうる乳がんのようなものとは異なる。統合失調症の早期診断や早期治療は,はるかに複雑なのである。

広汎な人口を標的とした早期の介入計画に潜む落とし穴を証明するデータを,以下に示した。これらはスウェーデンの徴兵調査,つまり地域ベースの研究であり,18歳の男性の徴兵時における純粋な社会的前駆要因を調べたものである(表13.1)[6]。それからの約15年間のうちに最も高率に統合失調症を発症したのは,友人が一人以下で,小さなグループでのつきあいを好み,他の人より過敏で,決まった恋人がいない男性であった。これらのリスク因子がすべてそろっている場合,統合失調症を発症する可能性についてのオッズ比は30である。この数字は,両親がともに統合失調症である子どもについての数字と同じくらいであり,統合失調症の一卵性双生児がいる場合とさほど変わらない。したがって,これは強力な社会的リスク因子であり,かつ家族歴で補正されている。しかし,これらの要因がすべてそろっているのは,統合失調症のなかでは非常に少数例であり,また,人口の1%にすぎない。恋人がいないだけ,あるいは友人がいないだけ,というように,それぞれの要因を別個にみていくとしたら,そういった要因は人口の20-40%にみられることになる。したがって,これは確かに試みる価値のあるターゲットであり,統合失調症の多くのケースにあてはまっている。これらのリスク因子を二つ以上もっている人についてのオッズ比もやはり非常に高く,友人の数を増やすことができれば,そのことで減少する地域集団内の統合失調症患者は相当な数に上るであろう。それに,筆者の知るかぎり,そうした治療には副作用がないだろう。

表 13.1 スウェーデン徴兵コホート研究。社会・対人関係要因と統合失調症発症リスク

	0	1	2	3	4
			要因の数 [a]		
統合失調症患者の数（合計 174 人）	10	49	58	42	15
地域集団全体（5万人）に占める割合（%）	21.0	44.1	26.9	7.0	1.0
オッズ比	1.00	2.3	4.5	12.6	30.7
（95%信頼区間）		(1.1–4.9)	(2.2–9.4)	(6.1–26.7)	(12.9–73.8)
人口寄与度		16.1	25.9	22.2	8.3

複数の社会的リスク因子があると統合失調症のリスクが大きく増加するにもかかわらず、人口寄与度は低い。
[出典：マルムバーグら[6]のデータから引用]
a: 要因：友人が一人以下、小さなグループを好む、他人より過敏である、決まった恋人がいない。

早期介入事業の魅力

　それでは，上述のような多くの問題をはらんでいるにもかかわらず，臨床医が早期介入を好むのはなぜなのか。まず，当然ながら患者の病気が比較的軽く，たとえメルボルン（オーストラリア）のマクゴリーらのグループによる超ハイリスクの定義を用いたとしても，彼らが最近発表した研究結果[2]によるとNNT（number needed to treat: 一人の発症を予防するために治療しなければならない人数）は4以上なのである。したがって，治療をしたとしてもその4人は，通常精神病を発症しないと考えられる。コントロール群（治療しなかった群）でさえ3分の1しか精神病を発症しなかったことから，これは疾患群であるなどとは定義できない。筆者の考えでは，早期介入はなかなかよい着想に思われるということはさておき，臨床現場には十分に診断の確定した精神病患者たちがいるのであって，われわれはそういった患者にまず目を向けるべきではないかと思う。そうした患者に対応するのが先であって，種々の「ハイリスクな」精神状態を扱うのはその後ではないのか。

　早期介入を専門とする臨床チームは，必然的に比較的若い患者を治療することになり，仕事にやりがいを見いだすことができる。若い精神病患者を治療していれば，楽観的になりやすいのも当然である。早期介入事業は新しい資金を得やすく，特に英国ではそうであり，したがって，楽観的で，早期介入の仕事に携わりたいと考えている新しいスタッフを集めることが可能になる。そのような事業は，研究資金の援助やスポンサーが保証されている。一般的な臨床では，当然すべての患者は病気にかかっている。患者は年をとっており，ますます年を重ねる一方である。おそらく世界のほかの場所でも同様だろうが，英国ではNHSプランに従うべく，資金の行き先は一般医療のチームから早期介入という新しい事業に移され，そのため一般臨床のスタッフのポストを埋めるのが困難となり，職員の燃え尽き率が高くなっている。診断の確定した「通常の」患者を対象とした場合，研究資金を得るのがとても難しく，企業のスポンサーがつく可能性もほとんどない。臨床医が早期介入事業を好むのは，「自らの怠慢をごまかす」ことができるからである。実験的介入が（奏功したかどうかにかかわらず）すべて行われ，新しい資金が使い果たされ，ありとあらゆる論文が公表された後に，その患者たちが35歳

になったとき，彼らはもはや早期介入者らの関心の対象ではなくなり，一般臨床が引き継がなければならなくなるのである。

　医学にはいくつかの自明の理があり，それを無視するのは危険である。
- 治療の継続が最重要である。
- 医学の前例に従うこと（すなわち，乳がんの場合にうまくいかないのであれば，果たして統合失調症でうまくいくだろうか）。
- 第一に，害をなすことなかれ。
- トリアージ（治療の優先順位）。すなわち，治療可能な人のなかで最も重症な人を最初に治療すること。

早期介入の仮説を検証する際の問題点

　「精神病の早期介入は有効である」という仮説を客観的に検証するにあたって，少なくとも二つの重大な問題がある。一つめは，その仮説が反駁できないものになりつつあるということである。つまり，早期介入がうまくいかないとしたら，それは十分なことがなされていないのだ，あるいは，介入の時期が遅かったのだ，という具合である。二つめの問題は，有効性の評価を行っている人たちが，その成功によって利益を受けることである。

　本章冒頭部の引用文で，ショーン・ルイスは，依頼論文の選択を紹介するなかで，ある製薬会社のスポンサーがついていることについて適切に言及した。マクゴリーは自らの論文のなかで，別の複数の製薬会社のスポンサーがついていることについてかなりきちんと述べている。彼らはみなこの領域に強い関心をもっており，そのため早期介入が存在しているのである。早期介入は現在では行政政策になっているため，たとえ効果がなかったとしても計画が中止されることはないだろうし，もしかしたら，もっと早期の，手の込んだ介入へとつながっていくかもしれない。

　早期介入は論文や研究資金に結びつきやすいため，研究者にとって魅力的である。臨床医が早期介入に魅力を感じるのは，彼らの労働条件を改善させるための資金が得られるからである。製薬会社が早期介入を好む理由は，それが彼らの市場を大幅に拡大させる大きな可能性を秘めているからであり，それゆえ彼らの援助が得られるのである。患者たちもおそらく早期介入を好

きなのであろうが,いまや多くの患者団体が製薬会社から資金を受けとっているため,はっきりしたことはわかりにくい。多くの研究は助けを求めている患者たちに対するものであるが,彼らは少数派なのである。

早期介入に代わるもの

　われわれには本当に早期介入が必要なのか？　それは抗精神病薬の役割を強調しすぎてはいないか？　筆者は,20世紀初期のクレペリンに帰される「辛辣な悲観論」——早期介入事業は,この考えを受けたものだと主張している——に異議を唱えたい。デービスらは,それまでの抗精神病薬の研究すべてについてのメタアナリシスを行った。すなわち,統合失調症治療において,あらゆる薬とプラセボとを比較したのである[7]。その結果,治療薬の効果が偶然によるものである尤度は,10の36乗分の1以下,つまり10億を4回掛けあわせたもので1を割ったもの以下であることがわかった。それなら,統合失調症は治療不可能であるという前提はどこからくるのか？　そして,なぜ「辛辣な悲観論」が定着しているのか？　実際,われわれにはとても優れた治療法がある。ヴァイデンとオルフソンによる分析[8]により,既存の治療法をよりうまく用いれば統合失調症の予後を大きく改善できる,ということが示唆されている。彼らの分析は再燃について検討し,統合失調症患者は早い段階で治療をやめてしまうという事実にたどりついたのである。

　患者が治療中断をしてしまうと,80％は再燃するであろうことが知られている。ランダム化比較対照試験という,高度に統制され十分に管理された条件下でさえ,継続的な治療は間欠的な治療に比べてかなり優れている[9]。継続的治療での再燃率は比較的低く,間欠的治療の場合は再燃率が3倍高くなり,これは,たとえ医師の指導のもとに行われる場合でも,また,初発エピソードの症例でもそうなのである。ニューヨーク州ロングアイランドにあるヒルサイド病院のロビンソンらの研究[10]は,早期介入事業を有する中流層の地域集団に基づいている。それでも,初発エピソード後に追跡調査した場合,5年後までにほぼすべての患者において病気が再燃した。そして,再燃する人たちは薬を服用しない人たちであるという傾向がみられた。最近のヨーロッパの研究[11]では,初発エピソード後の再燃率はがっかりするほど高く,

その最も強力な予測因子はノンコンプライアンス（医師の指示どおりに薬を服薬しないこと）であることが示された。

結　論

統合失調症治療についての研究論文を公平に評価すれば，統合失調症への介入にとっての，最も明白でエビデンスに基づいたターゲットは時期尚早な治療中断を防ぐことであり，早期介入ではないとわかる。統合失調症の診断が確定している患者たちが服薬を継続し，医療サービスにつながっているように援助するという努力は，病状に対して劇的な影響をもつものと考えられるし，このことを証明するエビデンスがすでに存在する [12,13]。早期介入事業が有効であるためには，地域ベースで有効であり，副作用がなく，あまり費用がかからず，臨床業務の妨げになってはいけない。スウェーデンのデータ [6] に基づいて，友人を増やす方策を考えてもよいかもしれない。

現状で考えられる結論はただ一つ，統合失調症における早期介入は貴重な資源の無駄遣いである。

引用文献

1) Lewis S, The European first episode schizophrenia network. *Br J Psychiatr* 2002; **181**(Suppl 43):S1-S2.
2) McGorry PD, Yung AR, Phillips LJ et al, Randomized controlled trial of interventions designed to reduce the risk of progression to first-episode psychosis in a clinical sample with subthreshold symptoms. *Arch Gen Psychiatr* 2002; **59**:921-928.
3) Department of Health, *The NHS Plan*. Executive summary 2000. Crown Copyright.
4) Olsen O, Gotzsche PC, Screening for breast cancer with mammography. *Cochrane Database Syst Rev* 2001; (4):CD001877.
5) Woods SW, Miller TJ, Davidson L, Hawkins KA, Sernyak MJ, McGlashan TH, Estimated yield of early detection of prodromal or first episode patients by screening first degree relatives of schizophrenia patients. *Schizophr Res* 2001; **53**:21-27.
6) Malmberg A, Lewis G, David A, Allebeck P, Premorbid adjustment and personality in schizophrenia. *Br J Psychiatr* 1998; **172**:308-313.
7) Davis JM, Matalon L, Watanabe MD et al, Depot antipsychotic drugs. Place in therapy. *Drugs* 1994; **47**:741-773.
8) Weiden PJ, Olfson M, Cost of relapse in schizophrenia. *Schizophr Bull* 1995; **21**:419-429.
9) Kane JM, Schizophrenia. *N Engl J Med* 1996; **334**:34-41.

10) Robinson D, Woerner MG, Alvir JM et al, Predictors of relapse following response from a first episode of schizophrenia or schizoaffective disorder. *Arch Gen Psychiatr* 1999; **56**:241-247.
11) Novak-Grubic V, Tavcar R, Predictors of noncompliance in males with first-episode schizophrenia, schizophreniform and schizoaffective disorder. *Eur Psychiatry* 2002; **17**:148-154.
12) Kemp R, Kirov G, Everitt B et al, Randomised controlled trial of compliance therapy: 18 month follow-up. *Br J Psychiatr* 1998; **172**:413-419.
13) Kemp R, David AS, Patient compliance. In: Lieberman JA, Murray RM (eds), *Comprehensive Care of Schizophrenia*. Martin Dunitz: London, 2001.

14 章

抗精神病薬はどうして抗「精神病」薬なのか

シチ・カプール，デービッド・C・マモ

　ドーパミン，精神病，抗精神病薬のあいだの関係の歴史は，わずか50数年前の抗精神病薬の発見に端を発している．当時，統合失調症については心理学的理論が優勢であり，主な生物学的理論といえば，脳の代謝異常くらいしかなかった[1,2]．そういった状況のなか，ドレーらはクロルプロマジンの抗精神病作用の発見を報告し[3]，それに続いて，さまざまな重症の精神疾患の治療におけるレセルピンの効果が報告された[4,5]．しかし，これらの薬は精神病に特異的な効果をもっていると考えられていたわけではなく，また，統合失調症の治療に限定して用いられていたわけでもなく，「メジャー・トランキライザー（強力精神安定薬）」として広汎な効能を想定されていた[6]．

　その後，抗精神病作用を想定された何百もの化合物が合成され，そのうち数十種類が臨床現場で使われるようになり，臨床効果が得られる量では錐体外路系副作用が出ないということをさして，「非定型」抗精神病薬とよばれる新しい薬も登場した．それでも，長年の研究にもかかわらずいくつかの重要な問題が未解決のままになっており，その最たるものが，これらの薬が抗「精神病」作用を発揮するメカニズムである．統合失調症患者は，抗精神病薬は「化学物質のアンバランス」を解消するのに役立ちますよ，などと主治医から安心させられることが多い．この化学物質アンバランスのモデルはとても広く用いられ，患者にも受け入れられているが，しかし，本質的には生物学的なシステムに変化をもたらす薬理学的物質である薬が，どのようにして患者の主観的体験を変えるのか，という複雑な問題を解決する概念的な枠組みをわれわれはもっていない．本章では，ドーパミン神経伝達の調節は，

抗精神病薬の薬理学的作用の鍵を握っているだけではなく，抗精神病薬治療中の精神病症状の消失に関連する心理学的なメカニズムを理解する際にも非常に重要である，という点について論ずる。本章の内容は，筆頭著者による数報の論文を参考にしている部分が大きい[7-10]。本章では簡潔な記述にとどめるため，さらなる議論や以下のそれぞれの項目に関連する主要な参考文献については，これらの論文を参照していただきたい。

議論を始めるにあたって，ドーパミン機能の変化と，抗精神病薬の作用や精神病体験そのものとの関係についての経験的エビデンスを概観してみたい。その後，動機のセイリアンス（際立った性質，顕出性）の媒介物質としてのドーパミンの関与について論ずる。これは，中立的な情報が，目的志向性の行動に影響する可能性をもった意味のある刺激に変わる際にドーパミンが果たす役割をさした，心理学的概念である。この枠組みにおいては，精神病症状は，中立的な刺激に対して異常な意味づけ（すなわち「セイリアンス」）をしてしまうことに起因し，抗精神病薬の抗精神病作用は，中脳辺縁系ドーパミン経路にはたらきかけることでこの異常なセイリアンスを「弱める」ことによってもたらされる（図14.1）。最後に，この仮説が今後の研究にとってどのような意味があるかについて論ずる。

ドーパミン，精神病，抗精神病薬

ドーパミンと精神病の話は，抗精神病薬の作用メカニズムと密接に関連しており，歴史的にこの両者は統合失調症のドーパミン仮説というくくりのなかに組み込まれていた[11-13]。それでも，精神病と抗精神病薬の作用にドーパミンが関連しているというエビデンスは，二つの異なった方面の研究に由来している。

抗精神病薬の作用メカニズムについて長く信じられている説は，カールソンとリンドクイストによって考案された。彼らは，モノアミン代謝物の濃度増加から，ハロペリドールとクロルプロマジンがモノアミンの代謝回転を亢進させることを示し[14]，この効果はそれらの薬がモノアミン受容体をブロックすることの代償になっているのではないか，と示唆した。この知見からファン・ロッサム[15]は，抗精神病薬はドーパミン受容体への作用を介して

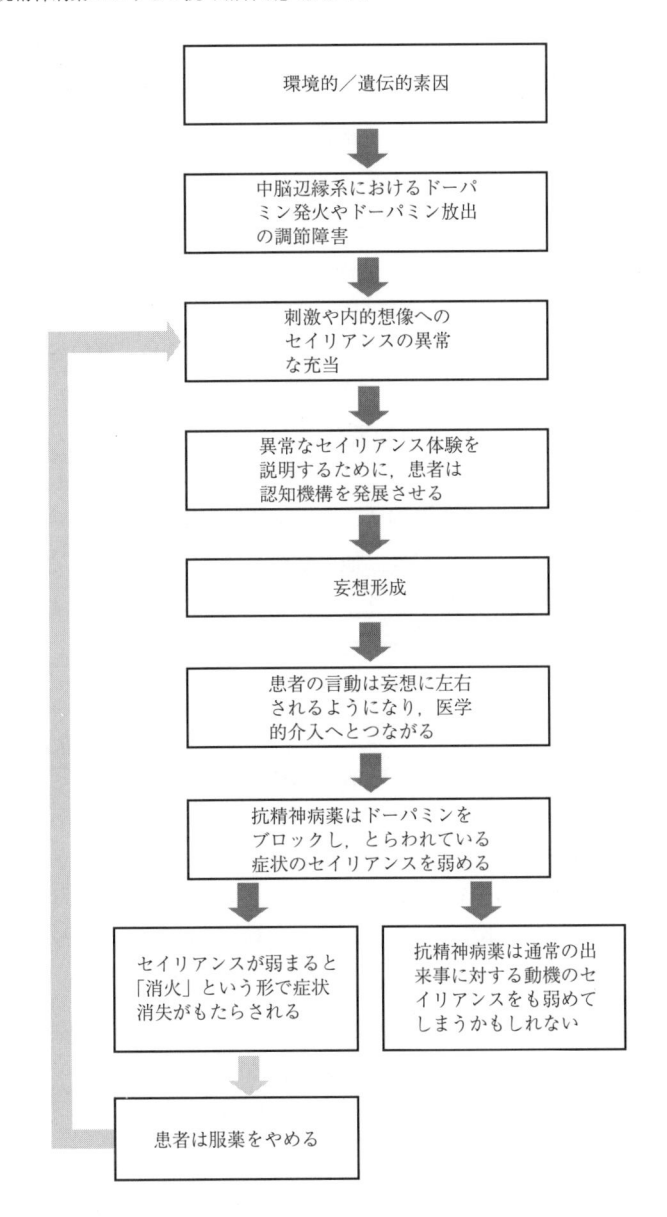

14章 抗精神病薬はどうして抗「精神病」薬なのか

```
┌─────────────────┐
│ 環境的／遺伝的素因 │
└─────────────────┘
         ↓
┌─────────────────┐
│ 中脳辺縁系におけるドーパ │
│ ミン発火やドーパミン放出 │
│ の調節障害       │
└─────────────────┘
         ↓
┌─────────────────┐
│ 刺激や内的想像への │
│ セイリアンスの異常 │
│ な充当          │
└─────────────────┘
         ↓
┌─────────────────┐
│ 異常なセイリアンス体験を │
│ 説明するために，患者は │
│ 認知機構を発展させる │
└─────────────────┘
         ↓
┌─────────────────┐
│ 妄想形成        │
└─────────────────┘
         ↓
┌─────────────────┐
│ 患者の言動は妄想に左右 │
│ されるようになり，医学 │
│ 的介入へとつながる │
└─────────────────┘
         ↓
┌─────────────────┐
│ 抗精神病薬はドーパミンを │
│ ブロックし，とらわれている │
│ 症状のセイリアンスを弱める │
└─────────────────┘
         ↓                    ↓
┌─────────────────┐  ┌─────────────────┐
│ セイリアンスが弱まると │ │ 抗精神病薬は通常の出 │
│ 「消火」という形で症状 │ │ 来事に対する動機のセ │
│ 消失がもたらされる │  │ イリアンスをも弱めて │
│                │  │ しまうかもしれない │
└─────────────────┘  └─────────────────┘
         ↓
┌─────────────────┐
│ 患者は服薬をやめる │
└─────────────────┘
```

図 14.1 中立的な刺激に異常な形でセイリアンスを帰してしまうことによる妄想的思考の形成と，異常・正常の両方のセイリアンスへの抗精神病薬の効果。

実際の効果を発揮しているのではないか,という仮説を立てたが,その後のシーマンらによる研究,さらにはシンダーらによる同様の知見によって,これらの受容体が実際に同定され,抗精神病薬の反応と密接に関連していることが確認されたのである[16-19]。非定型抗精神病薬も含め,既知のすべての抗精神病薬はドーパミン D_2 受容体に結合する。陽電子放射断層撮影(PET)を用いた研究から,ほとんどの抗精神病薬において,薬によって中枢 D_2 受容体が少なくとも60%占拠されたときに臨床効果が現れる可能性が高まり,他方,D_2 受容体占拠率が80%を超えると錐体外路系副作用(EPS)が起こりやすくなる,ということがわかってきた[20-26]。クロザピンとクエチアピンは比較的低い D_2 受容体占拠率で効果を発揮するのに対し,ドーパミン D_2 受容体の部分作動薬であるアリピプラゾールは,80%以上の D_2 受容体占拠率で,EPS を起こさずに効果を発揮する。これらの薬が一般原則から逸脱していることの意義や含意については,他の文献で論じられている[7,9,25,27-30]。

　精神病におけるドーパミンの役割についての初期のエビデンスの大部分は,精神刺激剤が統合失調症患者だけでなく健常者においても精神病体験を引き起こすことに由来する[31-35]。統合失調症患者の死後脳のデータから得られたドーパミン指標の神経病理学的異常がこの説を支持しているものの,こういったデータを解釈する際には,生前の抗精神病薬治療の影響を考えなければならない[11,13]。ドーパミンが精神病に関与しているという最も強力なエビデンスは,脳画像研究によって得られており(詳細な総説については,文献12, 36, 37を参照されたい),そこで示されているのは,ドーパミン合成の増加[38-41],ドーパミン放出の過多[42-44],精神病状態においてベースラインのドーパミン濃度が正常よりも高くなっていること[45,46],などであり,受容体の数の増加に関しては,互いに矛盾した報告もある[47-51]。総合すると,これらのデータは統合失調症ドーパミン仮説の中心となる理論,すなわち過剰なドーパミン伝達の存在を支持している。しかしこれは,ドーパミン系の異常が統合失調症の病態生理の根幹である,ということを意味しているわけではない。そうではなく,むしろドーパミン系の異常は統合失調症の陽性症状と関連する「状態依存性」の異常であると考えられる。

なぜ抗精神病薬は，抗「精神病」薬なのか？

　「報酬」と「動機づけ」におけるドーパミンの中心的役割については，万国共通ともいえるほどの一致をみているが，これらの言葉が意味しているものが正確には何であるかについては議論が分かれている。ドーパミンと報酬／動機づけをリンクさせる多様な説が提案され，多くの研究者たちが報酬と動機づけの意味を明らかにしようと試みてきた[52-59]。これらの説には共通している部分が多く，この分野に詳しい者以外にとっては些細な違いにしか映らない。より包括的な説明の一つにベリッジとロビンソンの見解があり[60,61]，この二人はドーパミンの機能的役割の一つとして，外的刺激を，中立的あるいは「客観的な」感覚情報から，「魅力的な」求める対象へ，あるいは「嫌悪を伴う」回避したい対象へと変換させるのを調節するはたらきがあるのではないか，と示唆している[60,62]。特に，中脳辺縁系ドーパミン経路は「セイリアンスの帰属」にとって決定的に重要であると考えられている。この過程では，刺激や出来事，そしておそらく思考さえも，報酬や罰と関連づけられることによって，その人の注意をひき，行動を動機づけ，目的志向性の行動に影響を及ぼすようになる[60,62]。この説は以前のワイズらによる仮説[59,63,64]を改良したもので，それによってドーパミンは「人生の楽しみ」を媒介する物質とみなされるようになり，これは，その「楽しみ」が食べものや性的活動などといった条件づけされていない刺激であるか，あるいはそういったものと関連した中立的な刺激への条件づけ反応であるか，ということには無関係なのである。動機のセイリアンス説に対して，ワイズらの「アンヘドニア仮説」[65]は，一般に知られているように，ドーパミンが不快な刺激（痛みなど）を媒介することを説明できないし，ドーパミンニューロンの発火が（まるで何らかの予測機能を媒介しているかのように）実際に報酬体験や嫌悪体験に先行するという所見も説明できない。

　通常，外的刺激（例えば，混雑した交差点を高速で通過していく，真っ赤な新車のスポーツカーなど）は，中脳辺縁系におけるドーパミンの急上昇を引き起こし，その人の経験や素因（歩行者がカーマニアであるなど）によって決まる，適切な動機のセイリアンス（歩行者がその車に気づき，振り返ってそちらを見るなど）の獲得と現れを媒介するのかもしれない[60,62,66,67]。

この過程のあらゆる側面が，動機のセイリアンスの獲得と現れに必要な要素であるということにも注意してほしい（例えば，車に特に興味のない他の歩行者の場合，その高速で通過していく車に目がとまることはないかもしれない）。さらに，ドーパミンはこの過程において，セイリアンスを「つくりだすもの」というより「媒介するもの」として機能する。

　精神病では，異常になったドーパミン伝達が，刺激に対しての不適切なドーパミンの放出につながる。すなわち通常なら中立的なはずの刺激が，中脳辺縁系のニューロンの発火をもたらすのである。この神経化学的異常は，セイリアンスの帰属の正常な過程を侵害し，外部の物や内的な想像に対してセイリアンスを異常な形で帰属してしまうことになる。したがって，正常な状態においては文脈上適切なセイリアンスの調節物質であるドーパミンは，精神病状態ではセイリアンスをつくりだす物質と化し，しかもそのセイリアンスは異常なものなのである[10]。通常ドーパミン系は，（その性質が報酬的であれ嫌悪的なものであれ）新奇の刺激に対して優先的に作動するのだが，このセイリアンスの帰属は過去の経験や素因に基づいている。病気の最も早い段階（つまり前駆期）では，文脈から逸脱し，状況とは無関係に（すなわち，因果関係なく）中脳辺縁系のドーパミンが過剰放出されるのではないかと考えられる。結果としてドーパミンは，文脈的，精神力動的に関連した刺激や出来事のセイリアンスを「媒介する」のではなく，通常なら中立的な刺激に対して，異常なセイリアンスや意味を与えてしまうことになる。この段階は，臨床的には不安や困惑の感覚としばしば関連しており，そうなると，いままさに体験している新しい現実を理解する必要性が強くなってくる（例えば，「どうしていつも赤い車が自分のそばを運転しているのだろう……」など）。患者は，これらの異常な形でセイリアンスを与えられた体験と闘い，その意味と説明を模索しているが，妄想が具体化してくる（「赤色は，自分が〇〇を傷つけようとしていることを意味している」）につれて，しばしば主観的な安心感が得られ，困惑が軽減するのではないだろうか。こういった異常なセイリアンスの形成についての独特な点は，一時的な精神的不調とは違い，持続的な刺激がないにもかかわらず続いていくことである（しばしば臨床医はこれを「自らの命を奪う」妄想とよぶ）。

したがって，この枠組みにおいて妄想は，ある人が，異常なセイリアンスを与えられた体験を理解しようとする努力のなかで，そういった体験に対して行う「トップダウン」の認知的解釈であり，必然的に個人的な精神力動的主題を吹き込まれ，属している文化的な文脈内にはめ込まれることになる。先ほどの設定と同じ歩道に立っていて，例の赤い車が高速で通過していくとき，同様の病気をもった他の患者は，その車にほとんど気づかず，しかし自転車で通り過ぎる人が自分の肩を見てくることに心を奪われるかもしれない。ここでの要点は，ドーパミン（より正確には，どんな化学物質でも）は，精神病体験の内容を決めることはできず，その根底にあるプロセスを決定するにすぎない，ということである。そのような二重の起源は，どうして力動的精神療法の専門家が，精神病症状が悪化する可能性を警告してきたにもかかわらず（おそらく持続的に知覚されている刺激としての精神病体験に，「分析」がさらなるセイリアンスを与えることによるのではないか），そういった精神病体験の「分析」によって好ましい結果がもたらされることがある，と主張してきたのかを説明することができるのかもしれない。

同じ枠組みのなかで，幻覚は，概念的には妄想と同様だが，より直接的なプロセスで起こってくる。すなわち，知覚や記憶の内的想像の異常なセイリアンスが，こういった内的想像を鮮明かつリアルな形で主観的に体験することにつながり，それによってこの内的（バーチャルな）体験を外部の現実と間違えてしまうという具合である。言い換えると，ある人が，思考や記憶の内的（例えば，視覚的な）想像にとても心を奪われているために，その想像がまるで現実であるかのような強度で知覚される，というようなものなのである。したがって，内的な知覚に向けられたセイリアンス次第によって，ずっと自分の頭のなかで聞こえている思考から，外から聞こえてきて患者の行動に注釈をつけるような多くの「声」まで，さまざまな幻聴を知覚するのかもしれない。カテゴリカルなアプローチに比べて，この次元的なアプローチは，いわゆる「正常」，つまり，「誰かが私の名前を呼んでいるような気がした」というものから，最愛の人の「声を聞いた」というような「期待される」死別反応，さらには統合失調症患者の幻聴のような「病的な」体験といった幅広い現象における，異常なセイリアンス体験を説明できるかもしれない。

抗精神病薬は，その薬理学的作用（中脳辺縁系ドーパミン系にある程度関連する）によって妄想や幻覚といった主観的体験の「セイリアンスを弱める」ため，精神病に効果的なのではないかと考えられている。この図式では，抗精神病薬は，セイリアンスを弱めることによって，精神状態や認知機能を改善させることで症状軽減のプロセスを可能にしているのである。抗精神病薬のそのような効果は，一次的に思考を変化させるというわけではなく，以前獲得された異常なセイリアンス体験は消失しやすく，新しい異常なセイリアンスは形成されにくいような神経化学的環境をつくりだすことによってもたらされるのである[68-70]。これは，どのような形で患者が抗精神病薬治療後に症状の改善を得ているか，ということと一致している。すなわち，すぐに患者から精神病的な考えや知覚体験が消えるわけではなく，そういった考えや知覚体験が「それほど私を悩ませなくなった」というように報告されるのである[71,72]。抗精神病薬治療によって妄想や幻覚が完全に消失する患者も実際にいるのだが，たいていの患者にとっては，抗精神病薬によってもたらされるのは症状の軽減である。症状のセイリアンスが弱まると同時に，通常の生活のセイリアンスまで一部弱まってしまい，もしかすると，それが，いわゆる抗精神病薬誘発性不快気分あるいは薬剤性の陰性症状や抑うつ症状につながるのかもしれない。

　抗精神病薬の作用の理論は，急性精神病エピソードの改善についての説明となるだけではなく，抗精神病薬によって維持されている患者にしばしば観察される症状の「急激な悪化」や，症状の本格的な再燃に関しても説明できなければならない。本格的な再燃は，服薬を中断してしまうことによるのが臨床上よくある筋書きであるが，処方どおりに抗精神病薬の服用を続けている場合にも起こりうる。ここで述べたモデルは，異常なセイリアンスは抗精神病薬によって弱められることが多いが，必ずしも消失するわけではない，ということを提唱している。したがって，ドーパミン伝達の急上昇（例えば，ストレスの強い新しい状況や精神刺激剤の使用によって誘発される，または，想定されているような神経化学的異常が急激に起こっただけなのかもしれない），あるいは抗精神病薬の中止によって，以前のエピソードでみられたのと同一ではないにしても，同じような主題の症状が現れることが予想されるのである。

意義と今後の方向性

　上述したモデルの主要な意義は，一貫した一つの枠組みのなかで，抗精神病薬治療への反応に関連する生物学的，薬理学的，精神力動的な要因を統合しているところにある。しかし，このモデルは，それぞれの領域において進行しているプロセスを説明しようとしているわけではないし，これらの段階のどこかで入力機能を制限するというわけでもない。したがって，例えば，中脳辺縁系ドーパミン経路での抗精神病薬の作用が異常なセイリアンスを弱めるのに関与していることを提唱する一方，このモデルでは，セロトニンによる前頭前野でのドーパミン放出の調節，グルタミン酸の異常，あるいは，統合失調症などの精神病性障害に関与しているかもしれない他の新しい神経化学的メカニズム，といった他のさまざまなメカニズムの関与を否定できない。同様に，セイリアンスが弱まることでどの単一ないし複数の精神医学的プロセスが直接影響を受けうるのか，についても何も想定されていない。実際にはこのモデルは，多くの薬理学的，生物学的，心理学的な要因のうちの単一あるいは複数の変化が，どのように相互作用すると予想されるかについての枠組みを提示しているのである。さらに，このモデルでは，認知的，心理学的な再構築を含んだ治癒過程が起こりうるためには，抗精神病薬による異常なセイリアンスの軽減に加え，薬以外による治療介入もあわせて行われる必要がある，ということを予測している。この治癒過程はすぐに始まると予想されうるのに対して，異常なセイリアンスが否定されるようになるには長い期間を要したり，もしかすると不完全なものに終わったりするのかもしれない。

　このモデルでは，抗精神病薬は動機のセイリアンスを弱めることで，愛し求める対象や思考へのセイリアンスをも弱めてしまう，という望ましくない結果をもたらすことも予測している。これらのセイリアンスは，対人関係，仕事や趣味の追求などのような活動に時間やエネルギーを費やす方向へとわれわれを駆り立てるため，抗精神病薬が人生の正常な動機や欲求，楽しみへの活力の一部まで奪ってしまいうることも，容易に想像できる（実際，臨床経験とも一致している）。このことは，主観的な気分の落ち込みとは異なる，不快な主観的体験である「抗精神病薬誘発性不快気分」などのような，既述

した症状に対する説明になるかもしれない。これは，必ずしも抗精神病薬が正常なセイリアンスと異常なセイリアンスを同じ程度弱めるということを意味しているわけではなく，この効果が非対称的であることのほうがはるかに多いのであるが，もっとも，現在使用されている抗精神病薬のなかに，標準的なセイリアンスはそのまま残しながら異常なセイリアンスのみを標的とするものがある，などというのは考えにくい。実際，基礎研究からの豊富な知見が，抗精神病薬が正常な動機づけに影響を及ぼすことをはっきりと示している（例えば，ワイズら[59]，ワイズとコレ[64]）。

最後に，これは精神病のモデルであり，より正確には，妄想とおそらく幻覚についてのモデルである。このモデルは，統合失調症の病態生理を説明しようとするものではないし，現行世代の抗精神病薬には部分的な反応しか実際に示さない情動障害や陰性症状のような，統合失調症の他の重要な症状の顕在化を包括したものでもない。

「すべてのモデルは間違っているが，役に立つモデルもある」（デミングの言葉）。本モデルが，ドーパミン，統合失調症，抗精神病薬に関連した経験的データに基づいている——このエビデンスは，研究の新しい知見によって次々に修正されている——ことを考えると，このモデルはまだ端緒についたばかりである。それは，一つの重要な予測につながる形で提示されているというより，多くの実験的な生物学的データと現象学的報告や臨床観察とを橋渡しするために使われうる，発見的な枠組みを提示しているのである。しかし，そのモデルの基礎は，精神病においてドーパミンが中心的役割を果たしていること，「セイリアンス」のようなプロセスが精神病の中心であること，精神病が心と脳の相互作用の産物であること，抗精神病薬が精神病症状を消失させるのではなく軽減させること，などに依拠しているか，少なくともそれらを想定しているのである。これらの各領域の理解が深まるにつれて，このモデルが修正を経て，精神病体験につながる真のプロセスとそれらの相互作用，抗精神病薬が治癒過程を助けるメカニズム，さらには治癒過程そのもの，などに迫っていくことが望まれる。これが現実的な目標なのか，それとも筆者らの空想上の間違ったセイリアンスから出た考えにすぎないのかは，時間がくればわかるだろう。

謝　辞

カプール博士は Canada Research Chair による援助を受けている。マモ博士はトロント大学で Cleghorn Fellowship による援助を受けている。

引用文献

1) Frankenburg FR, History of the development of antipsychotic medication. *Psychiatr Clin North Am* 1994; **17**:531-540.
2) Healy D, *The Creation of Psychopharmacology*. Harvard University Press: Cambridge, MA, 2002.
3) Delay J, Deniker P, Harl J, Traitment des etats d'excitation et d'agitation par une methode medicamenteuse derivée de l'hibernotherapie. *Ann Med Psychol* 1952; **110**:267-273.
4) Kline N, Use of *Rauwolfia serpentina* in neuropsychiatric conditions. *Ann NY Acad Sci* 1955; **61**:107-132.
5) Hollister L, Krieger G, Kringel A, Roberts R, Treatment of schizophrenia reactions with reserpine. *Ann NY Acad Sci* 1955; **61**:92-100.
6) King C, Voruganti LN, What's in a name? The evolution of the nomenclature of antipsychotic drugs. *J Psychiatry Neurosci* 2002; **27**:168-175.
7) Kapur S, Remington G, Dopamine D(2) receptors and their role in atypical antipsychotic action: still necessary and may even be sufficient. *Biol Psychiatry* 2001; **50**:873-883.
8) Kapur S, Remington G, Atypical antipsychotics: new directions and new challenges in the treatment of schizophrenia. *Annu Rev Med* 2001; **52**:503-517.
9) Kapur S, Seeman P, Does fast dissociation from the dopamine D(2) receptor explain the action of atypical antipsychotics?: A new hypothesis. *Am J Psychiatry* 2001; **158**:360-369.
10) Kapur S, Psychosis as a state of aberrant salience: a framework linking biology, phenomenology, and pharmacology in schizophrenia. *Am J Psychiatry* 2003; **160**:13-23.
11) Seeman P, Dopamine receptors and the dopamine hypothesis of schizophrenia. *Synapse* 1987; **1**:133-152.
12) Seeman P, Kapur S, Schizophrenia: more dopamine, more D2 receptors. *Proc Natl Acad Sci USA* 2000; **97**:7673-7675.
13) Davis KL, Kahn RS, Ko G, Davidson M, Dopamine in schizophrenia: a review and reconceptualization. *Am J Psychiatry* 1991; **148**:1474-1486.
14) Carlsson A, Lindquist M, Effect of chlorpromazine or haloperidol on the formation of 3-methoxytyramine and normetanephrine in mouse brain. *Acta Pharmacol Toxicol* 1963; **20**:140-144.
15) van Rossum J, The significance of dopamine-receptor blockade for the action of neuroleptic drugs. In: Bradley P (ed), *Neuropsychopharmacology, Proceedings 5th Collegium Internationale Neuropsychopharmacologicum* pp. 321-329 Excerpta Medica: Amsterdam, 1967.
16) Seeman P, Chau-Wong M, Tedesco J, Wong K, Brain receptors for antipsychotic drugs and dopamine: direct binding assays. *Proc Natl Acad Sci USA* 1975; **72**:4376-4380.

17) Seeman P, Lee T, Antipsychotic drugs: direct correlation between clinical potency and presynaptic action on dopamine neurons. *Science* 1975; **188**:1217-1219.
18) Seeman P, Lee T, Chau-Wong M, Wong K, Antipsychotic drug doses and neuroleptic/dopamine receptors. *Nature* 1976; **261**:717-719.
19) Creese I, Burt DR, Snyder SH, Dopamine receptor binding predicts clinical and pharmacological potencies of antischizophrenic drugs. *Science* 1976; **192**:481-483.
20) Farde L, Nordstrom AL, Wiesel FA, Pauli S, Halldin C, Sedvall G, Positron emission tomographic analysis of central D1 and D2 dopamine receptor occupancy in patients treated with classical neuroleptics and clozapine. Relation to extrapyramidal side effects. *Arch Gen Psychiatry* 1992; **49**:538-544.
21) Nordstrom AL, Farde L, Wiesel FA et al, Central D2-dopamine receptor occupancy in relation to antipsychotic drug effects: a double-blind PET study of schizophrenic patients. *Biol Psychiatry* 1993; **33**:227-235.
22) Kapur S, Zipursky R, Jones C, Remington G, Houle S, Relationship between dopamine D(2) occupancy, clinical response, and side effects: a double-blind PET study of first-episode schizophrenia. *Am J Psychiatry* 2000; **157**:514-520.
23) Nyberg S, Farde L, Halldin C, A PET study of 5-HT2 and D2 dopamine receptor occupancy induced by olanzapine in healthy subjects. *Neuropsychopharmacology* 1997; **16**:1-7.
24) Kapur S, Zipursky RB, Jones C et al, The D2 receptor occupancy profile of loxapine determined using PET. *Neuropsychopharmacology* 1996; **15**:562-566.
25) Kapur S, Zipursky RB, Remington G, Clinical and theoretical implications of 5-HT2 and D2 receptor occupancy of clozapine, risperidone, and olanzapine in schizophrenia. *Am J Psychiatry* 1999; **156**:286-293.
26) Kapur S, Zipursky RB, Remington G et al, 5-HT2 and D2 receptor occupancy of olanzapine in schizophrenia: a PET investigation. *Am J Psychiatry* 1998; **155**:921-928.
27) Kane JM, Carson WH, Saha AR et al, Efficacy and safety of aripiprazole and haloperidol versus placebo in patients with schizophrenia and schizoaffective disorder. *J Clin Psychiatry* 2002; **63**:763-771.
28) Lawler CP, Prioleau C, Lewis MM et al, Interactions of the novel antipsychotic aripiprazole (OPC-14597) with dopamine and serotonin receptor subtypes. *Neuropsychopharmacology* 1999; **20**:612-627.
29) Burris KD, Molski TF, Xu C et al, Aripiprazole, a novel antipsychotic, is a high-affinity partial agonist at human dopamine D2 receptors. *J Pharmacol Exp Ther* 2002; **302**:381-389.
30) Kapur S, Zipursky R, Jones C, Shammi CS, Remington G, Seeman P, A positron emission tomography study of quetiapine in schizophrenia: a preliminary finding of an antipsychotic effect with only transiently high dopamine D2 receptor occupancy. *Arch Gen Psychiatry* 2000; **57**:553-559.
31) Harris D, Batki SL, Stimulant psychosis: symptom profile and acute clinical course. *Am J Addict* 2000; **9**:28-37.
32) Angrist B, Lee HK, Gershon S, The antagonism of amphetamine-induced symptomatology by a neuroleptic. *Am J Psychiatry* 1974; **131**:817-819.
33) Angrist B, Rotrosen J, Gershon S, Responses to apomorphine, amphetamine, and neuroleptics in schizophrenic subjects. *Psychopharmacology (Berl)* 1980; **67**:31-38.
34) Angrist B, Sathananthan G, Wilk S, Gershon S, Amphetamine psychosis: behavioral and

biochemical aspects. *J Psychiatr Res* 1974; **11**:13-23.
35) Angrist BM, Gershon S, The phenomenology of experimentally induced amphetamine psychosis — preliminary observations. *Biol Psychiatry* 1970; **2**:95-107.
36) Soares JC, Innis RB, Neurochemical brain imaging investigations of schizophrenia. *Biol Psychiatry* 1999; **46**:600-615.
37) Laruelle M, Abi-Dargham A, Dopamine as the wind of the psychotic fire: new evidence from brain imaging studies. *J Psychopharmacol* 1999; **13**:358-371.
38) Reith J, Benkelfat C, Sherwin A et al, Elevated dopa decarboxylase activity in living brain of patients with psychosis. *Proc Nat Acad Sci USA* 1994; **91**:11651-11654.
39) Hietala J, Syvalahti E, Vuorio K et al, Presynaptic dopamine function in striatum of neuroleptic-naive schizophrenic patients. *Lancet* 1995; **346**:1130-1131.
40) Meyer-Lindenberg A, Miletich RS, Kohn PD et al, Reduced prefrontal activity predicts exaggerated striatal dopaminergic function in schizophrenia. *Nat Neurosci* 2002; **5**:267-271.
41) Lindstrom LH, Gefvert O, Hagberg G et al, Increased dopamine synthesis rate in medial prefrontal cortex and striatum in schizophrenia indicated by L-(beta-11C) DOPA and PET. *Biol Psychiatry* 1999; **46**:681-688.
42) Laruelle M, Abi-Dargham A, van Dyck CH et al, Single photon emission computerized tomography imaging of amphetamine-induced dopamine release in drug-free schizophrenic subjects. *Proc Natl Acad Sci USA* 1996; **93**:9235-9240.
43) Abi-Dargham A, Gil R, Krystal J et al, Increased striatal dopamine transmission in schizophrenia: confirmation in a second cohort. *Am J Psychiatry* 1998; **155**:761-767.
44) Breier A, Su TP, Saunders R et al, Schizophrenia is associated with elevated amphetamine-induced synaptic dopamine concentrations: evidence from a novel positron emission tomography method. *Proc Natl Acad Sci USA* 1997; **94**:2569-2574.
45) Abi-Dargham A, Rodenhiser J, Printz D et al, From the cover: increased baseline occupancy of D2 receptors by dopamine in schizophrenia. *Proc Natl Acad Sci USA* 2000; **97**:8104-8109.
46) Gjedde A, Wong DF, Quantification of neuroreceptors in living human brain. v. endogenous neurotransmitter inhibition of haloperidol binding in psychosis. *J Cereb Blood Flow Metab* 2001; **21**:982-994.
47) Wong DF, Wagner HN Jr, Tune L et al, Positron emission tomography reveals elevated D_2 dopamine receptors in drug-naive schizophrenics. *Science* 1986; **234**:1558-1563.
48) Wong DF, Pearlson GD, Tune LE et al, Quantification of neuroreceptors in the living human brain. 4. Effect of aging and elevations of D-2-like receptors in schizophrenia and bipolar illness. *J Cereb Blood Flow Metab* 1997; **17**:331-342.
49) Andreasen NC, Carson R, Diksic M et al, Workshop on schizophrenia, PET, and dopamine D_2 receptors in the human neostriatum. *Schizophr Bull* 1988; **14**:471-484.
50) Farde L, Wiesel FA, Stone-Elander S et al, D2 dopamine receptors in neuroleptic-naive schizo-phrenic patients. *Arch Gen Psychiatry* 1990; **47**:213-219.
51) Nordstrom AL, Farde L, Eriksson L, Halldin C, No elevated d-2 dopamine receptors in neuro-leptic-naive schizophrenic patients revealed by positron emission tomography and [c-11]n- methylspiperone. *Psychiatry Res Neuroimag* 1995; **61**:67-83.
52) Salamone JD, Cousins MS, Snyder BJ, Behavioral functions of nucleus accumbens dopamine: empirical and conceptual problems with the anhedonia hypothesis. *Neurosci Biobehav Rev*

1997; **21**:341-359.
53) Robbins TW, Everitt BJ, Neurobehavioural mechanisms of reward and motivation. *Curr Opin Neurobiol* 1996; **6**:228-236.
54) Horvitz JC, Mesolimbocortical and nigrostriatal dopamine responses to salient non-reward events. *Neuroscience* 2000; **96**:651-656.
55) Bindra D, A motivational view of learning, performance, and behavior modification. *Psychol Rev* 1974; **81**:199-213.
56) Di Chiara G, A motivational learning hypothesis of the role of mesolimbic dopamine in compulsive drug use. *J Psychopharmacol* 1998; **12**:54-67.
57) Toates F, The interaction of cognitive and stimulus-response processes in the control of behaviour. *Neurosci Biobehav Rev* 1998; **22**:59-83.
58) Fibiger HC, Phillips AG, Mesocorticolimbic dopamine systems and reward. *Ann NY Acad Sci* 1988; **537**:206-215.
59) Wise RA, Spindler J, deWit H, Gerberg GJ, Neuroleptic-induced 'anhedonia' in rats: pimozide blocks reward quality of food. *Science* 1978; **201**:262-264.
60) Berridge KC, Robinson TE, What is the role of dopamine in reward: hedonic impact, reward learning, or incentive salience? *Brain Res Brain Res Rev* 1998; **28**:309-369.
61) Berridge KC, Robinson TE, Parsing reward. *Trends Neurosci* 2003; **26**:507-513.
62) Berridge KC, Pleasure, pain,desire and dread: hidden core processes of emotion. In: Schwarz N (ed), *Well Being: The Foundations of Hedonic Psychology*. Russel Sage Foundation: New York, 1999.
63) Wise RA, Neuroleptic attenuation of intracranial self-stimulation: reward or performance defi-cits? *Life Sci* 1978; **22**:535-542.
64) Wise RA, Colle LM, Pimozide attenuates free feeding: best scores analysis reveals a motivational deficit. *Psychopharmacology (Berl)* 1984; **84**:446-451.
65) Wise R, Neuroleptics and operant behavior: the anhedonia hypothesis. *Behav Brain Sci* 1982; **5**:39-87.
66) Shizgal P, Neural basis of utility estimation. *Curr Opin Neurobiol* 1997; **7**:198-208.
67) Heinz A, [Anhedonia — a general nosology surmounting correlate of a dysfunctional dopaminergic reward system?]. *Nervenarzt* 1999; **70**:391-398.
68) Clody DE, Carlton PL, Stimulus efficacy, chlorpromazine, and schizophrenia. *Psychopharmacology* 1980; **69**:127-131.
69) Miller R, The time course of neuroleptic therapy for psychosis: role of learning processes and implications for concepts of psychotic illness. *Psychopharmacology* 1987; **92**:405-415.
70) Miller R, Hyperactivity of associations in psychosis. *Aust NZ J Psychiatry* 1989; **23**:241-248.
71) Winkelman NW, Chlorpromazine in the treatment of neuropsychiatric disorders. *JAMA* 1954; **155**:18-21.
72) Elkes J, Elkes C, Effect chlorpromazine on the behaviour of chronically over-active psychotic patients. *BMJ* 1954; **2**:560-565.

15 章

「大麻漬けで破滅」
カンナビノイド受容体の機能が精神病に関与していることを支持する薬理学的エビデンス

D・シリル・デソウザ

　大麻（カンナビス）と精神病との関係は目新しいものではない。さかのぼること 1845 年に，ハシッシ〔訳注：大麻の一種〕の使用が，数日間続くこともある急性精神病反応に関連することを示す記述が残されている[1]。その後ほかのいくつかの研究によって，大麻と精神病との関連が支持されている（文献 2 にレビューされている）。しかし，この関係の正確な性質ははっきりしていない。現存する文献は，主として自然経過の研究に基づいている。このようなデータは，不適切な患者選択や不十分なサンプル数，研究に含める基準の定義がきちんとしていないこと，標準化された評価尺度の欠如，精神病症状を自己申告に依拠していること，大麻使用を確認し他の薬物の使用を除外するための尿中薬物濃度測定の欠如，用量反応関係についての情報の大雑把さ，などのような方法論的限界がある。最も重要なことは，自然経過研究は後方視的な研究であるため，精神病を発症した人たちの発症前の精神状態を確認できない場合がある点である。こうした方法論的限界は，実験室研究のなかにもあてはまるものがある。
　いくつかの研究によって，大麻は統合失調症患者に最も頻繁に使用される違法薬物の一つであることが示唆されている[3-10]。しかし，どうして統合失調症患者が大麻を使用するのか，また，大麻が統合失調症に関連する症状に対してどのような影響を及ぼすのかはほとんどわかっていない。統合失調症患者が大麻を使用するのは，症状[11-17]や副作用[18]を和らげるという「自己治療」のため，退屈を紛らわせるため，「ハイになる」ため，「リラックスする」ため，さらには仲間と打ち解けるためかもしれない[7,14,18,19]，といった

ことを示唆する研究もある。それとは対照的に，大麻使用は統合失調症の発症や経過に対して悪影響を及ぼすことを示唆する疫学データがある[16, 20-26]。しかし，現存の文献は，歪曲されやすい後方視的な自己申告のデータに基づいている。そこでわれわれは，大麻の主成分であるΔ-9-テトラヒドロカンナビノール（Δ-9-THC）が統合失調症患者と健常対照者における症状や認知機能に与える影響を調べるために，統制された実験研究を行った。

方　法

　二重盲検下での無作為化均等割り付け研究で，被験者あたり3回のテストをそれぞれ別の日に行った。抗精神病薬による治療中で状態が安定している13名の統合失調症または統合失調感情障害患者において，静脈内に投与された0 mg, 2.5 mg, 5 mgのΔ-9-THCが，行動，認知，運動，内分泌に及ぼす影響を調べた。同時に22名の健常対照者も研究に含めたが，精神病の家族歴がはっきりしている者や，精神病を発症する何らかのリスクを有している者は，入念に除外した。大麻への暴露経験はあるが，継続的な大麻乱用障害の既往がない者だけを研究対象とした。本研究参加後に大麻依存になってしまうのをできるかぎり防ぐため，大麻への暴露経験がない者は除外した。

　研究参加に関する同意の手順は，書面で記録をしながら数回の話しあいにより進行し，人権擁護者も同席した。質問紙を用い，研究について理解しているか否かについて確認した。緊急の薬物治療や入院を要するようになった場合，研究参加を中止することが事前に明確に定められた。実験室でのΔ-9-THCへの暴露が統合失調症や将来の大麻使用に何らかの短期的・長期的影響を及ぼすかどうかを判定するため，研究後1, 3, 6か月の時点で，安全性についてのデータが前方視的に集められた。

　3回のテストは，Δ-9-THCの半減期が長いことを考慮して，それぞれ1週間以上あけて行った。吸入の場合にはΔ-9-THCの動態が個体間でも個人内でもかなり変動するため，Δ-9-THCは静脈内に投与した。データは，用量（プラセボ，2.5 mg, 5 mg），時間（10分後，80分後，200分後），用量×時間の相互作用を，固定効果と構造化変量－共変量パターン行列とした混合効果モデルを用いて，SAS PROC MIXEDプログラムを用いて解析した。

統合失調症患者と健常対照者における Δ-9-THC の効果

Δ-9-THC は，統合失調症患者において陽性・陰性症状評価尺度（PANSS）の陽性症状評価尺度の得点を増加させた。陽性症状の悪化は中程度で，最終評価時までには陽性症状はベースラインのレベルに戻っていた（図 15.1）。悪化を認めた陽性症状は，概して個々人の状態に特有の症状であった。

Δ-9-THC は，健常対照者においても PANSS 陽性症状評価尺度の得点を一時的に増加させた。陽性症状の増加は中程度で，最終評価時までにはベースラインレベルに戻っていた。健常者に認められた陽性症状のなかには，疑惑，誇大性，概念の統合障害，異常な思考内容など，統合失調症患者の陽性症状に類似したものがあった。例えば，健常者の一人は，研究スタッフが認

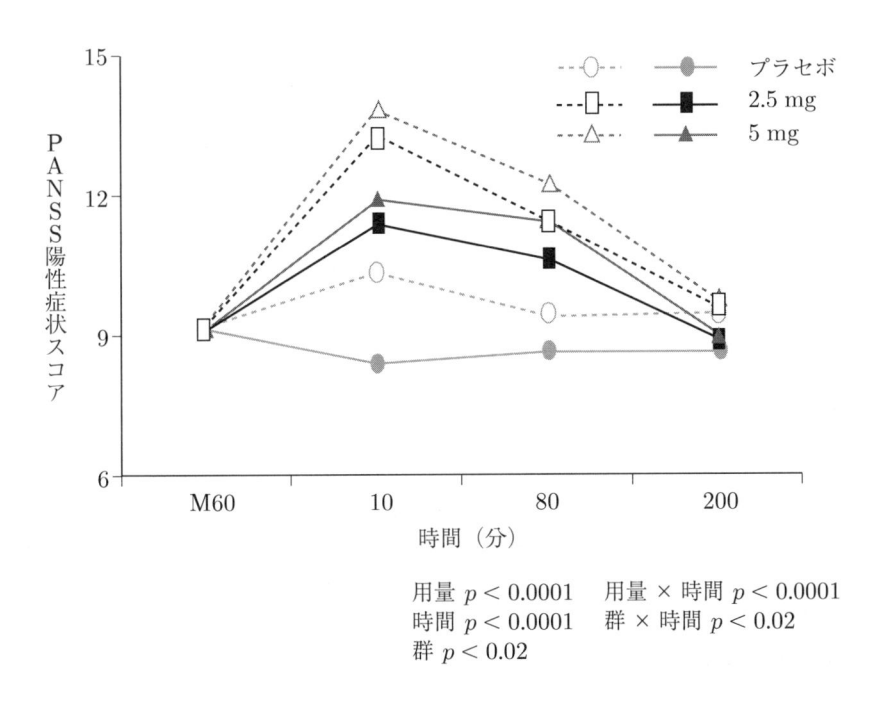

用量 $p < 0.0001$　用量 × 時間 $p < 0.0001$
時間 $p < 0.0001$　群 × 時間 $p < 0.02$
群 $p < 0.02$

図 **15.1**　健常者（実線）と統合失調症患者（破線）における，Δ-9-THC の PANSS 陽性症状に対する効果

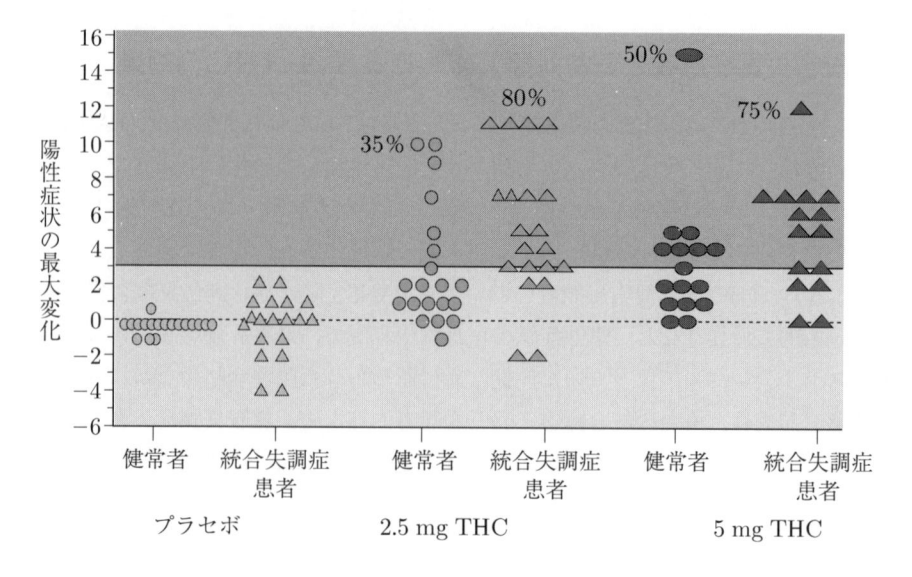

図 15.2 プラセボ，2.5 mg Δ-9-THC，5 mg Δ-9-THC 投与後の，健常者と統合失調症患者における陽性症状の最高増加量

知機能検査の施行法を変更することで自分をだまそうとしていると述べ，また別の一人は，スタッフが血圧計やシーツを使って Δ-9-THC を不正に投与してきているように思うと述べた（疑惑）。他の健常者たちは，自分の考えを見失ってしまう，あるいは考えが切れ切れに起こっている（概念の統合障害），さらには，あらゆるものごとがいっせいに起こっていて，自分の思考がバラバラになってしまったように感じる，などと報告した。健常者のなかには，自分の心が研究スタッフに読まれている気がする，自分には未来がみえるように思える，などと述べる者もいた（異常な思考内容）。

予備的な解析において，臨床的に意味のある陽性症状に対する Δ-9-THC の効果を 2 群間で比較した（図 15.2）。臨床的に意味のある陽性症状は，PANSS の陽性症状評価尺度における 3 点以上の増加と定義した。臨床的に意味のある精神病症状を経験する比率は，統合失調症患者のほうが健常者に比べて高かった。Δ-9-THC は，「臨床医による解離症状評価尺度（CADSS）」で評価した知覚の変容も，両群において用量依存的に有意に増加させた。

15 章 「大麻漬けで破滅」

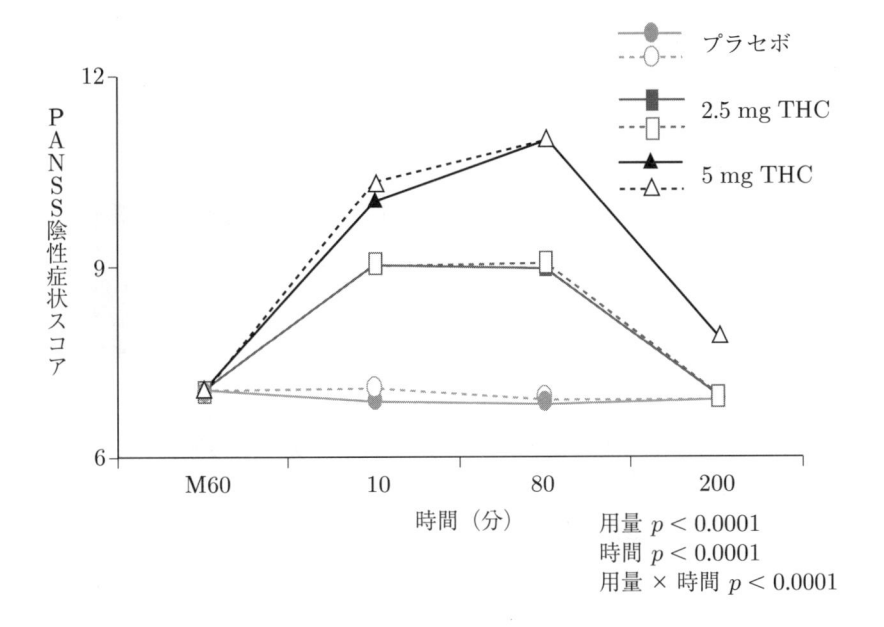

図 15.3　健常者（実線）と統合失調症患者（破線）における，Δ-9-THC によって誘発された PANSS 陰性症状の変化

　Δ-9-THC は，PANSS の陰性症状評価尺度で評価した陰性症状も有意に増加させた（図 15.3）。しかし，Δ-9-THC では鎮静作用やカタレプシー惹起作用があることが知られており，陰性症状を評価する際の交絡要因になった可能性がある。さらに，薬物投与研究は，陰性症状を実際に評価する上での最善の方法ではない。それにしても，これらは統計的に有意な結果だったのである（図 15.3 参照）。

　Δ-9-THC は，健常者と統合失調症患者において即時再生〔訳注：記憶力の一つ〕を低下させた（図 15.4）。Δ-9-THC 5 mg 投与時の健常者の即時再生は，プラセボ投与日の統合失調症患者のものと同程度であった。統合失調症患者は健常者に比べ，Δ-9-THC による即時再生への影響を受けやすいようであった。同様に，Δ-9-THC は遅延再生も有意に低下させたが（図 15.4 参照），健常者と患者のあいだで明らかな差はなかった。

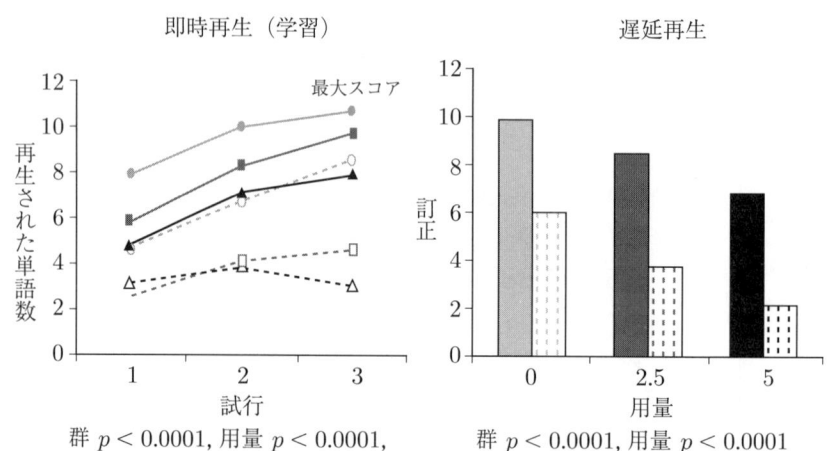

図 **15.4** 左：健常者（実線）と統合失調症患者（破線）における，Δ-9-THC による学習（即時再生）の障害。右：健常者（塗りつぶされた棒グラフ）と統合失調症患者（模様のついた棒グラフ）における，Δ-9-THC による記憶（遅延再生）の障害。

参加者には研究参加後 1, 3, 6, 9 か月の時点で連絡をとった。いずれの群でも，本研究での Δ-9-THC 暴露が将来の大麻使用に悪影響を及ぼすことを示唆するエビデンスは得られなかった。統合失調症患者において，本研究への参加が病気の長期的，短期的な経過（入院率，救急外来受診回数など）に悪影響を及ぼすことを示唆するエビデンスは得られなかった。

要約すると，Δ-9-THC は一過性に，統合失調症患者の症状を悪化させ，健常者では一連の統合失調症様の症状を惹起した。統合失調症に関連する症状と副作用のいずれに対しても，Δ-9-THC による「有益な」効果は認められなかった。研究対象とした統合失調症患者の全員がドーパミン D_2 拮抗薬を服用し臨床的に安定していたため，Δ-9-THC による影響の受けやすさの群間差はおそらく小さくなっていただろう。どのようなメカニズムで Δ-9-THC

が統合失調症患者の症状を悪化させ，健常者で精神病症状を誘発したのかはわかっておらず，さらなる研究が必要である。

カンナビノイド，ドーパミン，精神病

　大麻（カンナビス）が精神病症状を起こすメカニズムの候補のなかに，ドーパミンのメカニズムがある。行動学的，生化学的，電気生理学的データによって，カンナビノイド作用の一部にドーパミン系が関与することが証明されている。Δ-9-THC は，腹側被蓋野から側坐核に至る中脳辺縁系ドーパミン経路の神経発火を高めることが示された [27-29]。Δ-9-THC は側坐核シェル領域におけるドーパミン放出も増加させることが示されているが [30-32]，この効果はヘロイン，コカイン，D-アンフェタミン，ニコチンなどでもみられる。注目すべきこととして，Δ-9-THC に誘発される fos〔訳注：神経活動の間接的なマーカー分子〕の発現は，ドーパミン拮抗薬によって阻害される [33]。電気生理学的研究と一致して，CB-1R（カンナビノイド受容体の一つ）作動薬は，側坐核 [33] や腹側被蓋野にある A10 ドーパミンニューロン [34] において cfos〔訳注：上記 fos の一つ〕の発現を誘導し，さらに，これらの効果はドーパミン D_2 受容体拮抗薬 [33] や CB-1R 拮抗薬 [34,35] によって阻害される。

　ドーパミン系が Δ-9-THC による精神病症状に重要な役割を果たしているのなら，ドーパミン D_2 拮抗薬がこういった効果を阻害する可能性がある。二つめの現在進行中の研究は，健常者を対象とした二重盲検下での無作為化プラセボ比較試験において，ハロペリドールが Δ-9-THC 反応に与える影響を評価することを目的とした。大麻への暴露経験があり，かつ大麻乱用障害の既往歴がない者だけを研究対象とした。本研究参加後に大麻依存になってしまうのをできるかぎり防ぐため，大麻への暴露経験がない者は除外した。健常者群は，0.05 mg/kg のハロペリドール（体重 70 kg なら 3.5 mg）またはプラセボを経口投与され，その後，プラセボと Δ-9-THC（0.05 mg/kg）を一定の順序で静脈内に投与された。このように，プラセボまたはハロペリドール投与の 90 分後にプラセボを投与され，さらにその 120 分後に活性型 Δ-9-THC を投与されたのである。

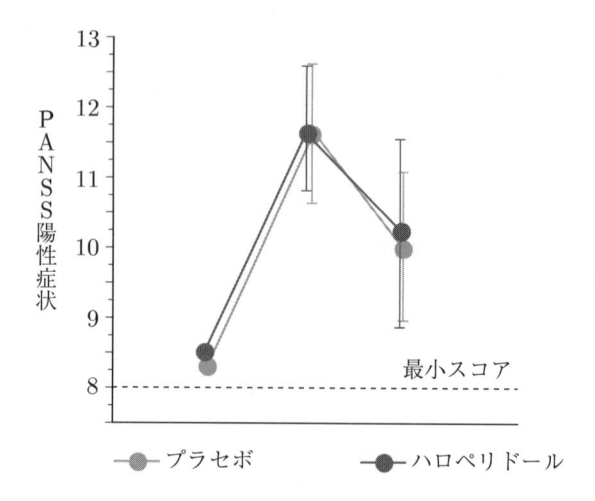

図 15.5 ハロペリドールは，Δ-9-THC によって惹起される陽性症状（PANSS で評価）を軽減しない。

予想どおり，Δ-9-THC（0.05 mg/kg）は PANSS 陽性症状項目の得点を増加させた。しかし，ハロペリドールは，Δ-9-THC によって起こる精神病症状に影響を与えなかった（図 15.5）。これらの予備的な知見は，ドーパミン D_2 受容体拮抗薬が Δ-9-THC に関連した精神病症状に有効ではない可能性や，ドーパミン系がカンナビノイドの精神病誘発作用に主要な役割を果たしていない可能性を示唆している。

Δ-9-THC「モデル」精神病と，精神病の神経生物学における意義

アンフェタミンとケタミンのパラダイムは，ドーパミン仮説とグルタミン酸仮説を進展させる上で決定的に重要であった。Δ-9-THC が健常者において統合失調症様の一過性の陽性症状，陰性症状，認知機能障害を惹起したという知見は興味深く，精神病のカンナビノイド仮説を示唆するものである。この仮説を不確定ながらも支持するエビデンスとなるデータが，各方面から

集まってきている。本章で論じた薬理学的研究からの知見と,死後脳[36],疫学[37-41],神経化学[42],遺伝学[43]などの研究のデータを組み合わせ,カンナビノイド受容体系の機能不全が統合失調症の病態生理や治療に関与しているのかどうかを調べる必要がある。

謝　辞

米国国立精神保健研究所(R01 MH61019-02),国立薬物乱用研究所(R01 DA12382-01),スタンレー財団,ドナヒュー財団による資金提供(いずれも筆者への)を受けた。

引用文献

1) Moreau de Tours J, Sobre el hachisch y la alienacion mental. *Actas Luso-Espanolas de Neurologia, Psiquiatria y Ciencias Afines* 1973; **1**:477-484.
2) Johns A, Psychiatric effects of cannabis. *Br J Psychiatry* 2001; **178**:116-122.
3) Mueser KT, Bellack AS, Blanchard JJ, Comorbidity of schizophrenia and substance abuse: implications for treatment. *J Consul Clin Psychol* 1992; **60**:845-856.
4) Cuffel BJ, Heithoff KA, Lawson W, Correlates of patterns of substance abuse among patients with schizophrenia. *Hospital Community Psychiatry* 1993; **44**:247-251.
5) Kessler RC, Foster CL, Saunders WB, Stang PE, Social consequences of psychiatric disorders, I: Educational attainment. *Am J Psychiatry* 1995; **152**:1026-1032.
6) Hambrecht M, Hafner H, Substance abuse and the onset of schizophrenia. *Biol Psychiatry* 1996; **40**:1155-1163.
7) Fowler IL, Carr VJ, Carter NT, Lewin TJ, Patterns of current and lifetime substance use in schizophrenia. *Schizophr Bull* 1998; **24**:443-455.
8) Farrell M, Howes S, Taylor C et al, Substance misuse and psychiatric comorbidity: an overview of the OPCS National Psychiatric Morbidity Survey. *Addict Behav* 1998; **23**:909-918.
9) Jablensky A, McGrath J, Herrman H et al, Psychotic disorders in urban areas: an overview of the Study on Low Prevalence Disorders. *Aust NZ J Psychiatry* 2000; **34**:221-236.
10) Buhler B, Hambrecht M, Loffler W, an der Heiden W, Hafner H, Precipitation and determination of the onset and course of schizophrenia by substance abuse — a retrospective and prospective study of 232 population-based first illness episodes. *Schizophr Res* 2002; **54**:243-251.
11) Schneier FR, Siris SG, A review of psychoactive substance use and abuse in schizophrenia. Patterns of drug choice. *J Nerv Ment Dis* 1987; **175**:641-652.
12) Dixon L, Haas G, Weiden J, Sweeney J, Frances AJ, Drug abuse in schizophrenic patients: clinical correlates and reasons for use. *Am J Psychiatry* 1991; **148**:224-230.

13) Peralta V, Cuesta MJ, Influence of cannabis abuse on schizophrenic psychopathology. *Acta Psychiatr Scand* 1992; **85**:127-130.
14) Addington J, Duchak V, Reasons for substance use in schizophrenia. *Acta Psychiatr Scand* 1997; **96**:329-333.
15) Addington J, Addington D, Substance abuse and cognitive functioning in schizophrenia. [Comment]. *J Psychiatry Neurosci* 1997; **22**:99-104.
16) Brunette MF, Mueser KT, Xie H, Drake RE, Relationships between symptoms of schizophrenia and substance abuse. *J Nerv Ment Dis* 1997; **185**:13-20.
17) Phillips P, Johnson S, How does drug and alcohol misuse develop among people with psychotic illness? A literature review. *Soc Psychiatry Psychiatr Epidemiol* 2001; **36**:269-276.
18) Dixon L, Haas G, Weiden P, Sweeney J, Frances A, Acute effects of drug abuse in schizophrenic patients: clinical observations and patients' self-reports. *Schizophr Bull* 1990; **16**: 69-79.
19) Mueser KT, Yarnold PR, Bellack AS, Diagnostic and demographic correlates of substance abuse in schizophrenia and major affective disorder. *Acta Psychiatr Scand* 1992; **85**:48-55.
20) Negrete JC, Knapp WP, The effects of cannabis use on the clinical condition of schizophrenics. *NIDA Res Monogr* 1986; **67**:321-327.
21) Negrete JC, Knapp WP, Douglas DE, Smith WB, Cannabis affects the severity of schizophrenic symptoms: results of a clinical survey. *Psychol Med* 1986; **16**:515-520.
22) Linszen DH, Dingemans PM, Lenior ME, Cannabis abuse and the course of recent-onset schi-zophrenic disorders. *Arch Gen Psychiatry* 1994; **51**:273-279.
23) Caspari D, Cannabis and schizophrenia: results of a follow-up study. *Eur Arch Psychiatry Clin Neurosci* 1999; **249**:45-49.
24) Dixon L, Dual diagnosis of substance abuse in schizophrenia: prevalence and impact on outcomes. *Schizophr Res* 1999; **35(Suppl)**:S93-100.
25) Liraud F, Verdoux H, [Effect of comorbid substance use on neuropsychological performance in subjects with psychotic or mood disorders]. *Encephale* 2002; **28**:160-168.
26) Liraud F, Verdoux H, [Clinical and prognostic characteristics associated with addictive comorbidity in hospitalized psychiatric patients]. *Encephale* 2000; **26**:16-23.
27) French ED, delta9-tetrahydrocannabinol excites rat VTA dopamine neurons through activation of cannabinoid CB1 but not opioid receptors. *Neurosci Lett* 1997; **226**:159-162.
28) French ED, Dillon K, Wu X, Cannabinoids excite dopamine neurons in the ventral tegmentum and substantia nigra. *Neuroreport* 1997; **8**:649-652.
29) Meilis M, Gessa GL, Diana M, Different mechanisms for dopaminergic excitation induced by opiates and cannabinoids in the rat midbrain. *Prog Neuropsychopharmacol Biol Psychiatry* 2000; **24**:993-1006.
30) Chen J, Paredes W, Lowinson JH, Gardner EL, Delta-9-tetrahydrocannabinol enhances presynaptic dopamine efflux in medial prefrontal cortex. *Eur J Pharmacol* 1990; **190**:259-262.
31) Chen JP, Paredes W, Lowinson JH, Gardner EL, Strain-specific facilitation of dopamine efflux by delta-9-tetrahydrocannabinol in the nucleus accumbens of rat: an in vivo microdialysis study. *Neuroscience Letters* 1991; **129**:136-180.
32) Tanda G, Pontieri FE, Di Chiara G, Cannabinoid and heroin activation of mesolimbic dopamine transmission by a common mu1 opioid receptor mechanism. [Comment]. *Science* 1997;

276:2048-2050.
33) Miyamoto A, Yamamoto T, Ohno M et al, Roles of dopamine D1 receptors in delta9-tetrahydrocannabinol-induced expression of Fos protein in the rat brain. *Brain Res* 1996; **710**: 234-240.
34) Patel S, Hillard CJ, Cannabinoid-induced Fos expression within A10 dopaminergic neurons. *Brain Res* 2003; **963**:15-25.
35) Porcella A, Gessa GL, Pani L, Delta9-tetrahydrocannabinol increases sequence-specific AP-1 DNA-binding activity and Fos-related antigens in the rat brain. *Eur J Neurosci* 1998; **10**:1743- 1751.
36) Dean B, Sundram S, Bradbury R, Scarr E, Copolov D, Studies on [3H]CP-55940 binding in the human central nervous system: regional specific changes in density of cannabinoid-1 receptors associated with schizophrenia and cannabis use. *Neuroscience* 2001; **103**:9-15.
37) Andreasson S, Allebeck P, Engstrom A, Rydberg U, Cannabis and schizophrenia. A longitudinal study of Swedish conscripts. *Lancet* 1987; **2**:1483-1486.
38) Zammit S, Allebeck P, Andreasson S, Lundberg I, Lewis G, Self reported cannabis use as a risk factor for schizophrenia in Swedish conscripts of 1969: historical cohort study. *BMJ* 2002; **325**:1199.
39) Andreasson S, Allebeck P, Engstrom A, Rydberg U, Cannabis and schizophrenia. *Lancet* 1988; **1**:1000-1001.
40) Arseneault L, Cannon M, Poulton R et al, Cannabis use in adolescence and risk for adult psychosis: longitudinal prospective study. *BMJ* 2002; **325**:1212-1213.
41) McGuire PK, Jones P, Harvey I et al, Morbid risk of schizophrenia for relatives of patients with cannabis-associated psychosis. *Schizophr Res* 1995; **15**:277-281.
42) Leweke FM, Giuffrida A, Wurster U, Emrich HM, Piomelli D, Elevated endogenous cannabinoids in schizophrenia. *Neuroreport* 1999; **10**:1665-1669.
43) Ujike H, Takaki M, Nakata K et al, CNR1, central cannabinoid receptor gene, associated with susceptibility to hebephrenic schizophrenia. *Mol Psychiatry* 2002; **7**:515-518.

16 章

統合失調症はドーパミン系の調節不全である

アンソニー・A・グレース

　統合失調症の病態生理についての重要な仮説の一つは，統合失調症のドーパミン仮説である。このモデルはいくつかの知見に基づいている。すなわち，(1) 脳内でドーパミン放出を増加させるアンフェタミン（覚醒剤）のような薬が，健常者において精神病症状を起こしうる，(2) 統合失調症患者の陽性症状はドーパミン放出薬によって悪化しうる，(3) 現在使用されている臨床的効果をもった抗精神病薬はすべて，ドーパミン D_2 受容体阻害作用があるという共通の特性を有している（グレースら[1]を参照）。しかし，統合失調症は単なるドーパミン過剰状態のみに起因しているという概念は，数多くの他のエビデンスによって論駁されている。

　統合失調症のドーパミン仮説のどこが間違っているのか？　まず，統合失調症患者の脳においてドーパミンやその代謝物の濃度が異常に上昇しているというエビデンスがない。健常者において統合失調症様の症状を起こすことが知られているアンフェタミン[2]は，脳内で細胞外ドーパミン濃度を30倍に増加させることによって，そのような症状を引き起こすことが知られているが，統合失調症患者の脳においてこのような程度までドーパミン濃度が増加しているというエビデンスはまったくない。また，抗精神病薬は，投与後数分以内に受容体占拠率が特定のレベルに達するような用量で投与することができるが[3]，それにもかかわらず，これらの抗精神病薬の治療効果が最大限発揮されるようになるには数週間を要する[4]。抗精神病薬の治療作用を理解するためには，辺縁系回路についてと，ドーパミンがこの回路にどのように影響しているのかを知る必要がある。基本的に，前頭前皮質はグルタミン

酸入力を側坐核に供給し、それによって腹側淡蒼球と背内側視床へのGABA作動性の投射が活性化される。視床は前頭前皮質に興奮性入力を与え、ここにこの回路が完成する（図16.1）。

ドーパミンはこの回路内に二つの重要な作用点をもっており、それは側坐核レベルと前頭前皮質内である。もちろん、統合失調症ではドーパミンが重

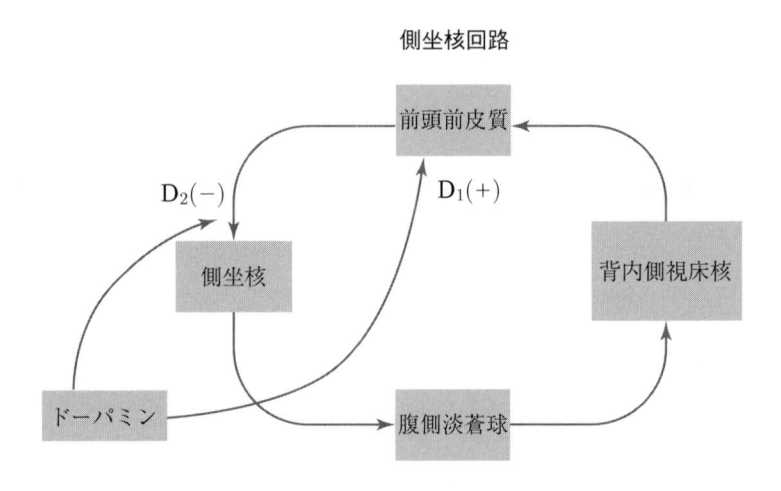

側坐核回路

[図：辺縁系回路内でのドーパミン相互作用を示す回路図。前頭前皮質、側坐核、腹側淡蒼球、背内側視床核、ドーパミンの結合を示し、$D_2(-)$ が側坐核へ、$D_1(+)$ が前頭前皮質への作用点として示されている。]

図16.1 辺縁系回路内でのドーパミンの相互作用を示す回路図。前頭前皮質はグルタミン酸作動性の興奮性入力を側坐核に与える。次に、側坐核はGABA作動性の抑制性投射を腹側淡蒼球に供給し、腹側淡蒼球がGABA作動性の抑制性投射を視床に与える。したがって、側坐核が活性化されると、視床の脱抑制と前頭前皮質の興奮が起こり、このフィードバック促進系が完成する。ドーパミンはこの回路をいくつかの部位で調節することができる。特に、腹側被蓋野からのドーパミン入力は、D_1 受容体を介して前頭前皮質投射ニューロンの活性化を促進する。それに対して、側坐核レベルのドーパミンは、おそらく皮質－側坐核興奮のシナプス前抑制により、D_2 受容体に作用して側坐核ニューロンの前頭前皮質性の興奮を弱める。主として D_2 拮抗薬である抗精神病薬は、前頭前皮質におけるドーパミンの放出を増加させることと、皮質－側坐核求心性ニューロンの D_2 受容体による抑制を消去することで、皮質－側坐核刺激を増加させると考えられる。

要な役割を果たしているため（図16.1参照），こういった領域におけるドーパミンの効果は精力的に調べられてきた．それでも，こういった効果について正確に理解しようとすると，困難がつきまとう．例えば，こういった系を，ニューロンの外部環境への局所的な薬理学的統制が十分行えない生体の正常組織内で調べると，ドーパミン作動薬が神経活動に及ぼす強い効果を観察することができる．しかし，薬が既知の濃度で受容体に結合するような調節を比較的容易に行える生体組織外で調べた場合，その効果を観察するのはそれほど容易ではない[5]．これが意味するのは，ドーパミンの効果のかなりの部分が，生体組織外には存在せず，生体組織内にのみ存在する複数の系のあいだの相互作用に依拠しているかもしれない，ということである．したがってわれわれは，薬を投与する目的で微小透析（マイクロダイアリシス）プローブを埋め込むという新しい技術を用いてこの問題にアプローチした．さらに，生体内において微小透析プローブに隣接した領域で細胞内記録を行うことによって[6]，局所的な環境の変化が神経活動を記録している領域にどのような影響を与えるのかがよくわかるように工夫した．

　この方法を用いて，前頭前皮質において形態学的に同定した錐体細胞の活動に対するドーパミンの影響について調べた．ベースラインでは，自発的な低振幅の興奮性シナプス後電位（EPSP）が観察された．プローブからN-メチル-D-アスパラギン酸（NMDA）を投与すると，EPSP頻度の増加と膜の脱分極が観察された．灌流液にドーパミンを加えると，脱分極曲線の持続時間が長くなった．したがって，ドーパミンはD_1受容体を介して作用し，前頭前皮質においてグルタミン酸への反応を強めたのである．皮質下領域では，側坐核のなかでドーパミンが強い作用を及ぼしていることが発見された[7]．とりわけ，ドーパミンは前頭前皮質から側坐核への投射に対して強い効果をもっている．生体において側坐核ニューロンからの細胞内記録を用い，微小透析プローブを通してD_2拮抗薬のエチクロプライドを投与すると，前頭前皮質刺激によって起こるEPSPの振幅が増大することが発見された[7]．それに対して，D_1拮抗薬を投与してもこのような反応は起こらなかった．この場合，D_2拮抗薬がEPSP振幅を増大させることが見いだされたことから，側坐核での内因性ドーパミン濃度によって規定される前頭前皮質入力の強力な持続的抑制を，この実験ではブロックしていることが示された．

まとめると，ドーパミンはこの皮質辺縁系回路内で多様な作用をもっており，そのなかには，D_1 受容体を介して前頭前皮質を活性化する作用や，シナプス前 D_2 受容体を介して前頭前皮質による側坐核の刺激を抑制する作用がある（図 16.1 参照）。現行の抗精神病薬は，側坐核において D_2 受容体を阻害し，皮質 − 側坐核神経連絡の抑制を解除するものと想定されている。この系の機能を正常レベルに維持しようと試みるなかで，D_1 作動薬や，グルタミン酸を調節するような薬物を用いることで，この回路を活性化して皮質 − 皮質下の平衡を回復する方法を見いだすことができればよい，とわれわれは望んでいる。

　他に強い影響をもっている脳構造として，海馬，特に海馬台がある。海馬台は，この回路内における情報の流れを焦点づけるという強い影響を及ぼしていることが，多くの研究で示されてきている[8]。しかし，最近のデータは，海馬自体が側坐核におけるドーパミン刺激へのかなり強い効果をもっていることも示している[9]。特に，腹側海馬台が NMDA の注入によって活性化されると，海馬台から腹側被蓋野への多シナプス性遠心性経路の活性化が生じ，それによってドーパミンニューロンが活性化される。この領域からの電気生理的な活動量の測定に使うことのできる，ドーパミンニューロンの全体としての活性の指標がいくつかあることが，研究によって示されている。ドーパミンニューロンは自らの発火率を変えることができるのだが，これらのニューロンの最大発火率が制限されていることを考慮すると，このパラメータには低い限界がある。しかし，ドーパミンの流出量を調節する上でより重要と考えられる，他の二つのパラメータがある。一つはドーパミンニューロンの全体の活性，言い換えると，何個の細胞が実際に発火しているかというもので，もう一つは発火のパターンである。シュルツらの研究[10]や他の研究から，これらの細胞内の群発的発火活動は，この系における行動面でのいくつかの指標のなかでも，より重要なものであることが知られている。われわれは，NMDA を加えてもドーパミンニューロンの発火率や群発的発火活動にはほとんど変化がないことを見いだした。他方，発火している細胞の数に関しては強力な活性化がみられている。したがって，海馬台に NMDA を注射すると，発火していないニューロンが活性化することになる。これは側坐核を経由して作用する経路によっているものと思われるが，その理由は，

側坐核にグルタミン酸拮抗薬を注射すると海馬の活性化がドーパミンニューロン発火に与える効果が消去されるからである。

　次にわれわれは，この活性化を調節している可能性のある，側坐核から腹側被蓋野のドーパミンニューロンに至る経路を調べた。まず，腹側海馬台による側坐核のGABA作動性出力ニューロンの活性化を模倣するため，側坐核の主要な標的の一つである腹側淡蒼球においてGABA作動性の状態を高めた。この方法として，それぞれGABA AとGABA B受容体の作動薬であるムシモールとバクロフェンをこの領域に注射した。この注射によって腹側淡蒼球が不活性化されたとき，ドーパミンニューロンの発火率や発火パターンにはやはり変化がなかったが，発火しているドーパミンの細胞数が顕著に増加していた。したがってわれわれの考えは，腹側淡蒼球は，発火率が高いことによって腹側被蓋野内の一定の細胞集団を抑制状態に保ち，残りの細胞が発火している，というものである。腹側淡蒼球を不活性化するとこの抑制が解除され，より多くのドーパミンニューロンが自発的なスパイク発火を始めた。

　側坐核出力系を介して影響を受けていると思われる他の経路に，脚橋核がある。この系は，グルタミン酸作動性刺激とコリン作動性刺激を腹側被蓋野に供給していることが知られている。ここでは，われわれは，GABAの拮抗薬であるビククリンの注入によって，この入力を活性化した。発火率や全体の活動には変化がなかったが，群発的発火が非常に顕著に増加することを発見した。

　したがって，われわれはこれらの経路を操作することで，ドーパミン細胞の発火数や群発的発火を独立に統制できるのである。これによって，これら二つのドーパミン細胞活動のパラメータの相対的な影響や，それが側坐核においてどのようにドーパミン放出に影響しているのかを調べることが可能になった。これは，側坐核内に微小透析プローブを埋め込み，これらの系を操作することで行われた。まず，腹側淡蒼球の不活性化（これはドーパミンニューロンの発火数を増加させうる）によって，側坐核における細胞外ドーパミン濃度が50%増加した。したがって，活性化状態になく発火していないドーパミンニューロンの活性化が，ドーパミン濃度の増加につながるのである。群発的発火を増加させる効果についてはどうか？　この種の活動は，

行動面に関連した刺激に関係することが最も多いため，ドーパミン放出への強力な効果をもっているのではないかとわれわれが予想していたものである。しかし，脚橋核の活性化は，細胞外ドーパミン濃度の変化をもたらさなかった。このことは，脚橋核を活性化させると，ドーパミン拮抗薬によって抑制されうるドーパミン関連行動を活性化するであろう，という知識に照らし合わせると驚くべきことである。このことについて調べるため，微小透析プローブを通じてノミフェンシンという薬物を投与した。ノミフェンシンはドーパミンの取り込みを阻害する。ドーパミン取り込みが阻害されると，必ず細胞外ドーパミンの9倍の増加がまず測定される。しかし，このベースラインでの大きな増加にもかかわらず，腹側淡蒼球の不活性化によって細胞外ドーパミン濃度が約50％同様に増加する。そのため，ベースラインの高さを考慮するとドーパミン放出量はもちろんはるかに多いのであるが，比例した増加という点ではノミフェンシン投与がないときと同じなのである。

　脚橋核の活性化によって群発的発火がもたらされるとき，決まって起こることは何であろうか？　ベースラインのドーパミンが9倍に増加するにもかかわらず，細胞外ドーパミン濃度に関して，脚橋核の活性化は，この上昇したベースラインをさらに300％増加させるのだが，これは再取り込み阻害薬ノミフェンシンの存在下でのみ起こる。このことは，これら二つの求心性の系による，顕著に異なった動的ドーパミン統制が存在することを示唆している。発火している細胞数の変化は，再取り込み系の影響を受けない細胞外ドーパミン濃度の比例的な変化をもたらす。他方，群発的発火はドーパミン放出を顕著に増加させるようである。しかしこれは，まず再取り込みが阻害されないかぎり起こらない。これは，ドーパミン系ダイナミクスの持続性-相動性（tonic-phasic）モデルとよべるようなものに基づいて説明できるのではないか，とわれわれは考えている[11]。すなわち，群発的発火はドーパミン放出を著しく増加させるのである。この群発的発火は行動的にセイリアンスを与えられた刺激によって活性化されるが，これは，実験動物におけるドーパミンニューロンから記録したウォルフラム・シュルツ[10]や他の研究者たちによって描写されている。しかしこのシナプスドーパミンの莫大な増加は，ドーパミン再取り込みのプロセスによって，シナプス間隙から流出することなくすぐにキャンセルされ，そのため細胞外ドーパミン濃度の変化と

して測定しえないのである。対照的に，シナプス外ドーパミンの測定に必要であることがわかっている緩徐な単発性のスパイク状発火は，微小透析によって測定されうるこの持続性の細胞外ドーパミン濃度上昇の主要な要因である。これはドーパミン細胞の発火に依存しており，側坐核におけるシナプス前グルタミン酸作用によって調整されると考えられている[11]。持続性のドーパミン濃度はシナプス内ドーパミン濃度の1000分の1以下であるが，こういった細胞外濃度でもシナプス前のドーパミン自己受容体を刺激することができ，それによって相動性のドーパミン放出を減少させる。したがって，皮質によって調節される持続性ドーパミン濃度と，群発的発火に媒介される相動性ドーパミン放出との平衡が，ドーパミン系統制のダイナミクスを理解する基礎になるのではないか，と筆者は提案したのである。

精神障害に関してこの系が及ぼしていると考えられる影響を評価するために，われわれは統合失調症の動物モデルを開発しようと試みた。もちろん，ラットにおいて統合失調症のような複雑な認知の障害を模倣することは多くの問題をはらんでいるのだが，発達過程での破綻がヒトにおける統合失調症の病態生理に関与しているらしいというエビデンスを利用することで，この開発を成し遂げようと試みた。この目的で，メチルアゾキシメタノールアセテート（MAM）という薬を用いた。この薬はDNA複製と神経発達を妨げることが知られている。妊娠しているラットに対し，辺縁系皮質領域の一部が発達しつつある時期にあたる妊娠第17日目にこの薬を投与した。この動物モデルについての結果を簡潔に要約すると，このモデルと統合失調症とのあいだには多くの解剖学的類似がみられた[12]。統合失調症患者において報告されてきたのと同様に，細胞密度の増加とともに起こる辺縁系構造の縮小がみられたのである。行動レベルでのエビデンスとしては，驚愕反応に対するプレパルス抑制の障害や，保続の兆候である逆転学習の障害が知られている。薬理学的には，これらの動物はフェンサイクリジン（PCP）に対する反応の増大を示し，同様に，成長した動物においてのみアンフェタミン投与後に運動の増加がみられる（仔動物にはみられない）。したがってこのモデルは，統合失調症の動物モデルに期待されるものと一致する多くの特徴を示す。MAMで処理された成熟ラットのドーパミン系を調べると，ドーパミンニューロンがより多くの群発的発火を行っていることや，ケタミンが自発的

発火率を減少させるより強力な効果をもっていることが見いだされた。しかしわれわれは,群発的発火に対するケタミンの効果が逆転し,それによって抑制から興奮へと転じることを発見した。これらの MAM 処理動物のケースにおいてわれわれがみたものは,群発的発火に関してはドーパミン系の機能が高まっており,持続性ドーパミン濃度は下がっているということだ。つまり,この持続性−相動性ドーパミン平衡が障害されているのである。細胞外の持続性ドーパミン濃度に寄与しているゆるやかな自発的発火を減少させ,一方で群発的発火によって調節されるシナプスドーパミン放出を激化させることで,われわれはこの系への抑制を減弱させている。このことは,皮質による皮質下ドーパミン系の統制と同時に起こっているこの調節不全が,どうして過剰なドーパミン機能をもたらすのかの説明となるかもしれず,過剰なドーパミン機能については,ドーパミン系のベースラインの状態が正常であるらしいにもかかわらず,アンフェタミン投与によって統合失調症患者において健常者に比べて有意にドーパミン放出が増加する,というマルク・ラリュエルの研究[13]などによって示されている。したがって,われわれのエビデンスは,皮質系への発達早期の傷害に由来する病因[14]とともに,統合失調症では皮質による皮質下ドーパミン系の統制が障害されているというモデルを支持している。

引用文献

1) Grace AA, Bunney BS, Moore H, Todd CL, Dopamine cell depolarization block as a model for the therapeutic actions of antipsychotic drugs. *Trends Neurosci* 1997; **20**:31-37.
2) Angrist B, Santhananthan G, Wilk S, Gershon S, Amphetamine psychosis: behavioral and biochemical aspects. *J Psychiatr Res* 1974; **11**:13-23.
3) Sedvall G, Farde L, Persson A, Wiesel F-A, Imaging of neurotransmitter receptors in the living human brain. *Arch Gen Psychiatry* 1986; **43**:995-1005.
4) Johnstone EC, Crow TJ, Frith CD, Carney MWP, Price JS, Mechanism of the antipsychotic effect in the treatment of acute schizophrenia. *Lancet* 1978; **22**:848-851.
5) Grace AA, Dopamine. In: Charney D, Coyle J, Davis K, Nemeroff C (eds), *Psychopharmacology: The Fifth Generation of Progress*. Lippincott, Williams and Wilkins, Raven Press: New York, 2002.
6) West AR, Moore H, Grace AA, Direct examination of local regulation of membrane activity in striatal and prefrontal cortical neurons in vivo using simultaneous intracellular recording and microdialysis. *J Pharmacol Exp Ther* 2002; **301**:867-877.

7) West AR, Grace AA, Opposite influences of endogenous dopamine D1 and D2 receptor activation on activity states and electrophysiological properties of striatal neurons: studies combining in vivo intracellular recordings and reverse microdialysis. *J Neurosci* 2002; **22**:294-304.
8) O'Donnell P, Grace AA, Synaptic interactions among excitatory afferents to nucleus accumbens neurons: hippocampal gating of prefrontal cortical input. *J Neurosci* 1995; **15**:3622-3639.
9) Floresco SB, West AR, Ash B, Moore H, Grace AA, Ventral pallidal and pedunculopontine regulation of mesolimbic dopamine neuron activity: electrophysiological and neurochemical analyses. *Soc Neurosci Abstr* 2002; **28**:Program No. 358.4.
10) Schultz W, Tremblay L, Hollerman JR, Reward prediction in primate basal ganglia and frontal cortex. *Neuropharmacology* 1998; **37**:421-429.
11) Grace AA, Phasic versus tonic dopamine release and the modulation of dopamine system responsivity: a hypothesis for the etiology of schizophrenia. *Neuroscience* 1991; **41**:1-24.
12) Grace AA, Moore H, Regulation of information flow in the nucleus accumbens: a model for the pathophysiology of schizophrenia. In: Lenzenweger MF, Dworkin RH (eds), *Origins and Development of Schizophrenia: Advances in experimental psychopathology*. American Psychological Association Press: Washington, DC, 1998.
13) Laruelle M, Abi-Dargham A, Dopamine as the wind of the psychotic fire: new evidence from brain imaging studies. *J Psychopharmagol* 1999; **13**:358-371.
14) Grace AA, Developmental dysregulation of the dopamine system and the pathophysiology of schizophrenia. In: Keshavan M, Kennedy JL, Murray RM (eds), *Neurodevelopment and Schizo-phrenia*. Cambridge University Press, Cambridge, 2003.

17章

統合失調症は意識の障害である

クリス・フリス

　他の多くの分担執筆者と異なり，本章のタイトルは，編者ではなく筆者自身がつけたものである。筆者は，統合失調症の動物モデルを開発しようとしている人たちすべてに異議を唱えるべく，このタイトルをつけた。特に筆者が興味をひかれる種類の症状である妄想や幻覚は，マウスやラットで直接研究することはできない。それらは，患者の主観的報告からしか知りえない，意識の障害なのである[1]。本章では，患者が，自分は何らかの外的な力によってコントロールされている，と確信するような妄想に焦点をあてる。興味深いことに，二つの大きな研究によって，妄想や幻覚の重症度は，典型的な神経心理学的検査における障害とは関連しないことが示されている[2,3]。この知見は，幻覚や妄想と関連する認知機能障害は，標準的な認知機能テストでは測定できないことを示唆している。

　本章で筆者が異議を唱えたい他の種類の通説は，統合失調症における幻覚や妄想は絶対に理解できないものだ，というカール・ヤスパースの見解に関するものである[4]。幻覚や妄想を心理学や生理学のレベル，さらには経験的側面から理解し，そうした症状があるということがどういうことなのかについての着想を得ることができることを示し，実際に心と脳とがリンクしていることを証明してみたいと思う。皆がこの考えにうわべの賛同を示しているが，筆者の見解では，本書でこの点をとりあげているのは，本章以外では14章だけである。本書の残りの章の主眼は脳あるいは心のいずれかにおかれており，両者のリンクではない。たいていの統合失調症の研究者がそのようなリンクを考えようとしたときの到達点は，せいぜい，例えば「幻覚はドーパ

ミン受容体の感受性亢進によって引き起こされる」といったようなところである。ここには明らかに説明上のギャップがあり，それを埋めようというのが本章のねらいである。これはもちろん，認知神経科学によって解決されるべきものである。それは，脳の神経活動と，行動や主観的体験とをリンクさせることのできる認知モデルなのである。

「アナーキーハンド」とコントロール妄想

アナーキーハンドの最も有名な例は，映画『博士の異常な愛情』でピーター・セラーズが演じ分けた多くの役のなかの一人によって体験されたものである。この独特のケースの興味深い特徴は，当の手が人工的につくられたという点である。現実には，アナーキーハンドは非常に興味深いが，かなりまれな神経学的障害であり，患者が望んでもいないのに片手が勝手に動きだす，というものである。その手はドアノブをつかんだり，鉛筆を取って使ったり，その他にもさまざまなことをする[5]。興味深いのは，患者がこの行動について考えている内容である。彼らは，その手の動きは自らが意図したものではないということを認識している。例えば，あるケースでは，患者はもう一方の手で押さえたり，一晩中ベッドにくくりつけておいたりすることで，その手が動かないようにしようとした。このような患者たちは，自分が外的な力によってコントロールされているとは思っていない。彼らは，自分の手にどこか具合の悪いところがあると思っているのである。これと著しい対照をなしているのがコントロール妄想（被影響妄想）であり，こちらでは患者は自分の行動が外的な力によってコントロールされていると感じているのである。コントロール妄想についてのシーン・スペンスの古典的な実験（後述）では，患者は操作レバーを一連のランダムな方向に動かすことを要求される，というとても単純な課題を行った。患者たちはこの課題を正しく行ったが，それでも，自分は外的な力にコントロールされていると報告した。このケースでは，患者たちは課題をうまくこなしていたので，手は自らがそうするようにと意図したことをしていたことになるのだが，それでも彼らは，手が何らかの外的な力にコントロールされているように体験したのである。これは，アナーキーハンドの場合のような運動コントロールに関する障害で

はない。これは，運動コントロールに関する意識の障害なのである。特に，行動の感覚的な結果を過剰に意識するところに問題がある，と筆者は提案したい。しかし，まずは正常な運動系における意識について検討しなければならないだろう。

運動コントロールの正常な意識

　自分自身の動きや，そういった動きをコントロールする系について，われわれはどの程度正常に意識しているだろうか？　この問題に取り組んだ最初の研究の一つに，ベンジャミン・リベット（リベットら[6]）が被験者に対して，上げたいと感じたときに指を1本上げるという非常に単純な課題を行うよう求めたものがある。この行動は脳波のある電位と関連しているのだが，その電位とは，指が実際に動く前の1秒のあいだ，陰性の方向へとゆっくり振れるものである。リベットの独創的なアイデアは，被験者に二つのことを知らせるよう要求するというものであった。一つめは，いつ指を動かしたいと思ったかであり，二つめは，いつ実際に指を上げたかである。最も興味深い発見だと筆者が思うのは，自分が指を上げたと思った瞬間が，実際に指が上がった瞬間の間違いなく約80ミリ秒前であったことである。この結果は追試でも確認されている[7]。それでは，指が実際に動く約80ミリ秒前に指を上げたと認識しているとしたら，何を認識していることになるのだろうか？　これは指を上げたことによる感覚のフィードバックの認識ではありえない。なぜなら，このフィードバックは指が上げられた後100ミリ秒あたりまで起こらないからである。おそらく，ここで認識しているのは，指を上げたことの実際の結果ではなく，指を上げることの予想される結果であろう。この結果は，指を動かそうとして始まる筋肉の命令に基づいて予想されうるのである。

　リベットの研究結果の興味深い特徴として，ほかにも広く議論されてきたものがある。被験者が指を上げたくなったと報告する時間は，脳波活動において検出できる変化の約300ミリ秒後なのである。この結果は自由意志の可能性を否定するものだと考える人もいるかもしれないが，精神領域において，指を上げたいという衝動と実際に上げた瞬間が，身体領域におけるものより

も時間的に近接していることはおもしろい。精神領域では，指を上げたいという衝動は遅れて体験され，上げる瞬間は先行するものとして体験される。これは，パトリック・ハガードが，上げようという意図と実際の上昇とのあいだの「意図の時間的結合」とよんでいる，結合の形態である[7]。この効果は，自己主体感，すなわち自らの行動をコントロールしているという感覚を高める。パトリック・ハガードは，指を上げるのと，それによって起こる何らかの事象（例えば，ブザーの音を聞く）との関係を調べているときに，上述のものと同じ結合効果が得られることを示した。ここでも，精神領域においてこれら二つの事象のタイミングは近接していき，したがって，指を上げることでブザーを鳴らしているという体験が増加していく。経頭蓋磁気刺激（TMS）によって動きを起こし，この因果律の体験を中断させると，精神領域においてその二つの事象の時間は引き離される[8]。

　これらの観察において重要なことが二つある。まず，その認識は，指を動かしたことからくる実際の感覚のフィードバックのそれではなく，その感覚についての何らかの予測であるという点だ（感覚のフィードバックの認識が乏しいことの例については，フォーネレットとジャンネロッドによる文献[9]も参照されたい）。次に，精神領域では原因と効果は時間的に近接してくる点であり，これは自分自身の行動を制御しているという感覚を高める効果をもっているかもしれない。

　ダニエル・ウォルパートは，感覚の結果の予測がどのように得られると考えられるかを説明する，運動コントロールのモデルを開発した（例えば，フリスら[10]を参照）。目標が手を伸ばしてボタンを押すことなら，まずすべきは，この目標を達成するための一連の運動命令をプログラムすることである。この作業は「逆モデリング」とよばれ，コントロールする主体に依存する。この作業に基づいて，動きだす前に，これらの運動命令が発せられたらどのようなことが起こり，どのような感覚が生じそうかを推定することができる。こちらは「前方モデリング」とよばれ，予測機構によって決まる。そのようなシステムは，何らかの行為が実行されるときにどのような感覚が起こりそうかを，前もって予測する。その予測された感覚は，後に続いて生じる実際の感覚と比較されうる。それらが調和しないとしたら，予期しない何かが起こったことになる。運動が起こるときに人が認識しているのは，予測された

17章　統合失調症は意識の障害である

感覚である。実際の感覚の認識というのは，予測された感覚と大きな乖離があるときのみ存在する。すでに知っている感覚は，うまく予測されるため，体験する必要はないのである。

　これはもちろん，自分自身をくすぐることができない理由である。自分をくすぐるとき，どのように感じることになりそうかを前もって予測できるため，感覚が弱まるのである。サラ-ジェーン・ブレイクモアによる的確な実験により，この予測の正確さが証明された[11]。彼女は2本のロボットの腕を用いた。最初のロボットの腕は，被験者が右手を使って行った動きを記録して，この動きを2番目のロボットの腕に伝達し，このロボットの腕はその動きを同一被験者の左手上で再現した。これによってその被験者は，まるで堅い金属棒で自分自身をくすぐっているかのように感じ，あまりくすぐったくは感じなかったのである。もしそのロボットが，以前記録した動きを使ってまったく独自に被験者をくすぐっていたとしたら，はるかにくすぐったく感じたことであろう。この系を用いて，被験者とロボットの動きのあいだに，例えば200ミリ秒の時間の遅れを挿入した。そうしたところ，その遅れが大きくなるにつれ，くすぐったさも増大し，感覚の認識は予測によって正確に決まっていることが示された。興味深いことに，200ミリ秒の遅れの時点で，被験者はその遅れに気づいていなかったにもかかわらず，まるでロボットが独自にその動きを生みだしているかのようにくすぐったくなったのである。

　これらの効果は，生理学的な領域においてもみられる。別の研究では，強力な磁場内で作動する特別な木製のくすぐり装置を用い，被験者はくすぐられているあいだの磁気共鳴画像（MRI）を撮影された[12]。被験者がくすぐられたときに，第二次体性感覚野（SII）が両側性に活性化した。この領域の活性化は，被験者が自分自身をくすぐっていたときにははるかに小さく，これは実際，被験者がただ右手を動かしているだけで，自分自身をくすぐっていないときに活性化されていなかったのと同様であった。したがって，自らくすぐったときにはこの活性化はほぼ完全に減弱したのである。

コントロール妄想のある患者は，自ら生みだした感覚の減弱を欠いているのか？

　コントロール妄想や，それに関連する被影響体験をもった患者では，自ら生みだした運動に関連した感覚が正常に減弱しないのではないか，という重要な推測がある。言い換えると，そういった患者は自らをくすぐったがらせることができるはずだ，ということになる。この研究は，サラ-ジェーン・ブレイクモアがエディンバラのイブ・ジョンストンのグループと共同で行った[13]。被影響体験がある患者，他の精神病症状がある患者，対照者の3群が検査を受けた。対照者と被影響体験のない患者では，正常なパターン，すなわち，自分自身でくすぐっているときには自覚的な感覚が乏しく，他の人にくすぐられているときは効果が大きいというパターンを示した。コントロール妄想や，それに関連する症状のある患者では，自分でくすぐっているのと他人にくすぐられているのとで，主観的な感覚に差がないと報告した。この結果は，こういった特有の症状がある患者では，自ら生みだした行動に関連した減弱システムに何らかの異常があるのではないか，ということを示唆している。

　生理学領域において，同様な減弱の欠如を示す間接的エビデンスがある。シーン・スペンスらは，陽電子放射断層撮影（PET）を用いて非常に的確な実験を行った[14]。検査時にコントロール妄想のあった患者が，単純な運動課題を行った。多くの場合，撮影されている最中に，彼らは実際にコントロール妄想を経験したのである。彼らを妄想のない患者や対照群と比較したところ，コントロール妄想のある患者は右頭頂部で過活動を示した。さらに，数か月後に患者の症状が消失したときに検査したところ，この過活動は消失していた。したがって，その過活動はコントロール妄想の存在と特異的に関連しているように思われた。

　この過活動は，その運動課題に関連した手や腕の動きに結びついた感覚に関連した活動の減弱の欠如を反映しているのではないか，と筆者は考えている。コーネリアス・ワイラーらは，健常者において，能動的な腕の動きに関連した活動と受動的な腕の動きに関連した活動を比べた[15]。この研究ではくすぐりではなく，自発的に手を動かした場合と，誰かに動かされた場合と

を比較した。受動的な動きのあいだには、第二次体性感覚野に近接した頭頂皮質領域の活性化が増加していた。ここでも、自発的な動きのあいだには頭頂皮質の活性は減少していた。

この結果は、コントロール妄想のある統合失調症患者が自分の手を動かしたとき、健常者が受動的に手を動かされたのと同じような脳の活性化パターンを示す、ということを示唆している。彼らにとっては、まるで外的な力によって腕が動かされているかのように本当に感じるのではないか、と筆者は考えたい。

われわれは最近、デイビッド・オークリーとの共同研究を行ったが、その実験では、健常被験者において、外的にコントロールされる体験をつくりだすために催眠を用いた[16]。催眠下では、「自分の腕がひとりでに上がって（下がって）いきますよ」と被験者に伝えるのが標準的手法である。その後、被験者が能動的に腕を動かしたとしても、それは受動的なものとして体験されるであろう。そういった動きをしているときは、能動的に腕を動かしていると思いながら動かしているときに比べて、頭頂皮質の活性化が増大していたのである。

この減弱のメカニズムは、自分自身で起こした行動であって興味をひくようなものではない出来事であるために、不要な感覚的事象として無視することを可能にしている。そればかりか、自己主体感の体験、すなわち自ら生みだした行動をコントロールしているという体験にとっても非常に重要なのである。ファラーとフリスは、コンピュータ画面上のポインタの動きをコントロールしているのは自分自身か、あるいは他の誰かを決めるよう被験者に求めることで、直接的にこの問題を調べた[17]。その動きが実際に他の誰かによって行われたときには、やはり頭頂皮質の活性化が増加していた。現在では、健常者において、この領域は、他人によって起こされた行動と自ら起こした行動とを区別する際に特に深くかかわっていることを示唆する実験がいくつかある[18]。

これらの実験は、頭頂皮質における活性化の減弱の欠如は、本人が能動的に起こしているわけではない体験だけでなく、他の誰かが起こしている体験とも関連していることを示唆している。この観察は、コントロール妄想の起源に迫る、妥当な説明を提示している。注意してほしいのは、筆者が述べて

いるのは，統合失調症において頭頂皮質のこの領域が異常になっているに違いないということではなく，この領域の過活動が統合失調症の一部の症状に関連しているように思われるということなのである．その減弱の欠如は，おそらく脳の他の領域からのトップダウン式のコントロール不全に起因しているのではないかと思われ，その領域として最も考えられるのは前頭前皮質である．機能的な結合の指標と症状との関係を調べることで，この仮説をさらに詳しく検証していくことができるであろう（例えば，ローリーらの文献[19]を参照されたい）．

結　論

　コントロール妄想があるというのは，どのようなことを意味するのであろうか？　コンピュータによる発表が主流になった現在では，次の例のような状況はもうほとんどみられなくなったが，円形のスライドホルダーが使われていた古きよき時代には，いろいろなタイプのトラブルがあった．映写機のなかには，でたらめなタイミングによって，あるいは街の雑音によってスライドを進めてしまうものもあった．これは「アナーキー」な映写機の例であり，その明らかな結論は，映写機のどこかに不具合があるというものであろう．しかし，映写機が予期しない形で作動するということでは，まったく別の筋書きも考えられる．学会で，スライドの扱いに不慣れな演者に続いてあなたが発表するという場面を思い浮かべてほしい．彼は，自前の長い木製ポインターで床を軽くたたき，次のスライドを出してほしいと指示した．もちろん，あなたは演題上のボタンを押して自分のスライドを進めることにしていた．しかし，ボタンを押そうとちょうどあなたが手を伸ばしたとき，スライドがひとりでに進んでしまう．これは，円形スライドホルダー映写機のコントロール妄想である．あなたは映写機を進めようとしていたのだが，外部の何らかの力があなたのために進めたのである．自分の心を読んで映写機をコントロールしている何らかの動作主が存在するに違いない，とあなたは思うかもしれないし，この場合にはその考えは正しいであろう．その動作主は，あなたがいつスライドを変えてほしいかを話の内容から予測することのできる，別席の映写技師なのだ．要するに，コントロール妄

想とはこんなふうに感じられるものなのかもしれない，と筆者は思うのである。

引用文献

1) Frith CD, Consciousness, information processing and schizophrenia. *Br J Psychiatry* 1979; **134**:225-235.
2) Johnstone EC, Frith CD, Validation of three dimensions of schizophrenic symptoms in a large unselected sample of patients. *Psychol Med* 1996; **26**:669-679.
3) Basso MR, Nasrallah HA, Olson SC, Bornstein RA, Neuropsychological correlates of negative, disorganized and psychotic symptoms in schizophrenia. *Schizophr Res* 1998; **31**:99-111.
4) Jaspers K, *General Psychopathology*. Manchester University Press: Manchester, 1962.
5) Marchetti C, Della Salla S, Disentangling the alien and anarchic hand. *Cogn Neuropsychiatry* 1998; **3**:191-208.
6) Libet B, Gleason CA, Wright EW, Pearl DK, Time of conscious intention to act in relation to onset of cerebral activity (readiness-potential). The unconscious initiation of a freely voluntary act. *Brain* 1983; **106**:623-642.
7) Haggard P, Newman C, Magno E, On the perceived time of voluntary actions. *Br J Psychology* 1999; **90**:291-303.
8) Haggard P, Clark S, Kalogeras J, Voluntary action and conscious awareness. *Nat Neurosci* **5**:382-385.
9) Fourneret P, Jeannerod M, Limited conscious monitoring of motor performance in normal subjects. *Neuropsychologia* 1998; **36**:1133-1140.
10) Frith CD, Blakemore SJ, Wolpert DM, Abnormalities in the awareness and control of action. *Philos Trans R Soc Lon* 2000; **355**:1771-1788.
11) Blakemore SJ, Frith CD, Wolpert DM, Spatio-temporal prediction modulates the perception of self-produced stimuli. *J Cog Neurosci* 1999; **11**:551-559.
12) Blakemore SJ, Wolpert DM, Frith CD, Central cancellation of self-produced tickle sensation. *Nat Neurosci* 1998; **1**:635-640.
13) Blakemore S-J, Smith J, Steel RM, Johnstone EC, Frith CD, The perception of self-produced sensory stimuli in patients with auditory hallucinations and passivity experiences: evidence for a breakdown in self-monitoring. *Psychol Med* 2000; **30**:1131-1139.
14) Spence SA, Brooks DJ, Hirsch SR, Liddle PF, Meehan J, Grasby PM, A PET study of voluntary movement in schizophrenic patients experiencing passivity phenomena (delusions of alien control). *Brain* 1997; **120**:1997-2011.
15) Weiller C, Juptner M, Fellows S et al, Brain representation of active and passive movements. *Neuroimage* 1996; **4**:105-110.
16) Blakemore SJ, Oakley DA, Frith CD, Delusions of alien control in the normal brain. *Neuropsychologia* 2003; **41**:1058-1067.
17) Farrer C, Frith CD, Experiencing oneself vs another person as being the cause of an action: the neural correlates of the experience of agency. *Neuroimage* 2001; **15**:596-603.
18) Meltzoff AN, Decety J, What imitation tells us about social cognition: a rapprochement

between developmental psychology and cognitive neuroscience. *Philos Trans R Soc Lond B Biol Sci* **358**:491-500.
19) Lawrie SM, Buechel C, Whalley HC, Frith CD, Friston KJ, Johnstone EC, Reduced frontotemporal functional connectivity in schizophrenia associated with auditory hallucinations. *Biol Psychiatry* 2002; **51**:1008-1011.

18章

統合失調症に認知行動療法は有効か？

ショーン・ルイス

　統合失調症の中核症状が心理学的治療に反応するかもしれないという考えは，最近までほとんど異端といってもよいものであった。統合失調症は生物学的障害であり，分析的精神療法は無効であるばかりか，むしろ害をなすのではないか，というエビデンスが受け入れられていた[1]。

　過去10年以上にわたって，特に英国をはじめとしたヨーロッパ諸国において，特定の具体的な心理学的治療が統合失調症の症状を軽減する効果をもっているのではないか，という可能性に関心が集まってきている。そのなかで最も広く効果が主張されてきたのは，認知行動療法（CBT）である。この治療のエビデンスはどういったものなのだろうか？

エビデンス

　統合失調症に対する心理学的治療のエビデンスの基礎を表18.1に要約したが，これは，少なくとも一つの良質な臨床試験によって支持されている介入法についてリストアップしたものである。

　CBTに関する試験が初めて行われたのは1990年代半ばのことであるが，いまやCBTの効果は多くのエビデンスによって立証されている。最も再現性の高い研究結果は，継続的にCBTを行うと，その他の治療には抵抗性の統合失調症において，陽性症状や，陰性症状の一部を軽減するであろう，というものである。これまでの他のあらゆる試験と同様に，これらの試験では，CBTは通常の薬物療法に追加する形で行われている。独立した四つの良質な

表 18.1　統合失調症に有効な心理学的介入法

- 心理教育
- 家族介入 [2]
- 合併している薬物乱用への動機づけ面接 [3]
- 薬物療法へのノンアドヒアランスに対して，アドヒアランスを高める治療 [4]
- 認知行動療法
- 認知機能障害に対する，認知リハビリテーション療法 [5]

試験 [6-9] では，互いに似通ったエントリー基準を用いていたが，その基準とは，2剤以上の抗精神病薬による適切な治療にもかかわらず症状が持続している患者であり，彼らに対して内容や期間（6-9か月）の点で類似した実験的治療を行ったのである。これらの試験は他の点では異なっていたが，それはとりわけ，対照となる介入の選択と，予後の評価をブラインド下で行っているかどうか，においてである。全体として，これらの試験における陽性症状改善の効果量は約 0.6 である〔訳注：この場合の効果量は，治療的介入前後の陽性症状の差の大きさの指標であり，0.6 という数値は効果量が比較的大きいことを示す〕。陰性症状や，場合によっては社会機能についても，何らかの改善がみられた。さらに，効果は，治療後 6-9 か月，またはそれ以上にわたって持続するようである。センスキーらの試験 [7] では，比較対照群となる介入である befriending〔訳注：積極的な指示などを行わず，趣味やスポーツ，近況報告などのニュートラルな話題に徹する，支持的な面接〕の効果は，治療が終わると消失してしまったのに対し，CBT の効果は実際に経過観察期間中しっかりと持続していたようである。統合失調症の側面のうち CBT の効果が立証されているものを，表 18.2 にあげた。

これらの試験における患者の集団は，以前にクロザピンの効果について研究された集団と類似しており，系統的な総説を行った文献によると効果量はほぼ同じとされている [10]。ここでの重要な統計学的問題点は，これらの試験におけるサンプル集団が，持続的で強固な陽性症状をもっていることを条件として選ばれているということであり，このため，付加療法の効果を調べる試験の検出力が最大限に発揮された。この統計的に有利な点は，初発エピ

表 18.2 認知行動療法の効果が示されている，統合失調症の側面——ランダム化比較対照試験からのエビデンスの質の高さ

● 持続性の陽性症状	+++
● 陰性症状	++
● 急性エピソード	+
● 初発エピソード	++
● 再燃予防	++
●「前駆」症状	++

+: デザインに不備がある可能性のある試験が一つ，++: 良質なデザインの試験が一つ，+++: 二つ以上の試験。

ソードや急性期の患者，寛解状態にあるが再燃の危険性が高い患者などといった，ほかの患者集団を対象とした場合には現れてこないかもしれない。

　これらの試験の結果は，薬物療法に代わる治療法を求める臨床現場で熱心にとりあげられてきた。患者もまた，この新しい分野のエビデンスを歓迎した。重症の精神症状にかかっている患者や，その治療にあたっている者が，主要な心理学的アプローチに基づいた治療が実施できるようになることを期待するというのは，驚くにあたらないだろう。より最近の試験のなかに，特にタイプⅠエラー（偽陽性の結果）につながりうるような方法論的欠点を抱えているものがある，ということを認識しておくことは重要である。

　優れた臨床試験のデザインの特徴を表 18.3 に示した。総じて，心理学的治療の効果を確立するための根本的な規則が，薬物療法の効果を確立するため

表 18.3 優れた心理学的治療試験のデザインの特徴

- 臨床的に関連する集団からの，大規模で代表的なサンプル。
- 統計的検出力に裏づけられたサンプルの大きさ。
- 独立したランダム化。
- 正確さを独立に評価した，十分な具体性をもつ介入。
- 治療結果の評価が治療への割り付けについてブラインドで行われている。
- 治療結果の主な指標の信頼性，妥当性が高い。
- 試験中止者の記述を含めた治療意図（intent to treat; ITT）に基づく解析。

に用いられる規則と異なってはいけない，ということがいえそうである。さらに，薬物療法とそれ以外の治療法とのあいだで，デザインの詳細や，治療結果の指標の選択が近いものになればなるほど，より多くの点においてその二つの治療を比較することができる。

具体的な事柄として，薬物治療の第 III 相臨床試験における標準的手法である二重盲検デザインは，心理療法では使うことができない。これは，治療結果の評価がブラインド化できるところでは，そういったデザインを用いることが，むしろより重要になってくるということである。治療結果を評価する際に治療割り付けについてブラインドの状態を維持できるかどうかについて，議論が行われてきた。非ブラインド下に行われた評価ではバイアスを招きやすいことが知られているため，治療結果の評価は，独立でブラインド下で行い，可能ならブラインド状態の質も評価するように努めることが重要である。さらに，治療結果の選択にあたっては，再燃，入院，さらに雇用状態など，ブラインドであることの影響を比較的受けにくいものを含めるべきである。

最近は，概して医療においては実践的な試験に焦点をあてる傾向がある。こういった試験は，効果があるかどうかだけに的を絞ったシンプルな治療結果について調べる大規模なものになりやすい。精神病の心理的治療のような分野では，仮説を立てたメカニズムが実際に何らかの効果を媒介するものであるかどうかを調べるための説明的な要素を試験デザインに組み込むことが非常に重要である，といえるだろう。一つの例は，心理的治療の臨床効果が，実際には想定外の他の治療メカニズム（薬物療法へのアドヒアランスが改善するなど）によって媒介されている，というものであろう。とりわけこの分野において重要なもう一つの問題は，結果の再現性である。**CBT** では，再現性の問題は，たいてい個々の治療者の心理療法技術の差に関連する。治療が忠実に行われていることを客観的に証明すること，すなわち，書かれた治療法のプロトコールにどの程度忠実に従って治療されたか，について検証して報告することが重要である。

認知行動療法はどのようにして効くのだろうか？

　一般に，この分野の基礎になっている統合失調症の病因モデルは，ストレス脆弱性モデルである。このモデルでは，統合失調症の基礎にある生物学的な脆弱性は，最終的な表現型を生じさせるための必要条件であるが，十分条件ではない。心理学的治療が統合失調症の症状を軽減する効果をもっている可能性があるからといって，生物学的メカニズムの重要性が否定されるわけではないし，同様に，薬物療法の効果が必ずしも心理的要因の重要性を否定するわけではない。

　精神病の陽性症状がどのように起こってくるのかについての認知モデルは，かなり進展してきている。ガレティとその同僚らが示したモデル[11]は，症状の発生に関与する段階について述べており，それに対する経験的な論拠もある。最初の段階は，異常な意識的体験の生起である。このモデルでは，長年続いている情報処理特性の結果としてそのような体験をしやすい人がいる，ということを想定している。そういった特性の一つにヘムスレーらによって提唱されたものがある[12]。これは，整然と記憶に貯蔵されていた過去の入力が乱れてくるため，日常の知覚が見知らぬものとして体験されるようになるというものだ。もう一つ，フリスによって提出された特性がある[13]。こちらは，自らの意図や行動を自己モニタリングする正常な自動的プロセスが障害される結果，自分の内部で生じている体験を誤って外部の世界に帰してしまう，というものである。このどちらかのメカニズム（図18.1）が異常な体験を生じさせるのに一役買っているのかもしれない。こういった体験は一般社会にも比較的高率にみられることが最近の疫学研究で示されてきており，例えば，無症候性の幻聴様の現象が単発で生じるような場合である。

　一連の体験のなかで次にくるのが，こういった異常な現象の性質を，それぞれの個人が意識的に評価するという段階である。通常，そのような現象は異常であるとして排除され，ストレスや興奮状態，疲労などの要因によるものとみなされるであろう。しかし，さらなる一連の認知特性をもっているために，そういった排除が起こらないような人もいる。こういった特性のなかには，外部のものに帰してしまう傾向，「心の理論」などのような社会的認知能力の障害，あるいは，不十分なデータに基づいて判断してしまう（「結論

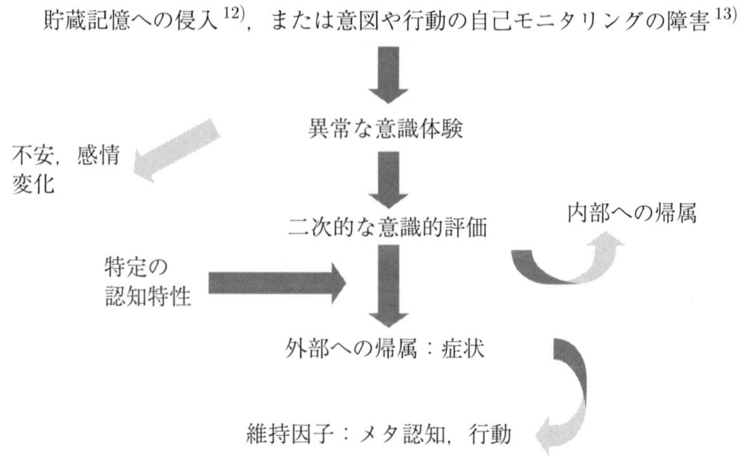

貯蔵記憶への侵入[12]，または意図や行動の自己モニタリングの障害[13]

```
                  ↓
              異常な意識体験
不安，感情          ↓
変化    ⤵
              二次的な意識的評価    内部への帰属
特定の           ⤴
認知特性 →        ↓
              外部への帰属：症状
                                ⤴
          維持因子：メタ認知，行動
```

図 18.1　症状形成における認知メカニズム

への飛躍」）という特殊な情報収集様式，などといったものが含まれるかもしれない。その結果，異常な現象は，内部の体験に正しく帰属するのではなく，誤って外的な作用に帰属するようになる。疲労した状態や不安な状況のなかでその現象が生じた場合，このプロセスがより起こりやすくなったり，加速度的に起こったりするのかもしれない。最終段階は，新しく形成された精神病的な現象の強化と維持に関するもので，ここでまた，制御可能性についてのメタ認知的評価や，症状維持の役割を果たす安全行動の採用など，さらなる一連の認知特性が関係する。

　CBTが中核的な精神病症状に作用して治療結果を改善させるかどうかは，議論の対象になりうる。統合失調症における心理学的治療の関連分野では，その心理療法が，既知の外的な保護因子の効果を高めたり，既知のリスク因子の効果を減じたりする作用をもっていることが明白である。前者の例には，コンプライアンス療法とよばれる心理的介入法があり，それは処方された抗精神病薬を服用するという既知の保護効果を心理療法によって高めることを目的としている[4,14]。特定のリスク因子を減じる例は，ストリートドラッグ〔訳注：大麻など〕乱用を合併している統合失調症患者における動機づけ介

入や家族介入の試みであり,ストリートドラッグ使用と症状再燃との関連が確立されているため,そこに心理療法の焦点があてられる[3]。

いくつかの試験では,CBTの効果が,少なくとも部分的にはリスク因子や保護因子を修正することで発揮されるように意図されているが,これ以外には,外的なものではなく,精神病理の二次的な側面にはたらきかけるものがある。この最もよい例が,コーピング（対処）能力を高めることに基づいたCBTモデルであり,ここでは心理療法は,とりわけ持続的な精神病症状に対処するためにそれぞれの個人がすでに身につけている能力を高めることを目的とする。他の例としては,不安や抑うつを軽減するための心理学的戦略の使用があげられるだろう。不安や抑うつは,通常,主要な精神病症状と同時に存在し,そういった症状を維持する役割を果たしているからだ。ここでも,臨床試験の際,精神病理のこれらの側面を独立に評価するための尺度を使用することは,そういった心理学的治療技法がどのように効果を発揮するかについて明らかにする上で重要である。

持続する症状に対する効果に加えて,CBTは急性エピソードにおける症状の消失を早める可能性があることを示唆するエビデンスもある[15]。発症早期の統合失調症の急性症状に対する効果を評価するために,ルイスら[16]は,初回あるいは2回目の入院中の統合失調症315症例を以下の三つの治療設定のどれか一つにランダムに割り付けるという大規模な試験を行った。三つの設定とは,通常の治療のみ,非特異的効果の比較対照群として通常の治療に支持的カウンセリングを加えたもの,通常の治療に5週間のCBTセットを加えたもの,である。短期の治療結果では,CBTを加えると寛解までの平均期間が約6週間から4週間に短縮することが示された。18か月の経過観察では,症状面の治療成績がCBT群においてわずかだが有意によいことが示されたものの,再燃までの期間に対する効果は認められなかった。最近の病歴に基づいて「再燃しやすい状態」にあると判断された患者に対してCBTを行うと,再燃までの期間が延長するということを示した質の高い臨床試験がある[17]。治療反応が良好であることの予測因子を表18.4にリストアップした。

表 18.4 認知行動療法（CBT）への治療反応が良好であることの予測因子

- 治療セッションの数；治療期間。
- 良好な治療同盟。
- 若い患者であること。
- 病識が部分的にあること。
- 幻聴。
- CBT のうち行動療法に重点がおかれていること。

認知行動療法は統合失調症を予防することができるか？

　精神病性障害におけるきわめて早期の介入が，最近の研究の焦点になってきている。完全な精神病を発症する前の前駆期にある人たちを発見することができるかどうか，について調べた研究が少数ある。ヤングら[18]は，初期精神病の超ハイリスク状態にある四つの下位グループを特定するための操作的基準を用いて，予防の先駆的研究を行った。彼らの最初のサンプルでは，9 か月の期間に 40％が精神病へと移行した。ハイリスクの定義の正確さが向上したことで，一次予防，あるいは少なくとも早期二次予防への可能性がみえてきたのである。

　マクゴリーら[19]は，低用量のリスペリドンを用いた薬物療法に CBT を併用すると，支持的療法やケースマネジメントに比べ，超ハイリスク状態にある若年者において精神病への移行率が減少することを示した。その保護的効果は，薬物療法と CBT を中止した後の経過観察期間には持続しなかった。併用療法であったため，薬物療法と心理療法それぞれの相対的貢献度は決定できなかった。

　モリソンら[20]は，通常の治療群と比較したときに，CBT 単独でも，さきほどと同じ基準に合致するような援助を必要としている人たちにおいて，精神病への移行率を有意に減少させるのではないかという仮説を立てた。比較対照試験において，ヤングら[18]によるハイリスク状態の基準を満たす 58 名の参加者のうち，33 名は無作為に CBT に割り付けられ，25 名は経過観察のみの対照群に割り付けられた。試験開始時に抗精神病薬を服用していた参加者はいなかった。参加者は，試験参加に適しているかどうかを評価され，

陽性・陰性症状評価尺度（PANSS）[21] を用いて月1回の割合でモニターされた。PANSS は精神病への移行を判定する際にも使用された。58名の参加者中，47名は軽度精神病症状（APS: 10章参照）をもっていた。

中間段階での解析にはすべての患者が含まれていたが，12か月間を通じて経過観察されたのは38名だけであった（残りの者についても，少なくとも6か月は全員が経過観察された）。PANSS で定義した精神病移行率は次のようであった。認知療法に割り付けられた33名中の2名（6%）が移行し，経過観察群に割り付けられた25名中の4名（16%）が移行した。移行に寄与した予測変数は，最初の PANSS 陽性症状スコア（$B = 0.48; p = 0.06$），年齢（$B = 0.21; p = 0.05$），そして治療群（$B = 0.32; p = 0.06$）であることが示された。これらの結果は，認知療法を重点的に行っている期間に関しては，ハイリスク群において精神病への移行率を減少させる効果をもっているかもしれないということを示唆している。これは，薬物療法を行わないなかで，CBT 単独の治療が，精神病を予防するか，あるいは精神病への進行を遅らせるかもしれない，ということを示唆した初めての研究である。この新しい治療パラダイムによって，精神病症状の病因の根底にある認知メカニズムが明らかになるかもしれない。

引用文献

1) Mueser KT, Berenbaum H, Psychodynamic treatment of schizophrenia: is there a future? *Psychol Med* 1990; **20**:253-262.
2) Pharoah FM, Mari JJ, Streiner D, Family intervention for schizophrenia. *Cochrane Database Syst Rev* 2000; **2**:CD000088.
3) Barrowclough C, Haddock G, Tarrier N et al, Randomized controlled trial of motivational interviewing, cognitive behavior therapy, and family intervention for patients with comorbid schizo-phrenia and substance use disorders. *Am J Psychiatry* 2001; **158**:1706-1713.
4) Kemp R, Hayward P, Applethwaite G, Everritt B, David A, Compliance therapy in psychotic patients: randomised controlled trial. *BMJ* 1996; **312**:345-349.
5) Wykes T, Reeder C, Corner J, Williams C, Everitt B, The effects of neurocognitive remediation on executive processing in patients with schizophrenia. *Schizophr Bull* 1999; **25**:291-307.
6) Tarrier N, Sharpe L, Beckett R, Harwood S, Baker A, Yusopoff L, A trial of two cognitive behavioural methods of treating drug-resistant residual psychotic symptoms in schizophrenic patients. II. Treatment-specific changes in coping and problem-solving skills. *Soc Psychiatry Psychiatr Epidemiol* 1993; **28**:5-10.

7) Sensky T, Turkington T, Kingdon D et al, A randomised, controlled trial of cognitive behaviour therapy for persistent positive symptoms in schizophrenia resistant to medication. *Arch Gen Psychiatry* 2000; **57**:165-173.
8) Tarrier N, Yusopoff L, Kinney C et al, Randomised controlled trial of intensive cognitive behaviour therapy for patients with chronic schizophrenia. *BMJ* 1998; **317**:303-307.
9) Kuipers E, Garety P, Fowler D et al, The London-East Anglia randomised controlled trial of cognitive-behavioural therapy for psychosis. I. Effects of the treatment phase. *Br J Psychiatry* 1997; **171**:319-327.
10) Wahlbeck K, Cheine M, Essali MA, Clozapine versus typical neuroleptic medication for schizo-phrenia. *Cochrane Database Syst Rev* 2000; **2**:CD000059.
11) Garety P, Kuipers E, Fowler D, Freeman D, Bebbington P, A cognitive model of the positive symptoms of psychosis. *Psychol Med* 2001; **31**:189-195.
12) Hemsley DR, A simple (or simplistic?) cognitive model for schizophrenia. *Behav Res Ther* 1993; **31**:633-645.
13) Frith CD, *The Cognitive Neuropsychology of Schizophrenia*. LEA Press: Hove, UK, 1992.
14) Kemp R, Kirov G, Everitt B, Hayward P, David A, Randomised controlled trial of compliance therapy: 18-month follow-up. *Br J Psychiatry* 1998; **172**:413-419.
15) Drury V, Birchwood M, Cochrane R, Macmillan F, Cognitive therapy and recovery from acute psychosis: a controlled trial. I. Impact on psychotic symptoms. *Br J Psychiatry* 1996; **169**:593-601.
16) Lewis S, Tarrier N, Haddock G et al, Randomised controlled trial of cognitive-behavioural therapy in early schizophrenia: acute-phase outcomes. *Br J psychiatry* 2002; **181(Suppl 43)**:91-97.
17) Gumley A, O'Grady M, McNay L et al, Early intervention for relapse in schizophrenia: results of a randomised, controlled trial of cognitive behaviour therapy. *Psychol Med* 2003; **33**:419-431.
18) Yung A, Phillips LJ, McGorry PD et al, A step towards indicated prevention of schizophrenia. *Br J Psychiatry* 1998; **172(Suppl 33)**:14-20.
19) McGorry PD, Yung AR, Phillips LJ et al, Randomised controlled trial of interventions designed to reduce the risk of progression to first-episode psychosis in a clinical sample with subthreshold symptoms. *Arch Gen Psychiatry* 2002; **59**:921-928.
20) Morrison AP, Bentall RP, French P, Kilcommons A, Walford L, Lewis SW, A randomised controlled trial of early detection and cognitive therapy for preventing transition to psychosis in high risk individuals: study design and interim analysis of transition rate and psychological risk factors. *Br J Psychiatry* 2002; **181(Suppl 43)**:78-84.
21) Kay S, Fiszbein A, Opler LA, The positive and negative syndrome scale (PANSS) for schizophrenia. *Schizophr Bull* 1987; **13**:261-276.

19 章

認知リハビリテーション療法は認知行動療法よりも優れている

ティル・ワイクス

　本書の目的は，全体像を見渡すのを妨げるような精神医学の固定観念の一部に異議を唱えよう，というものである。いまや，精神医療従事者のあいだで信じられているだけでなく，公式なガイドラインにまで盛り込まれている考えとして，一つの心理療法，すなわち認知行動療法（CBT）だけが良好な治療結果への鍵を握るものであり，そのようなものとしてすべての患者に提供される治療の一部とされるべきである，というものがある。この内容はいまや，英国国立臨床研究所（NICE）の統合失調症ガイドラインに組み込まれており，米国の統合失調症患者治療経過研究チーム（PORT）によるガイドラインへの導入も検討されている。しかし，これは本当に正しいのか？　他の種類の治療，特に統合失調症の人たちへの革新的な治療法である認知リハビリテーション療法（CRT）についてはどうなのか？　本章では，これら二つの治療法について予想される点について検討し，さらに，認知リハビリテーション療法はまだ端緒についたばかりであるにもかかわらず，CBT よりも多くの長所をもっていることがみえてきたことについて論じたい。

統合失調症への心理療法の治療結果はどのように測定するか？

　これには明らかに 2 種類の目標がある。その主要なものは，直接的な目標であり，治療がその目標に影響を及ぼすように計画されているものである。二次的な目標のほうは，通常，主要な目標と理論上関連しているものの，必ずしも治療自体と直接的なつながりをもっていない。

CBTもCRTも，名前から察せられるように思考を変化させることを目的としているが，主要な目標が異なっている。CBTの主目標は症状であり，そのため主な治療結果は，症状の合計が減少すること，あるいは，妄想の確信度のちょっとした変化，などとして評価される。それに対し，CRTの主目標は基礎的思考能力そのものである。それは通常，決まった形式の神経心理学的課題によって測定される思考能力であり，情動的な意味をもつものとは関係ない。統合失調症の人たちの回復にとっては，このような基礎的思考能力のほうがより重要だ，というのが筆者の主張である。

認知機能と統合失調症

　あらゆる医療の専門家が統合失調症について学ぶのは，認知機能が重要であるということである。クレペリンもブロイラーも，認知機能障害の経過については見解を異にしたとはいえ，統合失調症の定義における重要な特徴として認知機能を含めた。認知機能は統合失調症の発症時に重要であるだけでなく，発症しやすい状態にある人たちにおいて，その発症前から認知機能の障害が明らかになっている[1,2]。認知機能障害は統合失調症のエピソード中に認められることや，急性エピソードの間欠期にも認知機能障害を認める患者がいることもわかっている。患者が訴える問題には，記憶や注意力の問題（マギーとチャップマン[3]など），論理的思考の軽度の偏り（ガレティ[4]など），幻覚や妄想などの形で現れる異常な知覚（マヘルとシュピッツァー[5]）などがある。このような思考能力に関する問題は，臨床研究の専門分野においてよく知られ，十分に証明されており，統合失調症患者もよく知っている。したがって，統合失調症において認知機能が重要であるというエビデンスは十分にあるのだが，CBTとCRTは，回復を助けるために認知機能を異なった形で利用しようと試みるのである。

回復とは何か？

　回復に欠かせない要素は何であるかを尋ねるのに最も適した相手は，統合失調症に罹患している人たちである。彼らいわく，

- 仕事がほしい
- 友人がほしい
- 好きなときに料理をして食べたい
- 施設ではなく自分自身の家に住みたい

といったことである。

　臨床医学では，これらを職業機能，社会機能，生活技能，精神科ケアへの依存，などとよんでいる。こういった回復の治療効果はリハビリテーションによって影響されるので，症状や認知機能障害が治療結果に影響するかどうかを調べるため，認知機能障害，症状，治療のあいだの関係がどのようなものであるかについて，それぞれを簡単に概観してみよう。

職業機能

　職業機能において関心をもたれているのが，症状や認知機能障害が治療結果に与える影響に関するエビデンスである。したがって，何らかの推測上の予測変量について厳密に検査するためには，良好な治療結果につながる職業リハビリテーションサービスを調べることが重要である。一つのよい例は，米国のウエストヘブンにある在郷軍人病院でのプログラムである。このプログラムは，利用者がさまざまな種類の仕事を自由に選べるようにすることを目的とし，職業技能を改善するために，集団や個人での活動に加え，「実地援助」を提供している。ベルとその同僚ら[6]は認知機能が治療結果に与える影響を調べ，治療結果（仕事の質，労働習慣など）の相違の大部分は認知機能によってもたらされており，症状は重要な予測因子ではないことを見いだした。さらに，ブライソンとベルは，同じプログラムにおける職業技能の改善の差異のうちの29%は認知機能によって説明されると報告した[7]。ここでも，症状は重要な予測因子ではなかった。これら二つの研究における認知機能は，記憶や注意・集中力のテストを用いて測定された。

社会機能

　社会機能については，スミスとその同僚ら[8]による，急性期入院患者の回復を調べた興味深い報告がある。彼らは12か月の間隔をあけて社会機能を測定した。その結果，作動記憶（ワーキングメモリー）が良好な患者では，

12か月後に,観察者が評価した尺度で約20%の社会機能の改善が認められることを見いだした。しかし,作動記憶が不良な患者では,同じ評価尺度において改善が認められなかった。この社会機能の回復の違いは,入院時の陽性症状では説明されなかった。急性期の入院後には回復を促進するために多くの治療が施されるであろうことが想定されるため,やはり認知機能障害は,治療後に変化することへの妨げとなるように思われる。この研究は,先行研究の結果(例えば,ミューザーら[9])を再現するものである。ミューザーらの研究は,言語性記憶の障害によって社会技能訓練プログラムの習得が妨げられることを示した。

生活技能

セルフケア能力,すなわち生活技能は,ベリガンらの研究によって調べられている[10]。彼女らは,複数の認知機能による指標によって18か月後の生活技能における差異(分散)の42%が説明されること,症状は説明力を失うことなくパス解析モデルから外れうることを示した。

精神科ケアへの依存

回復の最後のカテゴリーは,精神科ケアへの依存である。これについては,ネサーン病院という英国の大きな精神病院の閉鎖の前後にわれわれ自身が一連の研究を行った。この病院は精神科リハビリテーションで名声を博しており,その閉鎖は,患者の精神科ケアへの依存を最小限にするためのさらなる努力がなされた,ということを意味していた。一連の研究では,6年間にわたって,治療結果の予測因子と考えられるものとして,思考の柔軟さ,症状,さらには社会機能の効果を調べた。どの解析においても認知機能は重要な予測因子であり,6年後の時点で治療結果の差異の60%を予測した因子は,認知機能と以前から獲得している生活技能であった。やはり,症状は予測モデルには寄与しなかった。

これらの研究は,ますます増加している,回復プロセスにおける思考技能の重要性を示したデータ(例えば,グリーンら[11])と同様のものである。この関係は,認知機能障害をもつ患者への精神科ケアのコストの問題に対しても示唆を与える。われわれは,中等度から重度の認知機能障害をもつ統合失

調症患者のケアにかかるコストの割合は,同じ地域の同じ診断の患者全体の人口と比較してはるかに高いことを示した[12]。これらのコストは,さまざまなケアのカテゴリーにわたっているわけではなく,そのほとんどは住居と入院治療にかかる高いコストによって占められる。上述したデータを考慮すると,全体的な治療結果を実際に改善させるような現時点で最善のリハビリテーションプログラムでさえ,認知機能障害によって起こる諸問題に妨げられることにより,このコスト負荷を有意に減少させることができないように思われる。

一つの選択肢として,認知機能を改善させる特異的な治療を行い,それによって主要な障害物を取り除くというものが考えられる。その助けになるような治療法はあるのか？　一つの可能性はCRTであろう。CRTが開発された経緯は,他の大部分の治療法のそれとは非常に異なっている。この治療は,ある変数（すなわち認知機能）が時間とともに変化しないのなら,その変数は変化させようがない,と科学者たちが誤解していたときに登場した。学術誌の編集者たちに,極端な悲観論という時代潮流に合うデータを出版したいという気持ちがあったため,CRTの有用性を否定する文献がはびこることになったのである。

認知機能は変化しうるのか？

認知機能を改善させることができるかについての疑いもあった。1992年に *Schizophrenia Bulletin* 誌は,特別号のなかで論評欄を設けた。以下の二つのタイトルがそうである。

『統合失調症の認知リハビリテーション――それは可能か？　必要なのか？』
(ベラック[13])

『統合失調症の認知リハビリテーション――前進せよ……しかし注意深く！』
(ホガーティとフレッシャー[14])

この2本の論文の著者らは,自らの懐疑論を乗り越え,現在では認知リハビリテーションについての研究プログラムを実施している。しかし,治療の効果についての疑いはなお存在しており,最近もおかしなメタアナリシス[15]によって助長され,このメタアナリシスの結果は英国のNICEガイドライン

の知るところとなった。その著者たちは、「今回の結果は、認知リハビリテーションを臨床に取り入れることの正当性を明らかに否定するものである」と述べた。この結論は、わずか五つの研究に基づいており、それらの研究は、治療の種類や期間（1日から3か月）、治療結果の測定法などの点でかなり異なっていたのである。

認知リハビリテーション療法は本当に効果があるのか？

これまでに蓄積されてきたエビデンスは、否定的な研究結果も含めてみな教訓に富んでいる。というのも、肯定的な研究結果を見つけるまでにどんな袋小路に迷い込んだか、ということについて知ることも重要だからである。いまやわれわれは、臨床家が患者／クライアントの思考技能や認知様式を改善させるのに役立つ方法がいろいろあることを知っている。表19.1は、特定の目標に基づいて検証されてきたいくつかの技法の効果を示している。絶え間ない練習は、どの認知目標にも効果がなさそうである。集団CRTは、個別CRTほどの支持は得られていない。しかし、12の試験についての最近のメ

表19.1 認知リハビリテーション療法（CRT）[a]の技法

思考技能	CRTの種類	肯定的な治療効果
注意	絶え間ない練習	なし
	個別CRT	あり
	集団CRT	なし
記憶	絶え間ないコンピュータ練習	なし
	個別CRT	あり
	集団CRT	あるかもしれない
柔軟性	コンピュータ練習	なし
	個別CRT	あり
	集団CRT	あるかもしれない
問題解決能力	コンピュータCRT	あり

a: データは以下の研究からのものである：メダリアら[16-18]；ワイクスら[12,19]；スポールディングら[20,21]；ベラックら[22]；ベルら[6]；カーツら[23]

タアナリシスで，クラッペンダムとアレマンは，CRT の認知機能へのエフェクトサイズは 0.45 であり，練習させることよりも「やり方を教える」という特定の技法を用いた場合には有意な効果があるということを示した[24]。

「R」と「B」のどちらがよいのか？

CRT の主な治療標的は認知機能であり，CRT が認知機能を改善させるのは確かである。他方，本書の他章で示されているような懐疑論はあるにせよ，CBT はその主な治療標的である症状を改善させる。われわれが行ったメタアナリシスでは，18 の試験の平均の効果量は約 0.37 であり，そのなかの一つを除いたすべての試験によって効果があることが示された[25]。つまり，CRT と CBT で競い合っているのは，主要な治療標的をどこに設定するかについてである。

しかし，CRT は症状も改善させるのだ。群の割り付けに対してブラインドに症状評価が行われた最近のランダム化比較対照試験では，認知機能が改善すれば，幻聴の評価尺度の得点も改善することが示された（図 19.1）[12]。脳の活性化も変化する。機能的 MRI を用いた CRT の効果についての最近の研究において，CRT 群では作動記憶課題を施行している際の前頭葉の活性化が

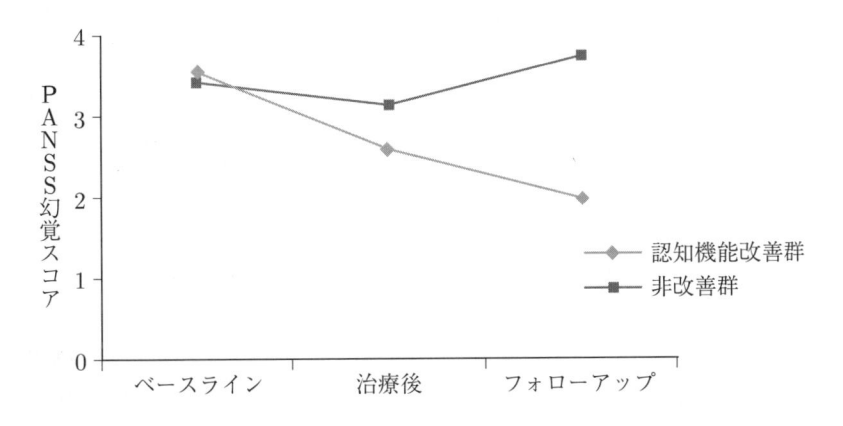

図 19.1 認知機能の改善が幻聴に及ぼす効果 [出典：Wykes T ら, *Schizophr Res* 2003; **61**:163-174[12]．]

増大していた[26]。

CBTの主な治療標的である症状は、どういったことに関連するだろうか？症状が高ければ入院回数が多く、精神的苦痛も高いことは明らかであるため、CBTがこういったことに影響を与えるかどうかを知る必要がある。入院回数についてみた場合、CBTが入院や社会機能、精神的苦痛に対して何らかの効果をもっているというエビデンスはほとんどない。

認知行動療法では手が届かないところまで認知機能を改善させることは可能か？

CRTを行うことによって社会機能[17]だけでなく、症状も改善することを示した研究がある（例えば、メダリアら[14]）。CRTを用いた患者はデイケアの利用も増えるかもしれない、というエビデンスもある。しかしこの結果については、データが示しているように、より多くの患者がデイケアを利用するようになるのではなく、デイケアを利用している患者の出席率が高まることによる。そうなると、患者はこういった治療プログラムが提供する機会によってより多くの恩恵を受けることになるだろう。

CRTがどのように個々の患者に影響を及ぼしているのかについての一例として、われわれのチームが行っている治療について紹介しよう。治療を受けたある年配の女性は、決して家から出なかった（ベッドから出ることもほとんどなかった）ので、自宅で治療を受けなければならなかった。しかし2週間後には、ケア提供者に付き添われ、治療を受けるために地域の医療チームのもとへ出席することができるようになった。6週間以内に、彼女は一人で出席するようになり、約束の時間よりも早く到着するようになった。彼女の家族たちは、いまでは治療のある日だけでなく、それ以外の日にもベッドから出てくるし、自分たちに対してのふるまいにも顕著な改善がみられる、と知らせてくれた。

治療中のこういった行動の変化は自尊心の変化を反映しており、この変化は治療中に認められるが、治療をやめるともとに戻ってしまう[12,19]。治療への継続的参加については、ドロップアウトがほとんどなく良好であると、複数の研究者が報告している。

CRTに関するデータはいまだに少ないが，CBTについては比較的多くの大規模な試験が存在する。しかし，CRTのエビデンスの質は高く，最新の試験によって効果が明確に示されており，CRTに類した治療は上述のような改善をもたらすというメッセージを伝えている。CBTとCRTの主要な治療標的は，いずれも変化させることが患者の助けとなるものである。しかし，ユーザー（患者）が重視するような二次的効果が期待できることや，認知機能と二次的効果とのあいだには理論的にも経験的にも関係があることから，患者の生活を変化させ，回復に資する可能性をもっているのはCRTのほうだと思われる。しかし，CBTは行うべきではないなどというつもりはない。おそらく，この二つの治療法を協働的に活用した包括的な心理療法プログラムを提供するのがよいのだろう。

引用文献

1) David AS, Malmberg A, Brandt L, Allebeck P, Lewis G, IQ and risk for schizophrenia: a population-based cohort study. *Psychol Med* 1997; **27**:1311-1323.
2) Cannon M, Caspi A, Moffitt T et al, Evidence for early-childhood, pan-developmental impairment specific to schizophreniform disorder: results from a longitudinal birth cohort. *Arch Gen Psychiatry* 2002; **59**:449-456.
3) McGhie A, Chapman J, Disorders of attention and perception in early schizophrenia. *Br J Med Psychol* 1961; **34**:103-117.
4) Garety P, Reasoning and delusions. *Br J Psychiatry* 1991; **159(Suppl 14)**:14-18.
5) Maher B, Spitzer M, Delusions. In: Costello CG (ed), *Symptoms of Schizophrenia*. pp. 92-120, Wiley: Chichester, 1993.
6) Bell M, Bryson G, Greig T, Corcoran C, Wexler B, Neurocognitive enhancement therapy with work therapy: effects on neurocognitive test performance. *Arch Gen Psychiatry* 2001; **58**:763-768.
7) Bryson G, Bell M, Initial and final work performance in schizophrenia: cognitive and symptom predictors. *Journal of Nervous & Mental Disease* 2003; **191**:87-92.
8) Smith TE, Hull J, Huppert J, Silverstein SM, Recovery from psychosis in schizophrenia and schizoaffective disorder: symptoms and neurocognitive rate-limiters for the development of social behavior skills. *Schizophr Res* 2002; **55**:229-237.
9) Mueser KT, Bellack AS, Douglas MS, Wade JH, Prediction of social skill acquisition in schizo-phrenic and major affective disorder patients from memory and symptomatology. *Psychiatry Res* 1991; **37**:281-296.
10) Velligan D, Mahurin R, Diamond P, Hazleton B, Eckert S, Miller A, The functional significance of symptomatology and cognitive function in schizophrenia. *Schizophr Res* 1997; **25**:21-31.

11) Green MF, Kern R, Braff D, Mintz J, Neurocognitive deficits and functional outcome in schizo-phrenia: are we measuring the 'right stuff'? *Schizophr Bull* 2000; **26**:119-136.
12) Wykes T, Reeder C, Williams C, Corner J, Rice C, Everitt B, Are the effects of cognitive remediation therapy (CRT) durable? Rusults from an exploratory trial. *Schizophr Res* 2003; **61**:163-174.
13) Bellack A, Cognitive rehabilitation for schizophrenia: Is it possible? Is it necessary? *Schizophr Bull* 1992; **18**:43-50.
14) Hogarty GE, Flesher S, Cognitive remediation in schizophrenia: proceed ... with caution! *Schizophr Bull* 1992; **18**:51-57.
15) Pilling S, Bebbington P, Kuipers E et al, Psychological treatments in schizophrenia: II. Meta-analyses of randomized controlled trials of social skills training and cognitive remediation. *Psychol Med* 2002; **32**:783-791.
16) Medalia A, Aluma M, Tryon W, Merriam A, Effectiveness of attention training in schizophrenia. *Schizophr Bull* 1998; **24**:147-152.
17) Medalia A, Revheim N, Casey M, Remediation of memory disorders in schizophrenia. *Psychol Med* 2001; **30**:1451-1459.
18) Medalia A, Revheim N, Casey M, The remediation of problem-solving skills in schizophrenia. *Schizophr Bull* 2001; **27**:259-267.
19) Wykes T, Reeder C, Corner J, Williams C, Everitt B, The effect of neurocognitive remediation on executive processing in patients with schizophrenia. *Schizophr Bull* 1999; **25**:291-307.
20) Spaulding W, Reed D, Storzbach D, Sullivan M, Weiler M, Richardson C, The effects of a remediational approach to cognitive therapy for schizophrenia. In: Wykes T, Tarrier N, Lewis S (eds), *Outcome and Innovation in Psychological Treatment of Schizophrenia*. pp. 145-160, Wiley: Chichester, 1998.
21) Spaulding W, Fleming Shelley K, Reed D, Sullivan M, Storzbach D, Lam M, Cognitive functioning in schizophrenia: implications for psychiatric rehabilitation. *Schizophr Bull* 1999; **25**:275-289.
22) Bellack A, Weinhardt L, Gold J, Gearon J, Generalization of training effects in schizophrenia. *Schizophr Res* 2001; **48**:255-262.
23) Kurtz MM, Moberg PJ, Gur RC, Gur RE, Approaches to cognitive remediation of neuropsychological deficits in schizophrenia: a review and meta-analysis. *Neuropsychol Rev* 2001; **11**:197-210.
24) Krabbendam L, Aleman A, Cognitive rehabilitation in schizophrenia: a quantitative analysis of controlled studies. *Psychopharmacology* 2003; (in press).
25) Wykes T, Tarrier N, Everitt B, Cognitive behaviour therapy (CBT) for schizophrenia: effect sizes, clinical models and methodological rigour. 2003; (in preparation).
26) Wykes T, Brammer M, Mellers J et al, Effects on the brain of a psychological treatment: cognitive remediation therapy (CRT): functional magnetic resonance imaging in schizophrenia. *Br J Psychiatry* 2002; **181**:144-152.

20 章

統合失調症と双極性障害の基礎にある共通の遺伝的構造

エルビラ・ブラモン，パック・シャム

競合している精神病モデル

　精神病性障害は統合失調症と双極性障害に分けられるというオーソドックスな考え方は，20世紀初頭のエミール・クレペリンによる広範囲の臨床観察に端を発している[1]。現在の精神科疾病分類学は，米国のものであれヨーロッパのものであれ，統合失調症と双極性障害を，独立の病因が想定される二つの異なった診断カテゴリーとして分類し，両者が患者や家族のレベルで臨床的にオーバーラップしているとしても，それは診断分類上の間違いによるものとされがちである。

　単一精神病論という，クレペリン以前の立場を反映したもう一つの見方は，異なった形態の精神病の存在は障害の連続性を表しており，統合失調症がそのスペクトラム上の最重症の端に位置している，というものである[2]。この連続性を想定したアプローチを用いると，統合失調症と双極性障害のあいだにみられる著しい臨床的，神経生物学的，そして疫学的な類似性は，容易に説明がつく。

　より最近になって，精神病のオーソドックスな見方や連続体としての見方は，病因的オーバーラップに基づいたモデルによって異議を唱えられている。統合失調症と双極性障害が共通のリスク因子をもつ多因子病だとしたら，ある程度の病因上のオーバーラップは驚くにあたらない。このモデルの罹病性－閾値という定式化に基づくなら，その二つの疾患への傾向は，独立であ

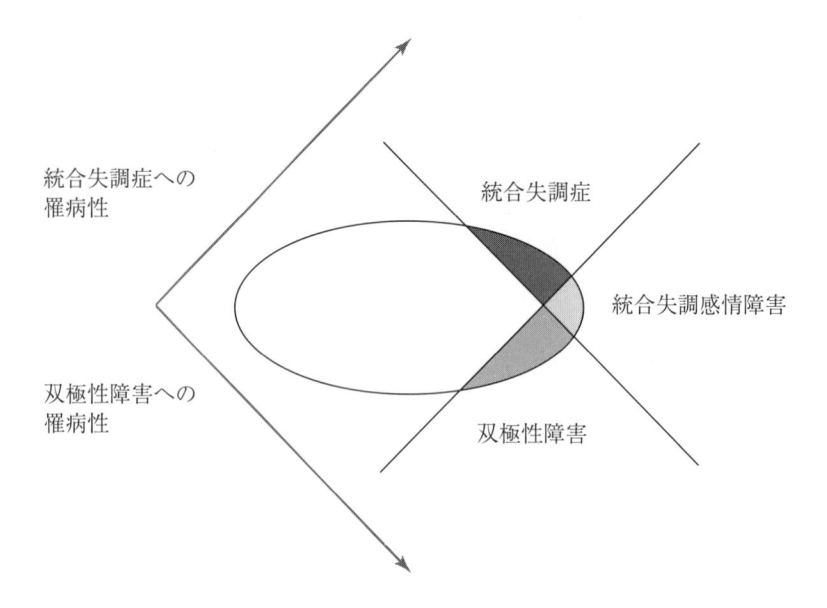

図 20.1 統合失調症（SZ），双極性障害（BPD），統合失調感情障害（SA）への罹病性が連続的であることを表す図

るというよりもむしろ相関していると考えられるであろう。したがって，図 20.1 に示すように，この二つの障害への罹病性（病気へのかかりやすさ）を図式化すると楕円形になると考えられる。どちらかの軸において傾向閾値を超えた者は，それぞれ統合失調症または双極性障害を発症するだろうし，両方の障害の傾向閾値を超えた者は，統合失調感情障害として現れてくるであろう。しかし，共通の遺伝的罹病性が存在すること，あるいは少なくとも部分的な共通性があること，についてのエビデンスとはどのようなものなのか？

疫学研究，家族・双生児研究からのエビデンス

リスク因子のオーバーラップ

統合失調症と双極性障害は，現象学や疫学のみならず，リスク因子においてもかなりのオーバーラップを示す。ヴァンオスらは，何らかのリスク因子が機能性精神病のなかのいずれかの診断カテゴリーに特異的であるというエ

ビデンスがほとんど存在しないことを指摘し，連続的な見方に賛成する見解を示した[3]。統合失調症のリスク因子として絶えず報告される産科的合併症にしても，感情障害患者ではコントロール群より高率に認められる。身体小奇形や指紋の異常についても同じことがいえる。子ども時代の適応の障害は，うつ病や双極性障害の患者でも報告されている。統合失調症における出生季節の効果や，胎児期の感染症の影響についても，双極性障害，特に躁病患者で報告されている。最後に，統合失調症ほど顕著ではないが，脳室の拡大は感情精神病〔訳注：感情障害，気分障害，感情精神病はおおむね同じ意味であり，躁うつ病（双極性障害）とうつ病（単極性）とに分かれる〕でもみられる[4]。

精神病性障害と感情障害のあいだに家系内共集積が存在するのか？

　家族研究によって，統合失調症の発端者の第一度親族では，統合失調症や統合失調感情障害，統合失調症型人格障害のリスクが高くなることが一貫して示されている。同様に，家族研究により，双極性障害の第一度親族では，双極性障害や統合失調感情障害，単極性うつ病などのリスクが高いことも明らかにされている[5]。しかし，双極性障害と統合失調症のあいだで互いに家族性リスクの増加があるかどうかについては議論が分かれている。

　サンプル数や統計的検出力が不十分であることによって，このような混乱が生じたのかもしれない。統合失調症の家系内集積〔訳注：家系内に病気が多発する傾向〕は，双極性障害のそれよりも高率であると予想されており，ほとんどの研究は統合失調症どうし，あるいは双極性障害どうしの家系内集積を検出するに足る検出力をもっていたのに対して，それら2疾患の家系内共集積を検出できるだけの検出力はなかったのである。

　これまでで最大の家族研究は，スウェーデンの入院患者登録簿を用い，統合失調症1万3000症例以上と双極性障害5000症例以上を調査対象に含めたものである（表20.1）。2疾患における相互の発症率は，両親が同じ同胞と，異父（母）同胞の両方において明らかに高まっており，統合失調症と双極性障害のあいだの家系内共集積を示す明白なエビデンスとなった[6]。それでも，疑い深い人は，この結果は診断の誤りによるのではないかと主張するかもしれない。

表 20.1　スウェーデン入院患者登録簿研究。家系内共集積を示す強力なエビデンスである[6]。

発端者	標準化罹患率			
	両親が同じ同胞		異父（母）同胞	
	統合失調症	双極性障害	統合失調症	双極性障害
統合失調症（13870人）	7.4	3.6	4.4	2.8
双極性障害（5400人）	4.4	12.8	2.2	8.1

双生児研究とモデル適合性からのエビデンス

　スレーターとシールズによる古典的研究[7]において，指標となる統合失調症患者の同胞双生児は，感情障害と統合失調症について似通った有病率を示し，他方，その両親は統合失調症より感情障害にかかっていることが多かった。2人が統合失調症，3人目が双極性障害と診断された，一卵性三つ子の興味深いケースによって，同じ遺伝構造がどのようにして多様な形態の精神病をもたらすのかという疑問がクローズアップされた[8]。より最近になって，モーズレイの双生児研究からのデータ（図 20.2）により，両診断の相互の一致率は一卵性双生児で大きく増加しており，二卵性双生児で中等度であることが示された。さらに，モデル適合性の技法を用いることによって，統合失調症や躁病への罹病性の違い（分散）に対して，診断特異的な遺伝的寄与と共通の遺伝的寄与がどの程度であるかがわかった。しかし，統合失調感情障害についての診断特異的な遺伝的効果は，ごくわずかであった。上述の双生児研究の解析結果は，統合失調症や統合失調感情障害，躁病に寄与する遺伝子に有意なオーバーラップがあることを支持している[9]。しかし，ケンドラーによるもう一つの解釈[10]によると，躁病のリスクに影響する遺伝要因は，統合失調症の合併診断がついている人とついていない人とで必ずしも同じではないのかもしれない。表現型についての記述は複雑さを増している一方で，決定的な答えを出すには，結局，分子遺伝学からのエビデンスが必要なのである。

20 章 統合失調症と双極性障害の基礎にある共通の遺伝的構造

発端者	77人の一卵性双生児			89人の二卵性双生児		
	SZ	SA	Mania	SZ	SA	Mania
SZ	40.8	8.2	8.2	5.3	5.3	0
SA	26.1	39.1	26.1	4.5	4.5	0
Mania	13.6	31.8	36.4	3.7	3.7	7.4

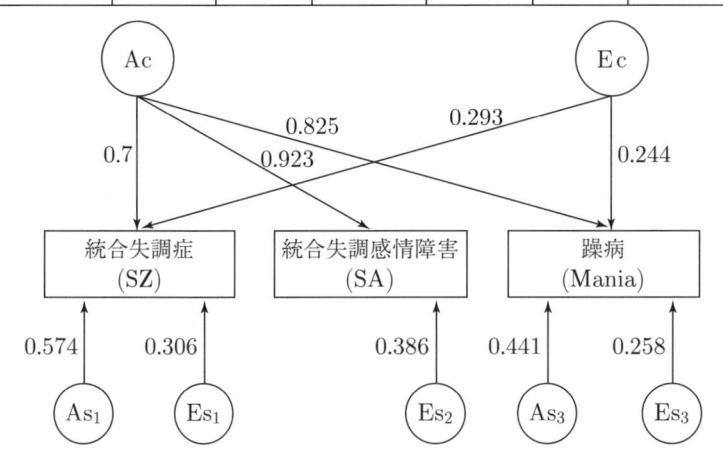

図 20.2 モーズレイ双生児研究。表は発端者に関する2疾患の相互の一致率を示している。パス図は精神病性障害への遺伝的，環境的影響をモデル化したものである。Ac/Ec: 3疾患に共通の遺伝・環境的影響，As/Es: それぞれの疾患に特異的な遺伝・環境的影響，MZ: 一卵性，DZ: 二卵性，SZ: 統合失調症，SA: 統合失調感情障害，Mania: 躁病。

分子研究からのエビデンス

　統合失調症も双極性障害も，遺伝率の推定値が約 80% という高い遺伝性をもっている[9,11]。双極性障害と統合失調症への家族性の発症脆弱性がオーバーラップしているというエビデンスを考慮すると，このオーバーラップは遺伝に由来するものと考えてよいのか？　もしそうだとすると，分子遺伝学によって共通の遺伝子座が報告されるはずである。

ゲノムワイドスキャン——メタアナリシスは混乱を解決しうるのか？

過去20年以上にわたって，統合失調症や双極性障害の脆弱性遺伝子を探し求めて多くのゲノムスキャンが行われ，その一貫しない知見によって混乱が生まれてきた。ここでも検定力の限界のため，ゲノムワイドの有意水準を超える研究はほとんどなく，特定の知見を再現しようとする場合，さらに大きなサンプルが必要になる〔訳注：3章の「連鎖研究」の節を参照〕。こういった問題に直面し，バドナーとガーションは，すべての出版されているゲノムワイドスキャンについてのメタアナリシスを行い，統合失調症と双極性障害に対する最も有意な連鎖を同定した[12]。特筆すべき結果は，二つの領域（13qと22q）が両方の疾患への連鎖の強いエビデンスを示した，というものであった。この研究者たちは，二つの領域に統合失調症と双極性障害にとっての共通の脆弱性遺伝子座が隠れているのではないかと結論した。それに続くゲノムスキャンの共同メタアナリシスでは，統合失調症[13]あるいは双極性障害[14]の候補領域が多く同定されはしたが，二つの疾患でオーバーラップしている脆弱性領域は見つからなかった（表20.2）。

わずか1年の間隔で発表された二つのメタアナリシス間の矛盾した結果は，統計手法やデータセット選択の違いによるものかもしれない。バドナーとガーションは，サンプル数にかかわらず，2002年半ばまでに出版されたすべての研究を対象とした。それに対して，共同メタアナリシスでは，出版されたデータだけではなく学会発表や私信も含め，小規模の研究を除外したのである[12-14]。

上述の論争に加え，連鎖の技法によってカバーされるゲノム領域は大きいため，連鎖領域のいくらかのオーバーラップは必ずしも同じ遺伝子が両方の障害に関連していることを意味するわけではない，という問題もある。遺伝的オーバーラップをはっきりと確認するためには，特定のマーカーと統合失調症・双極性障害の両方との関連を示すエビデンスが必要であろう。

精神病性障害と気分障害に共通の遺伝子座は存在するのか？——関連解析

ハリソンとオーウェンの総説にあるように，カテコール-O-メチルトランスフェラーゼ（*COMT*），プロリン脱水素酵素（*PRODH*），Gタンパク制御因子4（*RGS4*），$α$-7ニコチン性アセチルコリン受容体遺伝子（*CHRNA7*）

表 20.2　ゲノムワイドスキャンのメタアナリシス

メタアナリシス	統合失調症	双極性障害	主要な結論
バドナーとガーション [12) a]	**8p（MM 50）** **13q（MM 85）** **22q（MM 32）**	**13q（MM 79）** **22q（MM 36）**	13q（MM 85）と22q（MM 36）は高度に有意であり，双極性障害と統合失調症に共通であった。
共同メタアナリシス ルイスら [13)] の統合失調症研究	2p12-q22.1	9p22.3-21.1 10q11.21-22.1 14q24.1-32.12	両方の疾患に共通して有意な連鎖を示す領域はなかった。
セグラドら [14)] の双極性障害研究	5q, 3p, 11q, 6p, 1q, 22q, 8p, 20q, 14p, 16q, 18q, 10p, 15q, 6q, 17q	9p, 18p-q, 14q, 8q	特記すべきこととして，この二つのメタアナリシスの両方において，8pは統合失調症との有意な連鎖を示した。

a:（MM）は，Marshfield map による位置を示している。
高度に有意な連鎖（$p < 0.01$）を示した領域を太字で示した。その他の領域は5%水準で有意であった。

などのような候補遺伝子の研究によって，統合失調症との関連についての，興味深いが確定的でないエビデンスが出てきた [15)]。これらの候補遺伝子の多くは，双極性障害ではまだ調べられていない。

　COMT と双極性障害の関係については，少数の研究によって肯定的な結果と否定的な結果の両方が生まれた後 [16)]，関心が薄れてしまったようである。*COMT* と統合失調症の関係が報告されており [17)]，これは再現されていないのであるが，最近の研究で前頭葉機能に対する *COMT* の興味深い効果が見いだされている [18)]。

　脳由来神経栄養因子（*BDNF*）は，特にドーパミン経路やセロトニン経路において，シナプス形成に関与していると考えられており，その発現は抗うつ薬に影響されうる。マグリアら [19)] が *BDNF* は統合失調症のリスク遺伝子であると主張したのを除き，五つの先行する関連研究によってそのような関

係は否定されている。ほかに，*BDNF* 遺伝子は，双極性障害や統合失調感情障害の病因に対して，さらに，もしかするとうつ病の病因に対しても，何らかの役割を果たしているかもしれないという報告がある[20]。しかし，これについてはさらなる再現が必要である。したがって *BDNF* は，議論の余地は残るものの，精神病性障害と気分障害に共通した有望な候補遺伝子である。

陽性の連鎖領域についての体系的な関連スクリーニングにより，近年，統合失調症の脆弱性遺伝子が同定されてきている。なかでも，ニューレグリン（*NRG1*）やディスバインディンは最も強く示唆されている部位である[15,21,22]。これら二つの統合失調症に関連する部位が双極性障害にも関係しているかどうかを調べることに現在大きな関心が集まっており，そういった知見はいまにも現れそうなのである。同様に，チュマコフらは，13番染色体の連鎖領域を追跡することにより，*G72* や *G30* 遺伝子と統合失調症との有意な関連や，それらの遺伝子と 12 番染色体上の D-アミノ酸酸化酵素（*DAAO*）遺伝子との相互作用の可能性を報告した[23]。この研究者たちは，統合失調症における NMDA 受容体制御経路の関与を強調した。興味深いことに，服部らは最近，独立した二つの家系において，同じ *G72/G30* 遺伝子と双極性障害との関連を再現した[24]。したがって，13q 領域についての連鎖のエビデンスと一致して，これらの関連解析は，統合失調症と双極性障害の両方にとっての脆弱性座位が *G72/G30* 遺伝子の近傍に存在することを示唆している。これは，この二つの疾患にとって共通のリスクとなる遺伝子の最初の直接的証拠である。図 20.3 は，精神病に関与すると現在考えられているさまざまな遺伝子の役割についての推論上の図式である。

結　論

クレペリンによる精神疾患の二分法が提唱されてから 100 年近くがたった現在，この二分法に異議が唱えられている。統合失調症の脆弱性遺伝子が同定され，再現されてきており，双極性障害においても同様の進歩が予想される。脆弱性遺伝子の解明は，それが特異的なものであれ，疾患にまたがった共通のものであれ，精神病分類学上の論争を解決してくれるだろう。

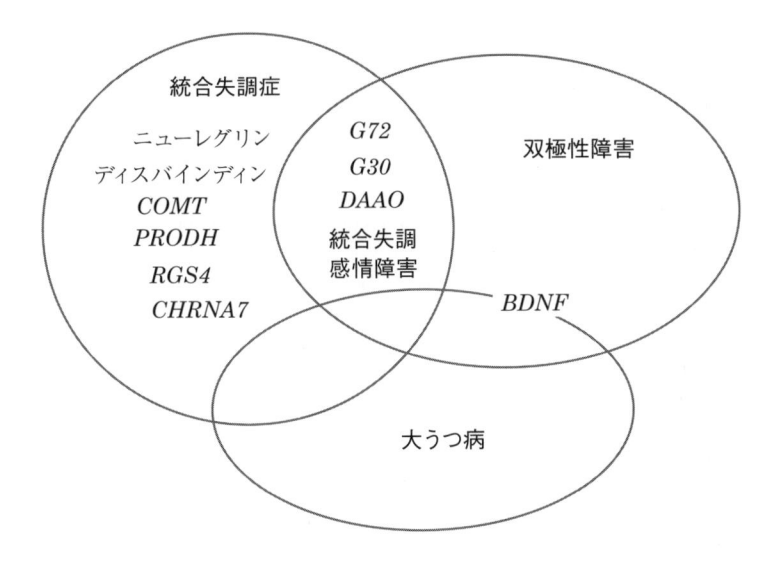

図 20.3　精神病性障害や気分障害の脆弱性遺伝子と考えられている遺伝子。*COMT*: カテコール-*O*-メチルトランスフェラーゼ, *PRODH*: プロリン脱水素酵素, *RGS4*: G タンパク制御因子4, *CHRNA7*: α-7 ニコチン性アセチルコリン受容体遺伝子。[出典：Kennedy J.: *Bipolar Disorder: The Upswing in Research and Treatment*, 2003[25]) を修正]

引用文献

1) Kraepelin E, *Dementia Praecox, Paraphrenia*. Livingstone: Edinburgh, 1919.
2) Crow TJ, The continuum of psychosis and its implication for the structure of the gene. *Br J Psychiatry* 1986; **149**:419-429.
3) Van Os J, Gilvarry C, Bale R et al, A comparison of the utility of dimensional and categorical representations of psychosis. *Psychol Med* 1999; **29**:595-606.
4) McDonald C, Bullmore E, Sham P et al, Genetic risks for schizophrenia and bipolar disorder are associated with specific (grey) and generic (white) brain structural phenotypes (Submitted for publication).
5) Taylor M, Are schizophrenia and affective disorder related? A selective literature review. *Am J Psychiatry* 1992; **149**:22-32.
6) Osby U, Brandt L, Terenius L, The risk for schizophrenia and bipolar disorder in siblings to probands with schizophrenia and bipolar disorder. *Am J Medical Genet* 2001; **105**:O56.
7) Slater E, Shields J, *Psychotic and Neurotic Illnesses in Twins*. Medical Research Council Special Report 278. Her Majesty's Stationery Office: London, 1953.
8) McGuffin P, Reveley A, Holland A, Identical triplets — non-identical psychosis. *Br J Psy-*

chiatry 1982; **140**:1-6.
9) Cardno AG, Rijsdijk FV, Sham PC, Murray RM, McGuffin P, A twin study of genetic relationships between psychotic symptoms. *Am J Psychiatry* 2002; **159**:539-545.
10) Kendler KS, Hierarchy and heritability: the role of diagnosis and modeling in psychiatric genetics. *Am J Psychiatry* 2002; **159**:515-518.
11) McGuffin P, Rijsdijk F, Andrew M, Sham P, Katz R, Cardno A, The heritability of bipolar affective disorder and the genetic relationship to unipolar depression. *Arch Gen Psychiatry* 2003; **60**:497-502.
12) Badner JA, Gershon ES, Meta-analysis of whole-genome linkage scans of bipolar disorder and schizophrenia. *Mol Psychiatry* 2002; **7**:405-411.
13) Lewis CM, Levinson DF, Wise LH et al, Genome scan meta-analysis of schizophrenia and bipolar disorder, part II: Schizophrenia. *Am J Human Genet* 2003; **73**:34-48.
14) Segurado R, Detera-Wadleigh SD, Levinson DF et al, Genome scan meta-analysis of schizophrenia and bipolar disorder, Part III: bipolar disorder. *Am J Hum Genet* 2003; **73**:49-62.
15) Harrison PJ, Owen MJ, Genes for schizophrenia? Recent findings and their pathophysiological implications. *Lancet* 2003; **361**:417-419.
16) Gutierrez B, Bertranpetit J, Guillamat R et al, Association analysis of the catechol-O-methyltransferase gene and bipolar affective disorder. *Am J Psychiatry* 1997; **154**:113-115.
17) Li T, Ball D, Zhao J et al, Family-based linkage disequilibrium mapping using SNP marker haplotypes: application to a potential locus for schizophrenia at chromosome 22q11. *Mol Psychiatry* 2000; **5**:77-84.
18) Goldberg TE, Egan MF, Gscheidle T et al, Executive subprocesses in working memory — Relationship to catechol-O-methyltransferase Val158Met genotype and schizophrenia. *Arch Gen Psychiatry* 2003; **60**:889-896.
19) Muglia P, Vicente AM, Verga M, King N, Macciardi F, Kennedy JL, Association between the BDNF gene and schizophrenia. *Mol Psychiatry* 2003; **8**:146-147.
20) Neves-Pereira M, Mundo E, Muglia P, King N, Macciardi F, Kennedy JL, The brain-derived neurotrophic factor gene confers susceptibility to bipolar disorder: Evidence from a family-based association study. *Am J Hum Genet* 2002; **71**:651-655.
21) Stefansson H, Sarginson J, Kong A et al, Association of neuregulin 1 with schizophrenia confirmed in a Scottish population. *Am J Hum Genet* 2003; **72**:83-87.
22) Schwab SG, Knapp M, Mondabon S et al, Support for association of schizophrenia with genetic variation in the 6p22.3 gene, dysbindin, in sib-pair families with linkage and in an additional sample of triad families. *Am J Hum Genet* 2003; **72**:185-190.
23) Chumakov I, Blumenfeld M, Guerassimenko O et al, Genetic and physiological data implicating the new human gene G72 and the gene for D-amino acid oxidase in schizophrenia. *Proc Nat Acad Sci USA* 2002; **99**:13675-13680.
24) Hattori E, Liu CY, Badner JA et al, Polymorphisms at the *G72/G30* gene locus, on 13q33, are associated with bipolar disorder in two independent pedigree series. *Am J Hum Genet* 2003; **72**:1131-1140.
25) Kennedy JL, Now that we have some genes (in Toronto at least). In: *Bipolar Disorder: The Upswing in Research and Treatment*. Institute of Psychiatry, King's College: London, 2003.

21 章

統合失調症と双極性障害とのあいだに脳構造の違いはあるのか？

コルム・マクドナルド

　クレペリンが精神病を早発性痴呆と躁うつ病（後に統合失調症と双極性障害として知られることになる）に分けてからの100年近くのあいだ，この二つの疾患が本当に別物なのかということをめぐる論争が続いている。純粋な病型の場合，これら2疾患は臨床的に区別できると考えられるが，臨床医がそれらの疾患を区別する際に決め手となるような疾患特異的な症状はなく，臨床データの判別分析も，この2疾患の「判別点」を見いだせていない。統合失調症患者の多くは，うつ症状や躁症状を呈するし，双極性障害患者が病気の悪化時にシュナイダーの統合失調症の「一級」症状を呈することもある。さらに，この二つの主要精神病カテゴリーのいずれにもあてはまらない，精神病患者の重要な一部（約8％）を分類するために「統合失調感情障害」の診断が必要なのである。

オーバーラップするリスク因子

　遺伝研究によって，この2疾患の境界線がさらにあいまいになった。家族研究により，統合失調症患者の第一度親族と双極性障害の第一度親族の両方において，単極性うつ病や統合失調感情障害が高率に存在することが一貫して示されてきた。統合失調症と双極性障害が，家系内で直接的に共集積するというエビデンスはあまりないのだが，これは20章で詳述されているように，一部の研究にみられる統計的検出力の乏しさによるのかもしれない。さらに，軽症の双極性障害ではなく，もっと重症で精神病症状を呈するタイプ

の双極性障害に限定したデータを用いると，直接的な共集積を示すエビデンスはより確かなものになる[1-3]。興味深いことに，双極性障害の家系内では精神病の集積を示すエビデンスが存在し[4,5]，これは，精神病になりやすい傾向は遺伝的に受け継がれるという仮説とも一致している。

この2疾患の疫学的・神経生物学的なリスク因子がオーバーラップしていることを示唆する研究もいくつかある。将来統合失調症を発症する人たちのなかには冬や春に生まれた人がやや多い，という再現性の高い知見があり，これは双極性障害でも認められている[6]。両疾患とも夏に発症する割合が高い[7]。優れたデザインの前方視的研究によって，後に統合失調症を発症することになる人たちにおいて認知機能や運動，社会機能の障害が存在することがわかってきている[8]。後に双極性障害を発症する人たちについては認知機能や運動能力は保たれているようだが，情動や対人関係スキルの障害は両方の疾患へのリスク因子である[9]。指紋の異常は統合失調症において高率に認められ，双極性障害の患者でも報告されている[10]。P300の振幅減衰や潜時延長などのような聴覚誘発電位の異常は，統合失調症と関連していることがよく知られており，双極性障害の患者でもP300の潜時延長を呈することが報告されている[11]。本章では，これら2疾患が共通の脳構造異常を有しているのかどうかについて検討してみたい。

MRI構造画像研究

脳画像研究においては，患者サンプルや方法論的な違いがあるにもかかわらず，統合失調症患者ではコントロール群と比較して脳のさまざまな領域において軽微な体積異常がみられることが一貫して示されている。それに対して双極性障害における脳構造の変化の性質については，はるかに不確かである。この原因の一部には，統合失調症の脳画像研究は250編以上出版されているのに対し，双極性障害については40編ほどしか出版されていないことがあげられる。さらに，双極性障害のサンプルは特に異種性が目立ち，「感情障害」（このなかには単極性うつ病も含まれる）や「感情精神病」（精神病性うつ病や精神病的特徴を伴う双極性感情障害も含まれる）などをすべてひっくるめてしまっていることがしばしばである。単極性うつ病に関連

した脳構造の変化は双極性障害に関連した変化とは異なっているというエビデンスがあるため，これらの2群をまとめるというのは妥当性を欠いているかもしれない。例えば，単極性うつ病では海馬や大脳基底核の体積が減少しているという報告があるが[12,13]，純粋な双極性障害のサンプルを調べると，これらの構造物の体積は保たれているか，あるいは増加しているらしい[14,15]。

MRI構造画像による研究結果の概略を表21.1に示した。側脳室や第三脳室の拡大は，統合失調症における最も際立った所見であり，58のMRI研究についての最近のメタアナリシスでは，脳室の体積が26%増加していると報告されている[16]。単極性うつ病についても，特に老年期の患者の場合，脳室拡大を示すエビデンスがかなり多く存在するのだが，それに比べると双極性障害についての報告は一定しない[17]。どの脳室についても，双極性障害では統合失調症ほど顕著に拡大していないのは間違いなく，双極性障害の脳室拡大は，精神病症状が存在する，多くのエピソードを経験している，あるいは双極II型ではなくI型である，などといったような重症例において，より明らかになるのかもしれない[18-20]。第三脳室の拡大は統合失調症において一貫して報告されている。双極性障害でこの脳室を調べた研究は少数だが，そのほとんどにおいてやはり拡大が報告されている。

表21.1 MRI画像研究による統合失調症と双極性障害の体積変化

	統合失調症	双極性障害
大脳体積	↓	↔
側脳室	↑	? ↑
第三脳室	↑	? ↑
前頭前野領域	↓	? ↓
側頭葉	↓	↔
海馬	↓	↔
扁桃体	↓	↑
視床	↓	? ↑
基底核	? ↑	↔
白質高信号	? ↑	↑

統合失調症では大脳全体の体積の軽微な減少（約3%）がみられるが，双極性障害では大脳の体積は保たれる傾向にある[17]。統合失調症では，大脳全体の体積減少に加えて，前頭葉，特に背外側前頭前皮質において，全体の体積減少と比べてもさらに大きい減少がみられる。単極性うつ病の研究のほとんどで前頭葉体積の減少が報告されているのに対して，純粋な双極性障害のサンプルについての結果はやはりそれほど確かなものではなく，肯定的な結果と否定的な結果の両方が報告されている。前頭前皮質は機能的に異なった多くの領域から構成されているため，病変がそのどこかの下位領域に限定されるということなのかもしれない。双極性障害の膝下部前頭前皮質（正常な気分を調節するはたらきをもつことが知られている領域）について調べた三つの研究のうち，二つにおいて体積減少が報告されている[21,22]。

　統合失調症における側頭葉，特に側頭葉内側部（海馬，扁桃体，海馬傍回を含む）や左上側頭回の体積減少は有名である。海馬は記憶システムのとても重要な部分である。統合失調症では記憶力が障害されており，統合失調症患者において海馬体積の減少と記憶の障害とが相関することを示した研究もいくつかある。単極性うつ病における海馬体積減少の報告もいくつかあり，この体積減少は，病相を反復するにつれて，より顕著になると考えられている。海馬はグルココルチコイドの主要なフィードバック部位であるため，海馬体積の減少は高コルチゾール血症（これもうつ病の特徴である）と関連しているということなのかもしれない。しかし，双極性障害において，海馬も含め，側頭葉やその下位領域の体積減少を示す一貫したエビデンスはほとんどない。実際，双極性障害における扁桃体の体積増加を報告する研究が，現時点で四つ存在する[23]。これは，統合失調症において扁桃体の体積が減少していることと非常に対照的である。扁桃体（図21.1，口絵参照）は，気分の調節にかかわっている他の辺縁系，視床，基底核，前頭葉領域などと密接な連絡をもっており，情動に関連した自律神経系の反応，行動上の反応をまとめる役割を担っていると考えられる。この扁桃体の体積増加は病気の発症に寄与する素因的特徴なのか，あるいは躁病エピソードを反復するうちに扁桃体が肥大していくのかはわかっていない。

　統合失調症では，大脳の体積減少を約4%上回る視床の相対的な体積減少が報告されているが[16]，双極性障害では視床の体積減少のエビデンスはな

く，むしろ二つの研究によって体積増加が報告されている[15]。統合失調症において，基底核はわずかに拡大していることが多い。この構造物はドーパミン入力が豊富であり，通常，体積増加はドーパミン受容体を強力にブロックする従来型の抗精神病薬の使用に原因があるとされているが，その理由として，抗精神病薬による治療が最小限で済んでいる人ではそういった体積増加がみられないことや，非定型抗精神病薬に切り換えると体積が減少する点があげられる[24]。双極性障害の研究の大部分は，コントロール群と比較して基底核構造の体積に差がないとしているが，体積増加を報告している研究も二つある[15]。

双極性障害で報告されている構造異常のなかで，より一致している（80%の研究において報告されている）ものの一つに，定性的に評価された現象がある。それは，MRIのT2強調画像で観察される，脳室周囲や深部白質内の高信号である（図21.2，口絵参照）[25]。こういった病変は，正常の加齢や医学的に問題となる内科的合併症（特に血管性疾患），また単極性うつ病でも認められるが，双極性障害の患者では若年や初発例でも多くみられることが報告されている[26,27]。その病態生理は不明だが，梗塞，アテローム性動脈硬化，動脈のヒアリン化〔訳注：動脈硬化による硝子様の変性〕，アストログリオーシス，脱髄などが示唆されている。統合失調症ではこういった病変はそれほど熱心に調べられていないが，いくつかの研究ではそういった病変も高率にみられており，精神病症状が晩発性に現れた高齢の患者ではそれが特に顕著であるということなのだが，結果は一致していない[28]。

モーズレイ精神病家族研究

統合失調症と双極性障害を直接比較する研究や，同じコントロール群と比較する形でこれらの2疾患を比べる研究は，これまでにほとんど行われてこなかった。「モーズレイ精神病家族研究」は，統合失調症患者や，その発症していない親族についての神経生物学的検査による大規模な研究であり，このなかにはMRI構造画像解析も含まれている。より最近になって，われわれは患者が家系内に集積している家族から，双極性障害の患者と発症していない親族のサンプルも集めている。これらの被験者は比較的均質な集団になる

ように選択された。すなわち，どの双極性障害患者も重症であり，DSM-IVの双極I型障害の基準を満たし，発症後どこかの時点で精神病症状を経験していた。われわれは，そういった被験者が統合失調症と共通の生物学的異常をもっていることが最も多いのではないか，という仮説を立てた。MRIで測定した脳の体積について，統合失調症患者（$n = 41$）あるいは双極性障害患者（$n = 37$）と正常コントロール群（$n = 52$）とのあいだで比較した。コントロール群に比べて統合失調症患者では，側脳室（$p = 0.02$），第三脳室（$p = 0.01$），髄液腔（$p = 0.03$）などが有意に拡大しており，右海馬の体積が有意に減少していた（$p = 0.03$）のに対して，双極性障害患者では，これらの構造のいずれについても対照群と有意差はなかった。この結果は，統合失調症に関連した最も典型的な構造異常は，重症の精神病性の双極性障害においてすら認められない，ということを示していたのである。これらの解析は，関心のあるそれぞれの脳構造の図を綿密に描き，測定対象として選んだ比較的少数の構造に限定して解析を行う，という関心領域法に基づいていた。われわれはまた，コンピュータによる形態計測（機能的脳画像から応用された，完全に自動化されたボクセル単位の手法）を用い，仮説に基づかない探索的解析によって，体積異常がみられる部位を発見すべく脳全体をくまなく検索した。統合失調症患者ではコントロール群と比較して広汎な灰白質の体積減少がみられ，このなかには，左の背外側前頭前皮質や眼窩前頭皮質，両側側頭葉内側部，両側島，両側視床，右前部の上側頭回と中側頭回，小脳半球，小脳虫部（$p = 0.03$）があった。しかし，双極性障害患者では，コントロール群と比較して灰白質体積にまったく有意差がなかった[29]。統合失調症患者では，左前頭葉から脳梁膝にかけて広がる領域，さらには右側頭-頭頂領域における，広汎な白質の体積減少がみられた（$p = 0.006$）。双極性障害患者でも，右前頭領域から脳梁膝にかけて広がる領域，さらには両側側頭-頭頂領域から脳梁膨大へと広がる領域の，広汎な白質の体積減少がみられた（$p = 0.006$）。この研究は，統合失調症と精神病性の双極性障害の形態学的特徴は，異なっているが，オーバーラップもしていることを示している。統合失調症は皮質下や前頭側頭皮質の灰白質の顕著な体積減少が特徴であるのに対し，精神病性の双極性障害では灰白質の体積は保たれている。しかし，両疾患が側頭-頭頂領域において白質の体積が減少している点ではオーバー

ラップしていることが特徴である。これらの研究結果は、統合失調症により特異的な特徴である、より重い神経発達上の障害、認知機能障害、陰性症状は、皮質／皮質下の病変にその根源があり、それに対して、精神病症状は一般に解剖学的連絡の障害が特徴である、という仮説と一致している。

結論

　まとめると、MRI構造画像研究によって統合失調症と双極性障害の形態的特徴の多くの部分は異なっていることがわかり、クレペリンによる草分け的な二分法は部分的に支持された。双極性障害は研究が比較的少なく、また、単極性障害と双極性障害の患者のサンプルを一緒にしてMRI研究を行うのは不適切かもしれない。現在までのエビデンスにより、統合失調症では前頭側頭部や辺縁系、視床といった領域における体積減少がみられるのに対し、双極性障害では側頭葉構造が保たれており、扁桃体はむしろ拡大しているかもしれない、ということが示唆されている。構造的異常がオーバーラップしている可能性のあるものは、脳室の拡大、一部の前頭前皮質領域の体積減少、白質の病変に限定されるようである。新皮質と皮質下構造を区別する手法が不適切であったため、精神疾患における構造上の白質変化についての研究は全体的に進んでいないが、コンピュータによる形態測定や拡散テンソル画像の進歩により、将来はもっと徹底的に研究されるだろう。そのような研究により、主要な精神病に共通の構造異常は白質の障害にあるのかどうかについて、さらに明らかになるであろう。

引用文献

1) Kendler KS, McGuire M, Gruenberg AM, O'Hare A, Spellman M, Walsh D, The Roscommon Family Study. IV. Affective illness, anxiety disorders, and alcoholism in relatives. *Arch Gen Psychiatry* 1993; **50**:952-960.
2) Erlenmeyer-Kimling L, Adamo UH, Rock D et al, The New York High-Risk Project. Prevalence and comorbidity of axis I disorders in offspring of schizophrenic parents at 25-year follow-up. *Arch Gen Psychiatry* 1997; **54**:1096-1102.
3) Valles V, van Os J, Guillamat R et al, Increased morbid risk for schizophrenia in families of in-patients with bipolar illness. *Schizophr Res* 2000; **42**:83-90.

4) Potash JB, Willour VL, Chiu YF et al, The familial aggregation of psychotic symptoms in bipolar disorder pedigrees. *Am J Psychiatry* 2001; **158**:1258-1264.
5) Schurhoff F, Szoke A, Meary A et al, Familial aggregation of delusional proneness in schizophrenia and bipolar pedigrees. *Am J Psychiatry* 2003; **160**:1313-1319.
6) Torrey EF, Miller J, Rawlings R, Yolken RH, Seasonality of births in schizophrenia and bipolar disorder: a review of the literature. *Schizophr Res* 1997; **28**:1-38.
7) Takei N, O'Callaghan E, Sham P, Glover G, Tamura A, Murray R, Seasonality of admissions in the psychoses: effect of diagnosis, sex, and age at onset. *Br J Psychiatry* 1992; **161**:506-511.
8) Jones P, Rodgers B, Murray R, Marmot M, Child development risk factors for adult schizophrenia in the British 1946 birth cohort. *Lancet* 1994; **344**:1398-1402.
9) Cannon M, Caspi A, Moffitt TE et al, Evidence for early-childhood pan-developmental impairment specific to schizophreniform disorder: results from a longitudinal birth cohort. *Arch Gen Psychiatry* 2002; **59**:449-457.
10) Jelovac N, Milicic J, Milas M, Dodig G, Turek S, Ugrenovic Z, Dermatoglyphic analysis in bipolar affective disorder and schizophrenia — 'continuum of psychosis' hypothesis corroborated? *Coll Antropol* 1999; **23**:589-595.
11) Souza VB, Muir WJ, Walker MT et al, Auditory P300 event-related potentials and neuropsychological performance in schizophrenia and bipolar affective disorder. *Biol Psychiatry* 1995; **37**:300-310.
12) Sheline YI, Wang PW, Gado MH, Csernansky JG, Vannier MW, Hippocampal atrophy in recurrent major depression. *Proc Natl Acad Sci USA* 1996; **93**:3908-3913.
13) Parashos IA, Tupler LA, Blitchington T, Krishnan KR, Magnetic-resonance morphometry in patients with major depression. *Psychiatry Res* 1998; **84**:7-15.
14) Pearlson GD, Barta PE, Powers RE et al, Ziskind-Somerfeld Research Award 1996. Medial and superior temporal gyral volumes and cerebral asymmetry in schizophrenia versus bipolar disorder. *Biol Psychiatry* 1997; **41**:1-14.
15) Strakowski SM, Del Bello MP, Sax KW et al, Brain magnetic resonance imaging of structural abnormalities in bipolar disorder. *Arch Gen Psychiatry* 1999; **56**:254-260.
16) Wright IC, Rabe-Hesketh S, Woodruff PWR, David AS, Murray RM, Bullmore ET, Meta-analysis of regional brain volumes in schizophrenia. *Am J Psychiatry* 2000; **157**:16-25.
17) Beyer JL, Krishnan KR, Volumetric brain imaging findings in mood disorders. *Bipolar Disord* 2002; **4**:89-104.
18) Kato T, Shioiri T, Murashita J, Hamakawa H, Inubushi T, Takahashi S, Phosphorus-31 magnetic resonance spectroscopy and ventricular enlargement in bipolar disorder. *Psychiatry Res* 1994; **55**:41-50.
19) Hauser P, Matochik J, Altshuler LL et al, MRI-based measurements of temporal lobe and ventricular structures in patients with bipolar I and bipolar II disorders. *J Affect Disord* 2000; **60**:25-32.
20) Strakowski SM, DelBello MP, Zimmerman ME et al, Ventricular and periventricular structural volumes in first- versus multiple-episode bipolar disorder. *Am J Psychiatry* 2002; **159**:1841-1847.
21) Drevets WC, Price JL, Simpson JR Jr et al, Subgenual prefrontal cortex abnormalities in mood disorders. *Nature* 1997; **386**:824-827.

22) Hirayasu Y, Shenton ME, Salisbury DF et al, Subgenual cingulate cortex volume in first-episode psychosis. *Am J Psychiatry* 1999; **156**:1091-1093.
23) Brambilla P, Harenski K, Nicoletti M et al, MRI investigation of temporal lobe structures in bipolar patients. *J Psychiatr Res* 2003; **37**:287-295.
24) Chakos MH, Lieberman JA, Alvir J, Bilder R, Ashtari M, Caudate nuclei volumes in schizophrenic patients treated with typical antipsychotics or clozapine. *Lancet* 1995; **345**:456-457.
25) Altshuler LL, Curran JG, Hauser P, Mintz J, Denicoff K, Post R, T2 hyperintensities in bipolar disorder: magnetic resonance imaging comparison and literature meta-analysis. *Am J Psychiatry* 1995; **152**:1139-1144.
26) Botteron KN, Vannier MW, Geller B, Todd RD, Lee BC, Preliminary study of magnetic resonance imaging characteristics in 8- to 16-year-olds with mania. *J Am Acad Child Adolesc Psychiatry* 1995; **34**:742-749.
27) Strakowski SM, Woods BT, Tohen M, Wilson DR, Douglass AW, Stoll AL, MRI subcortical signal hyperintensities in mania at first hospitalization. *Biol Psychiatry* 1993; **33**:204-206.
28) Davis KL, Stewart DG, Friedman JI et al, White matter changes in schizophrenia: evidence for myelin-related dysfunction. *Arch Gen Psychiatry* 2003; **60**:443-456.
29) McDonald C, Chitnis XA, Bullmore ET, Suckling J, Murray RM, Structural brain deviations associated with schizophrenia and psychotic bipolar disorder assessed using computational morphometry. *Schizophr Res* 2003; **60**:201-202.

22 章

統合失調症と双極性障害における神経系の機能異常
似ているか否か?

メアリー・L・フィリップス

　健全な情動認知や情動体験は,社会のなかで生きていく上で不可欠である。ヒトを含めた霊長類における情動認知の神経生物学的基盤に関する研究への関心がますます高まってきており,統合失調症や双極性障害を含めた精神疾患患者における情動認知障害についてのエビデンスも増加している。これによって,情動認知の特異的な障害という点から精神疾患の概念化が行われてきた。本章では,正常な情動認知の基礎にある神経系の性質についての理解を促進する上で役立ってきたさまざまな手法を用いた研究の成果について,簡潔に概説したい。その後,統合失調症患者と双極性障害患者を区別するような,これらの神経系における特異的異常に関するエビデンスになっている研究結果について述べることとする。

正常な情動認知の基礎にある神経系

　情動認知は,以下の三つの互いに関連したプロセスとして理解することができる(図22.1)[1]。
(1) 周囲の環境のなかの,情動的に際立った情報の同定とその評価。
(2) (1)への反応としての,情動体験と行動の惹起。
(3) 情動体験や行動の制御。これは,環境からの刺激に反応して起こる感情の状態や行動をその場の文脈に適したものにするためにプロセス(1)や(2)を抑制する,ということを含んでいるのではないかと思われる。

第VII部　統合失調症と双極性障害——似て非なるもの？

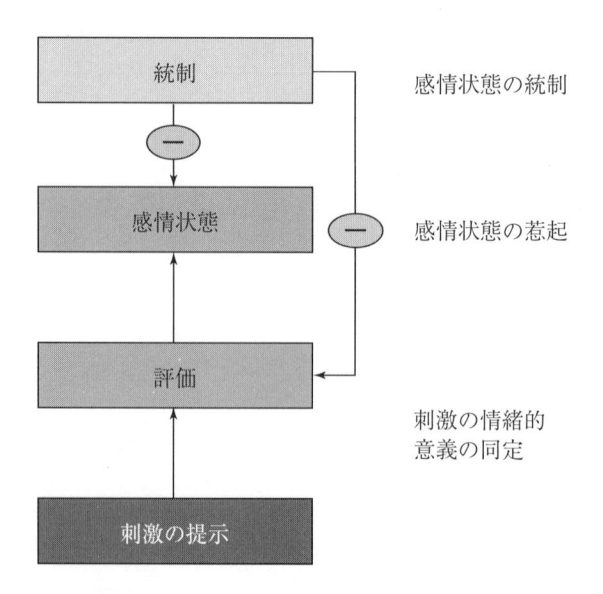

図 22.1 情動認知にとって重要な主要プロセス。(1) 情動的に際立った情報の同定，(2) この情報への反応としての，情動的な体験や行動の惹起，さらに，(3) これら二つのプロセスを統制し，情動を文脈上適切なものにする。

こういったプロセス，特にプロセス(1)と(2)に関連する神経系の性質についての理解を深める役割を果たしてきた研究結果について，以下で概観する。

情動的に際立った情報の同定

　前部帯状回腹側領域，腹内側前頭前皮質，腹側線条体，さらには視床背内側核を含む，有名な「辺縁系」回路は，動機や情動の処理にとって潜在的に重要であることがすでに確認されている（アレクサンダーら[2]を参照）。しかし，特定の神経系領域も情動刺激の同定において特に重要であるとして強調されており，それは扁桃体と前部島である[3]。

　扁桃体は，側頭葉内の前部に位置するアーモンド形の小さな領域である。ヒト以外の霊長類での研究，扁桃体に障害をもつ患者についての研究，さらには機能的脳画像を用いた研究により，表情や視線の同定[4]，他者が示す情

動表現の同定（特に，恐怖のような脅威に関連した情動，あるいは悲しみや喜びなど），表情以外による情動的な情報への反応（不快な聴覚・嗅覚・味覚的刺激，情動的な情報についての記憶などを含む）[3]，などにおける扁桃体の重要性が示されてきた。島は大脳皮質の一部であり，大脳外側溝の基部に位置している。とりわけ，嫌悪刺激や恐怖反応，予期不安に対する自律神経応答，さらには他者のなかにみられる嫌悪感情の同定，などにおける前部（無顆粒）島の役割が研究によって示されている。

情動体験や行動の惹起

ヒト以外の霊長類，扁桃体に障害をもつ患者，扁桃体の異常な活性化が起こる側頭葉てんかん患者などの研究によって，情動的に際立った刺激，特に恐怖刺激への反応として起こる適切な情動体験や行動における扁桃体の役割が示されてきた[3]。同様の手法を用いた他の研究では，嫌悪感情を起こさせるような題材への反応の惹起における前部島の役割が明らかになってきた。前部島は，条件づけされた味覚の回避，不快な味覚，痛みの知覚，不安，嘔気などにとって重要であることが示されている[3]。

情動的に際立った情報への反応に関与する他の領域には，前部帯状回腹側領域や前頭前皮質腹内側・腹外側領域がある。膝下部領域や膝前部あるいは吻側領域を含む腹側前部帯状回は，自律神経機能や情動行動に重要な役割を果たしている。ヒトを対象とした機能的脳画像研究により，何らかの気分が誘発されたときや，痛みを感じることを予期して不安を感じているようなときには，この構造物が活性化することがわかってきた[5]。腹内側前頭前皮質と，その内側の領域にあり扁桃体と直接の連絡をもつ眼窩前頭皮質は，ヒトを含めた動物において，心地よい，または不快な匂いや味，触覚的刺激などの知覚，刺激の報酬価値的な意味づけ，さらには，この意味づけが目標志向性の行動や正常な社会的行動へと導くプロセス，などにとって特に重要であるらしい[6]。腹外側前頭前皮質は，前頭葉の腹側面に接した眼窩前頭皮質の外側に存在する。悲しい気分の誘発，個人的な記憶や情動的な題材の想起など，情動的な情報に反応している際にはこの領域が活性化することが，ヒトの機能的脳画像研究によって明らかにされてきた（ドレベッツ[5]の文献参照）。

情動的な体験や行動の統制

　いまのところ，情動統制の神経系基盤についての理解は，限られたものしかない。しかし，主としてヒトの機能的脳画像研究から，このプロセスに海馬や背側の神経系が関与しているという証拠が得られている。背側神経系は，前部帯状回背側領域や背内側・背外側前頭前皮質からなり，これらの構造は，選択的注意，計画の遂行，情動刺激への運動系の反応，さらにはこれらのプロセスと情動的入力の統合，などにとって重要である（ドレベッツ[5]，フィリップスら[1] を参照）。さらに，最近の脳画像研究により，情動や興奮の抑制における，右の上／背内側前頭前野や，右背側前部帯状回の関与が示唆されている（フィリップスら[1] を参照）。レベスクらは，情動や行動を随意的に抑制しているあいだの眼窩前頭皮質の活性化についても報告したが[7]，この領域の主要な役割は，情動的行動の随意的抑制そのものよりも，自律性の状態を調節することにある[1]。

ま と め

　全体として，これらの知見は，腹側線条体，特定の視床核群，扁桃体，前部島，前頭前皮質腹内側領域などといった広汎な腹側神経系が，情動的に際立った情報の認知に関与することを示している。腹側線条体，視床背内側核，扁桃体，前部島は，情動的に際立った刺激の同定に重要であると考えられるのに対し，腹内側・腹外側前頭前皮質領域は，これらの刺激に反応して惹起される情動的な経験や行動にとって特に重要であると考えられる。背側の前頭前野領域は，情動的行動の随意的な統制において固有の役割を果たしているかもしれない（図 22.2）。

統合失調症における，情動処理にとって重要な神経系の異常の性質とは？

神経心理学的研究

　統合失調症患者は，社会的な刺激を正しく解釈できなかったり，社会的技能が乏しかったりすることが多い。迫害妄想などの症状もあり，それは他者との関係や出来事を間違って解釈する結果としてしばしば出現する。統合失

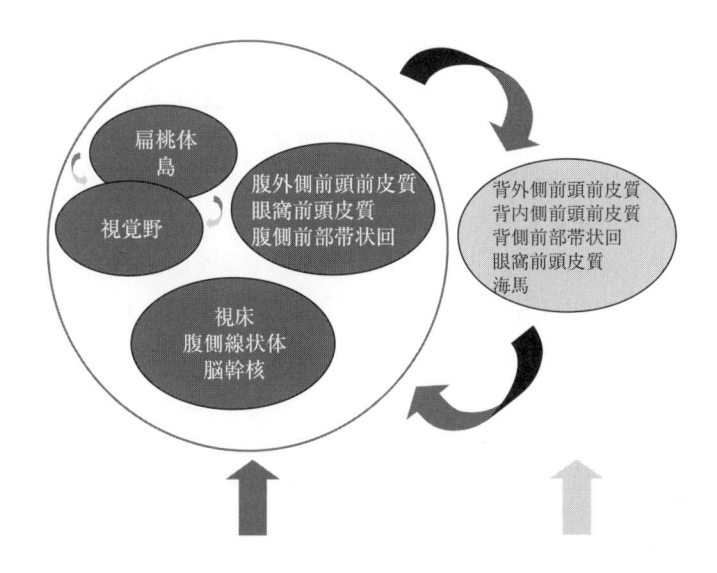

図 22.2 情動認知に関連した三つのプロセスにとって重要な神経系構造を描いた模式図。濃い青で描かれているもののうち，腹側線条体，視床背内側核，扁桃体，前部島は，情動的に際立った情報の同定に重要な領域であり，腹側前部帯状回と前頭前皮質腹内側領域は，この情報への反応としての情動的体験や行動の惹起において扁桃体や前部島とともに重要な役割を果たしていると考えられている。薄い青で描かれているのは，前部帯状回や前頭前皮質領域であり，これらは情動的行動の統制に何らかの役割を果たしているかもしれない。矢印（黒）は，その三つのプロセスにとって重要な神経系領域のあいだの，予想される機能的関連を表している。

調症患者における情動表現のとらえ方や情動的行動に関する異常はいくつかの研究によって示されており（例えば，エドワーズら[8]やウィテカーら[9]の論文），そういった異常は，統合失調症患者における社会機能の低さや情動的体験の障害と関連づけられてきた[10]。統合失調症患者における，情動的に際立った情報を同定することの障害が，情動的な状態や行動の惹起・統制における特異的な異常とどの程度関連しているのかは，十分に検討されていない。

神経病理学的研究，脳構造画像研究

神経病理学的研究や脳構造画像研究によって，統合失調症患者における扁桃体，島，視床，海馬での神経細胞の統合の異常や体積減少が示されてきているが（例えば，ライトら[11]），これらの構造の体積は減少していないという矛盾した研究結果もある（アルトシュラーら[12]やチャンスら[13]など）。情動的行動の統制に関連した領域については，統合失調症患者において前頭前皮質，より正確には背外側前頭前皮質の体積減少が存在するかどうかに関して議論が分かれている（例えば，ツファンテら[14]）。

機能的脳画像研究

機能的脳画像研究から，統合失調症患者は，刺激的・情動的刺激に対して，扁桃体を含む辺縁系領域を活性化できないことが示されている（例えば，フィリップスら[15]，クレスポ・ファコロら[16]）。統合失調症患者において，扁桃体の活性化が増加しているのではなく，むしろ活性化していないという研究結果は，患者が体験する陽性症状の多くが主に迫害的な内容であることを考えると，やや直感に反したものである。これに対する説明として，扁桃体の体積が小さいことから，繰り返し起こる明らかな恐怖刺激に対する扁桃体の反応がしだいに減弱してくる，というものや，患者ではよりあいまいな他の恐怖刺激をとても怖いものとして同定する，というものがある[17]。いくつかの研究により，統合失調症患者では，背側前頭前皮質や背側前部帯状回を含む，情動の統制に関連した領域において，血流の減少や活性化の低下が存在することが示されている（例えば，アンドリーセンら[18]）。

まとめ

統合失調症患者の研究により，統合失調症には情動処理の障害や，情動的題材への反応や情動的行動の統制に関連した神経系領域における反応の減弱が存在することが示されている。

双極性障害における，情動処理にとって重要な神経系の異常の性質とは？

情動の同定

　易刺激性，注意転導性，情動易変性などのような双極性障害患者が体験する症状の多くは，文脈から考えて不適切に強い情動体験，気分を制御できないこと，などのような情動処理の異常と関連していると考えられるかもしれない。双極性障害患者では，刺激を中立的ではなく情動的なものとして認識する傾向が強くなっており，双極性障害のうつ病相では特に否定的なものとして認識する傾向が強く（例えば，リオンら[19]，マーフィーら[20]），躁状態の患者では否定的，肯定的な傾向の両者が強くなっている[19,20]という報告がある。双極性障害患者では，気分が正常なときにも，嫌悪感情の増大[21]や恐怖表情の同定の障害[22]を示すという。双極性障害における情動処理障害を調べた研究が比較的少数であることから，こういった障害が状態と素因のどちらの効果を主に反映しているのかを決めるのは困難である。さらに，双極性障害患者にみられる，情動的なものを同定しやすいという偏った傾向が，不適切な情動的状態や行動の惹起，また，これらの制御の障害と，どの程度関連しているのかは明らかになっていない。

神経病理学的研究，脳構造画像研究

　双極性障害患者における腹側前部帯状回（より正確には，腹側前部帯状回の膝下部）でのグリア細胞の数・密度の減少や体積減少，扁桃体の体積増加などが示されてきているが，他の辺縁系領域の構造的変化についての知見は一致していない（フィリップスら[17]参照）。さらに，双極性障害には，うつ病相と躁病相と気分が正常なときとがあるが，これらの研究では，異常がどの時期に起因／関連するのかについては，はっきりしない。

機能的脳画像研究

　実行機能課題を負荷したときや安静時の研究により，うつ状態の双極性障害患者では，健常者と比較して，背外側・背内側前頭前皮質領域の代謝が減少し，右扁桃体の代謝が増加していることが示されている。嫌悪刺激に

対する前頭前皮質や尾状核の代謝の減少が示されている一方で，安静時の吻側／腹側前部帯状回の血流や，悲しい気分を誘発したときの膝下部前部帯状回の血流については結果が一致しておらず，減少[23]と増加[24]の両方の報告がある。躁状態の患者では健常者と比べて，実行機能課題遂行中や安静時に，前頭前皮質や腹内側前頭前皮質（眼窩前頭皮質）の活性が低下し，背側前部帯状回や腹側線条体の活性が上昇していることが示されている（例えば，ブランバーグら[25,26]，ルビンスタインら[27]）。安静時の躁状態患者における，扁桃体を含む側頭葉基底部領域に関する知見は一致していない。このような患者で，情動刺激に対する神経系の反応を調べた研究はない（フィリップスら[17]参照）。最後に，正常な気分の状態の患者では，症状のある患者に比べて，実行機能課題遂行中の機能的な神経解剖学的異常が少ないことが示されているが（例えば，ブランバーグら[25,26]），健常コントロール群と比較した場合，恐怖表情に対する扁桃体の活性化が高まり，前頭前皮質の活性化が低下することを示唆する報告もある[22]。

まとめ

さまざまな病相の双極性障害患者の研究により，対象を中立的にではなく情動的なものとして認識する傾向があること，情動的な情報への反応に関係すると考えられている領域の活性化が高まっていること，さらに，情動的行動の統制に関連した領域の活性化が低下していることなどが示されている。

情動処理のあいだの機能的な神経解剖学的異常のパターンによって，統合失調症と双極性障害を区別することができるか？

さまざまな手法を用いた研究により，周囲の環境のなかで情動的に際立った情報を同定し，それに反応する際の，扁桃体，腹側線条体，その他の辺縁系領域，さらには腹側前頭前皮質領域の重要性が強調されてきた。統合失調症患者では，扁桃体や前部島などの，肯定的・否定的な情動刺激の評価や同定，さらに感情の惹起にとって重要な領域における構造的・機能的異常のため，同定可能な肯定的・否定的情動の範囲が制限され，恐怖でない刺激やあいまいな刺激を恐怖刺激と誤って解釈し，それに続いて起こる感情状態や行

22章 統合失調症と双極性障害における神経系の機能異常　　215

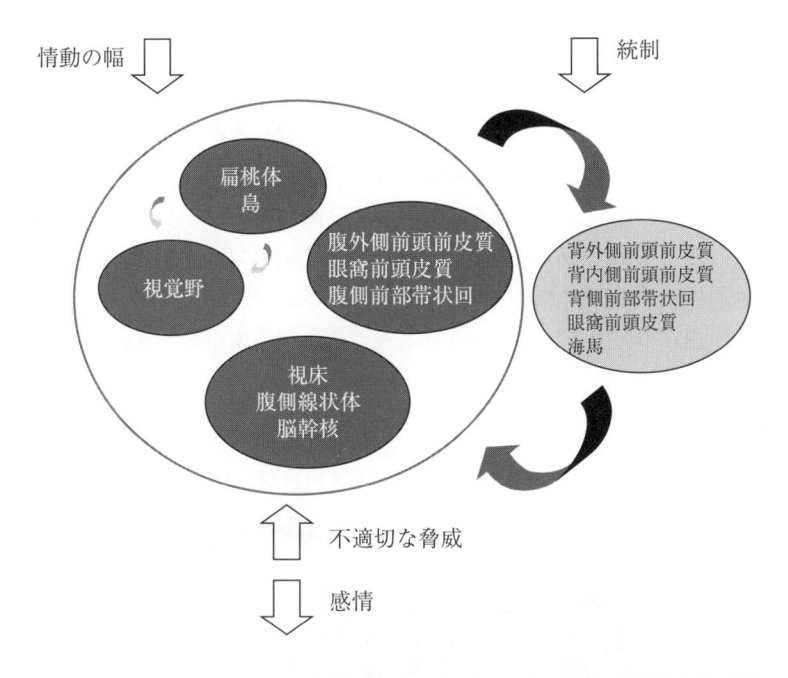

図22.3 統合失調症にみられる情動認知や行動の障害の神経系基盤を表す模式図。扁桃体や前部島などの腹側系における構造的・機能的異常によって，同定可能な情動の範囲が制限され，恐怖でない刺激やあいまいな刺激を恐怖刺激と誤解してしまうのかもしれない。これらの現象は，海馬や背側前頭前皮質領域における構造的・機能的異常に起因する，論理的思考や文脈処理，感情状態の意識的な統制などの障害によって，永続することになるのかもしれない。この障害のパターンは，情動平板化，快感消失，迫害妄想などの特定の症状に関連している可能性がある。

動の範囲が狭くなるのかもしれない。海馬や背側前頭前皮質領域における構造的・機能的異常によって，論理的思考や文脈処理，感情状態の意識的な統制が障害され，その結果，こういった異常や症状が永続することになるのかもしれない（図22.3）。

しかし，双極性障害患者では扁桃体の体積はむしろ増加しており，さまざまな病相において，扁桃体や膝下部帯状回，腹側線条体の活性がむしろ高

まっていることを示唆する報告がある。このような患者における，前頭前皮質の体積や代謝の減少も示されている。まとめると，これらの研究結果は，情動的意義の同定や感情状態の惹起にかかわる神経系の「過感受性」あるいは障害，さらに，続いて起こる情動的行動の意識的な統制にかかわる系の障害を示唆している。したがって，顕著な気分変動や情動の不安定さ，注意転導性などのような，双極性障害のうつ病相と躁病相に共通した特異的症状は，情動処理におけるこのような異常と関連しているのかもしれない（図 22.4）。しかし，現在のところ，正常な気分とうつ病相／躁病相とのあいだ，あるい

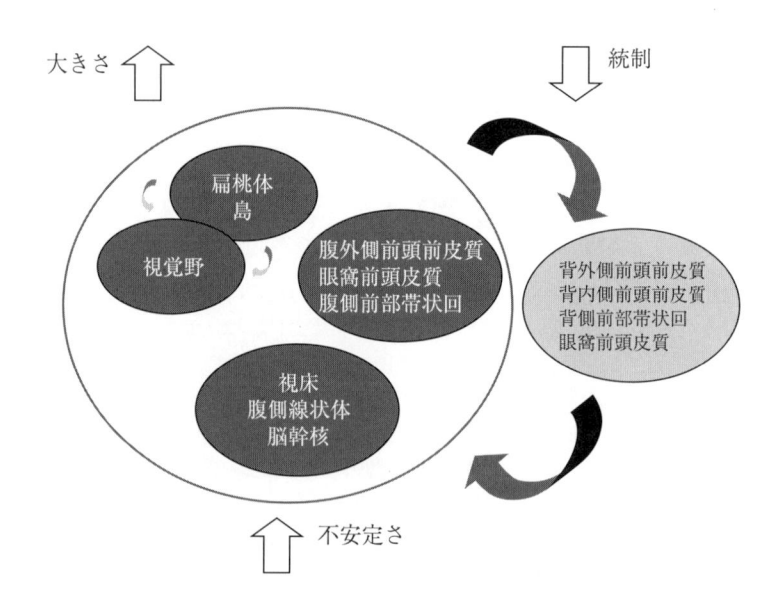

図 22.4 双極性障害にみられる，情動認知や行動の障害，それらと症状との関係についての神経系基盤を示した模式図。むしろ扁桃体の体積が増加し，腹側系の活性化が高まっていることから，情動的意義の同定や感情的状態の惹起におけるこの系の感受性の異常亢進が示唆される。それに続いて起こる情動的行動の意識的な統制における障害は，背側前頭前皮質の活性化の低下に起因する可能性がある。顕著な気分変動や情動の不安定さ，注意転導性などのような，双極性障害のうつ病相と躁病相に共通した特異的症状は，このような異常と関連しているのかもしれない。

はうつ病相と躁病相とのあいだを交替させるプロセスの機能的神経解剖学に関する情報はない。

どちらの患者群においても，情動的題材の同定，それに続く情動的行動の惹起，そしてその統制，のそれぞれにおける異常のあいだの特異的関係を調べた研究は比較的少ない。症状のある患者と寛解状態の患者の両方における情動処理のさまざまな段階に関連した機能的な神経解剖学的異常の性質や，こういった障害に対する薬物療法の効果に関する研究が，さらに必要である。

現在，情動的題材の同定と，それに対する反応の特異的障害，さらに，これらのプロセスにとって重要な多くの神経系領域の構造的・機能的異常によって，統合失調症患者と双極性障害患者を区別することができるのではないかと示唆されている。こういった研究結果が示唆しているのは，正常な情動認知についての神経生物学的知識が増えることにより，情動認知の特異的障害，情動認知にとって重要な神経系における関連した障害，さまざまな精神疾患における症状，のあいだの複雑な関係についての理解を深めるのに役立つのではないか，ということである。

引用文献

1) Phillips ML, Drevets WC, Rauch SL, Lane RD, The neurobiology of emotion perception. I: The neural basis of normal emotion perception. *Biol Psychiatry* 2003; **54**:504-514.
2) Alexander GE, Crutcher MD, DeLong MR, Basal ganglia-thalamocortical circuits: parallel substrates for motor, oculomotor, 'prefrontal' and 'limbic' functions. *Prog Brain Res* 1990; **85**:119-146.
3) Calder AJ, Lawrence AD, Young AW, Neuropsychology of fear and loathing. *Nat Rev Neurosci* 2001; **2**:352-363.
4) Davis M, Whalen PJ, The amygdala: vigilance and emotion. *Mol Psychiatry* 2001; **6**:13-34.
5) Drevets WC, Neuroimaging studies of mood disorders. *Biol Psychiatry* 2000; **48**:813-829.
6) Damasio AR, Descartes' error and the future of human life. *Scientific Am* 1994; **271**:144.
7) Levesque J, Eugene F, Joanette Y et al, Neural circuitry underlying voluntary suppression of sadness. *Biol Psychiatry* 2003; **53**:502-510.
8) Edwards J, Pattison PE, Jackson HJ, Wales RJ, Facial affect and affective prosody recognition in first-episode schizophrenia. *Schizophr Res* 2001; **48**:235-253.
9) Whittaker JF, Deakin JFW, Tomenson B, Face processing in schizophrenia: defining the deficit. *Psychol Med* 2001; **31**:499-507.
10) Green MF, Kern RS, Robertson MJ, Sergi MJ, Kee KS, Relevance of neurocognitive deficits for functional outcome in schizophrenia. In: Sharma T, Harvey P (eds), *Cognition in Schizophrenia* pp. 178-192, Oxford University Press: Oxford, 2000.

11) Wright IC, Rabe-Hesketh S, Woodruff PWR et al, Regional brain structure in schizophrenia: a meta-analysis of volumetric MRI studies. *Am J Psychiatry* 2000; **157**:16-25.
12) Altshuler LL, Bartzokis G, Grieder T et al, An MRI study of temporal lobe structures in men with bipolar disorder or schizophrenia. *Biol Psychiatry* 2000; **48**:147-162.
13) Chance SA, Esiri MM, Crow TJ, Amygdala volume in schizophrenia: post-mortem study and review of magnetic imaging findings. *Br J Psychiatry* 2002; **180**:331-338.
14) Zuffante P, Leonard CM, Kuldau JM, Bauer RM, Doty EG, Bilder RM, Working memory deficits in schizophrenia are not necessarily specific or associated with MRI-based estimates of area 46 volumes. *Psychiatry Res: Neuroimag* 2001; **108**:187-209.
15) Phillips ML, Williams L, Senior C et al, A differential neural response to threatening and non- threatening negative facial expressions in paranoid and non-paranoid schizophrenics. *Psychiatry Res: Neuroimag* 1999; **92**:11-31.
16) Crespo-Facorro B, Paradiso S, Andreasen NC et al, Neural mechanisms of anhedonia in schizo-phrenia. *JAMA* 2001; **286**:427-435.
17) Phillips ML Drevets WC, Rauch SL, Lane RD, The neurobiology of emotion perception. II: Implications for major psychiatric disorders. *Biol Psychiatry* 2003; **54**:515-528.
18) Andreasen NC, O'Leary DS, Flaum M et al, Hypofrontality in schizophrenia: distributed dysfunctional circuits in neuroleptic-naive patients. *Lancet* 1997; **349**:1730-1734.
19) Lyon HM, Startup M, Bentall RP, Social cognition and the manic defense: attributions, selective attention, and self-schema in bipolar affective disorder. *J Abnorm Psychol* 1999; **108**:273-282.
20) Murphy FC, Sahakian BJ, Rubinsztein JS et al, Emotional bias and inhibitory control processes in mania and depression. *Psychol Med* 1999; **29**:1307-1321.
21) Harmer CJ, Grayson L, Goodwin GM, Enhanced recognition of disgust in bipolar illness. *Biol Psychiatry* 2002; **51**:298-304.
22) Yurgelum-Todd DA, Gruber SA, Kanayama G et al, fMRI during affect discrimination in bipolar affective disorder. *Bipolar Disord* 2000; **2**:248.
23) Dreverts WC, Price JL, Simpson JR et al, Subgenual prefrontal cortex abnormalities in mood disorders. *Nature* 1997; **386**:824-827.
24) Kruger S, Goldapple K, Liotti M, Houle S, Mayberg HS, Cerebral blood flow in bipolar disorder measured with PET: 1. Trait effects at baseline and after mood induction. *Biol Psychiatry* 2001; **49**:87S.
25) Blumberg HP, Eldelberg D, Ricketts S et al, Rostral and orbital prefrontal cortex dysfunction in the manic state of bipolar disorder. *Am J Psychiatry* 1999; **156**:1986-1988.
26) Blumberg HP, Stern E, Ricketts S et al, Increased anterior cingulate and caudate activity in bipolar mania. *Biol Psychiatry* 2000; **48**:1945-1952.
27) Rubinsztein JS, Fletcher PC, Rogers RD et al, Decision-making in mania: a PET study. *Brain* 2001; **124**:2550-2563.

23 章

統合失調症と双極性障害の児童期における類似点と相違点

メアリー・キャノン, キンバリー・ディーン

　成人の精神病において, 児童期にみられる前駆症状を研究する目的は, 病因メカニズムを明らかにすることであり, それが最終的には病気の早期発見や早期治療法の開発に役立つ可能性があるためである。統合失調症患者の病前の特徴についての総説によれば, およそ 3 分の 1 の患者において, 社会的ひきこもり, 極度に敏感である, 友人をつくれない, 学業成績が不良である, などの明らかな行動異常が病前にみられる [1-5]。

　感情精神病〔訳注：ここでは感情障害ないし気分障害とほぼ同義に用いている〕を発症する患者の病前機能については研究が少ないが, これは, 病気の原因についての見方が異なっていることを反映しているのだろう。感情精神病患者と統合失調症患者の病前の適応状態を比較した研究から, 統合失調症のほうが病前の適応が悪いことがわかっているが [6-9], これらの研究では正常コントロール群を欠いているため, 統合失調症患者より軽度ながらも感情精神病患者において適応が障害されているか否か, についてはわからない。前方視的・後方視的なコホート研究 [10-12] では, 必ずというわけではないが [13], 将来感情精神病を発症する子どもと正常コントロール群とのあいだに有意差を認めないのが通例である。低い病前機能は, 感情障害における予後の悪さの指標であり [14], 大うつ病性障害における精神病への脆弱性の予測因子でもある [15]。

　以下では, 統合失調症と双極性障害の児童期の類似点を調べた二つの研究について詳述したい。それらは,「キャンバーウェル精神病共同研究」と「ダニーディン学際的健康・発達研究」である。

キャンバーウェル精神病共同研究

この研究ではわれわれは，次の疑問に答えるべく，入院中の精神病患者の大規模なサンプルからのデータを用いた。
(1) 交絡因子を統制しても，統合失調症患者や双極性障害患者は児童期や思春期の社会適応がコントロール群と比べて悪いのか？
(2) そうだとすると，その効果はどれくらい大きいのか。また，機能のどの領域が特に障害されているのか。

一連の精神病入院患者の調査によりリクルートした70名の統合失調症患者と28名の双極性障害患者，さらに，同じ地域に住む100名のコントロール群において，母親の回想に基づいて病前の社会適応を評価した[16]。

その結果は，児童期の社会機能の悪さと成人してから発症する精神病とのあいだの関連を確認するものであった。このサンプルにおける病前社会適応得点の分布により，社会機能障害は一部の患者に限られたものではないことが示唆された。どの患者も，コントロール群と比較して，何らかの程度の社会機能障害を示したのである。精神病のリスクはサンプル集団全体に及んでおり，社会適応が悪いほど統合失調症発症のリスクが高まり，それほどではないものの双極性障害発症のリスクも高まる，という関係がみられた。社会機能が極端に不良な者は，統合失調症発症のリスクが特に高かった。知能指数（IQ）や行動といった指標の人口分布によって統合失調症のリスクが線形の傾向を示す，というエビデンスを最初に示したのはジョーンズら[17]であり，スウェーデンのサンプルでも再現されている[18]。

病前適応の悪さは統合失調症に特異的なものではなく，双極性障害とも関連していた。英国の1946年生まれのコホートのデータ[13]でもみられたように，統合失調症と双極性障害の社会機能の違いは，障害の種類というよりも程度の問題だったのである。双極性障害患者と統合失調症患者とのあいだで異なっている主な点は，学校での適応や達成度という領域にあった。双極性障害患者は学校での成績がコントロール群と同等であったのに対して，統合失調症患者は成績が低かった。統合失調症を発症することになる子どもは学業成績が低いというのは，これまでに報告されている統合失調症の知的機能の障害[5,18-20]を考慮すると，驚くにはあたらない。ところが，病前の知能

指数で補正しても結果はほとんど変わらなかった。つまり，本研究において統合失調症を発症する子どもは，学業成績だけでなく学校での社会的な要求をも満たすことができなかったことが示唆される。今回の結果は，仲間との関係や学業の達成度に重点をおいた場合，学校環境は，成人期に統合失調症を発症するリスクの高い子どもを見つけるのに適した場であるかもしれないということを示唆しており，他の研究結果 [17,19,21] と一致している。

ダニーディン学際的健康・発達研究

　後の統合失調症型障害〔訳注：統合失調症の症状の特徴をもつが発症後6か月続いておらず統合失調症と診断できないもの〕や他の精神疾患につながる児童期の発達上の問題については，ダニーディン学際的健康・発達研究[22]において調査された。この研究では1年間（1972-73）の出生コホートである1037人の子どもたちが，運動発達，言語発達，知能指数，心理・社会・行動上の適応状態などの広汎な指標を用いて，3-13歳までのあいだに6回評価された。26歳時に『診断面接手順（Diagnostic Interview Schedule）』を用いて精神医学的状態を評価し，DSM-IV診断基準により，精神病の2群，すなわち統合失調症型障害（$n = 36$; 3.7%）と躁病（$n = 20$; 2%），さらに，非精神病の1群，すなわち不安障害やうつ病（$n = 278$; 28.5%）を同定した〔訳注：この「統合失調症型障害」の群は少なくとも統合失調症型障害の診断基準を満たす群であり，統合失調症と統合失調症型障害を合わせた群である〕。コホート集団が5歳から11歳のあいだに，『ラター児童評価尺度（Rutter Child scales）』[23,24]を施行した。子どもたちのさまざまな外面化された問題，内面化された問題については，両親や教師に尋ねた。外面化というのは反社会的な種類の行動のことであり，内面化というのは悩みや抑うつをさしている。統合失調症，躁病，不安障害／うつ病の3群間で，外面化・内面化された行動に関して有意差はなかった。どの群でもコントロール群より有意に問題が目立ったのである。両親と教師に対し，それぞれの子どもについて次の二つの文章をつくってほしいと依頼したが，それは「○○は孤独である」（社会的孤立の尺度）と，「○○は他の子どもから好かれていない」（仲間集団からの拒絶の尺度）である。社会的孤立の因子は後の統合失調症発症の特異的な予

測因子ではないか，と予想されるかもしれない．しかし，実際には，後に統合失調症を発症することになる群は，この尺度に関してコントロール群と有意差がなかったのに対し，躁病群や不安／うつ病群では有意差がみられた．仲間集団からの拒絶尺度については，3群ともにコントロール群と有意差を示し，ここでも統合失調症への特異性はみられなかった．

　しかし，児童期の神経運動，言語，認知の発達の障害は，統合失調症型障害群においてのみ，コントロール群と有意に異なっていた．運動，言語，認知の発達の障害と，統合失調症型障害とのあいだにみられた関係は，性別，社会経済的状況，産科合併症，母親の要因とは独立にみられた．これらの結果から，統合失調症型障害では児童期の早期から発達全般に及ぶ障害があり，それは統合失調症型障害に特異的であるらしい．

統合失調症型障害群における，各発達領域内の障害の分布

　統合失調症型障害群は，3歳時の運動，言語，認知の発達のいずれについても，半分以上（53-56％）が人口分布の下位3分の1に入っていた．3歳時のこれら三つの各発達指標の3分位についての，統合失調症型障害のリスクに関してまとめたオッズ比（表23.1）により，各領域における発達の障害が増大するとともに，統合失調症型障害のリスクが高まるという有意な線形傾向が示された．

統合失調症型障害群における，発達の諸領域にまたがった障害の分布

　発達の諸領域にまたがった障害の程度が増大していくにつれ，統合失調症型障害のリスクがどのように変化するのかを調べた（表23.2）．統合失調症型障害群の28％が，3歳の時点で三つの発達領域（運動／言語／認知）すべてにおいて下位3分の1に入っており，コントロール群では9.5％であった（オッズ比6.0（0.9-19.1））．線形傾向の検定結果はここでも有意であり，量-反応関係があることが示唆された．3歳時に三つの発達領域のいずれについても下位3分の1に入っていないのは，統合失調症型障害群のなかでわずか16％であった．

表 23.1 3歳時の運動，言語，認知の発達の3分位。それぞれの3分位における統合失調症型障害群のパーセンテージと，線形傾向の解析。

3歳時の発達領域	発達スコアの人口分布[a]			線形傾向の検定	
	上位 3分の1	中位 3分の1	下位 3分の1	OR（95%CI）	p 値
運動（統合失調症型障害群の%）	28	16	56	1.6（1.03-2.6）	0.01
言語理解（統合失調症型障害群の%）	25	22	53	1.6（1.03-2.6）	0.01
IQ（統合失調症型障害群の%）	16	31	53	2.6（1.3-5.3）	0.03

a: それぞれの3分位における，コホート集団の3分の1
IQ: 知能指数，OR: オッズ比，CI: 信頼区間

表 23.2 3歳時の発達の障害の程度による，統合失調症型障害のリスク（下位3分の1に入っている発達領域の数（0, 1, 2, 3）ごとに示されている）

障害の重い発達領域の数（運動/言語/IQ）	コントロール群（%）	統合失調症型障害群（%）	OR（95%CI, 性別と社会階級で調整）
0	42.5	16	ベースライン
1	29	31	2.9（0.99-9.01）
2	19	25	3.03（0.96-9.6）
3	9.5	28	6.02（0.9-19.1）
線形傾向の検定： OR（95%CI）			1.8（1.3-2.6） $Z = 3.6; p < 0.001$

略語については，表 23.1 を参照。

児童期の発達の障害によって，統合失調症型障害をどの程度予測できるか

上述の研究では，3歳の時点で三つの発達領域（運動，言語理解，認知）のすべてが下位3分の1に入っていることが，統合失調症型障害を予測しうるかどうかについても調べた（表23.3）。この発達モデルの感度は29%（統合失調症型障害31例中9例を検出）で，特異度（真の陰性を正しく検出する率）は90.5%であった。この「発達」モデルの陽性予測値は14.3%（63名中9名）で，偽陽性率は85.7%（63名中54名）であった。産科合併症（低いアプガースコア（APGAR score），低酸素関連の合併症，妊娠齢からみて小さいこと（small for gestational age; SGA））や母親の育児放棄に関する情報をこの発達モデルに追加すると，陽性予測値は66%になったが（6名中4名），この「高められた」モデルの感度はわずか13%（31例中4例を検出）であった。

表23.3 26歳の時点での統合失調症型障害の予測因子としての，3歳時の発達の変数，産科合併症の変数，母親に関する変数

リスク群	%感度 (n)	%特異度 (n)	%陽性予測値 (n)	%偽陽性率 (n)
発達リスクのみ	29.0 (9/31)	90.5 (517/571)	14.3 (9/63)	85.7 (54/63)
OCリスクのみ	29.0 (9/31)	90.2 (513/569)	13.8 (9/65)	86.2 (56/65)
母親リスクのみ	41.9 (13/31)	80.5 (460/571)	10.5 (13/124)	89.5 (111/124)
発達＋OC	16.1 (5/31)	95.5 (562/588)	41.7 (5/12)	58.3 (7/12)
発達＋母親	19.3 (6/31)	95.7 (555/580)	27.3 (6/22)	72.7 (16/22)
発達＋OC＋母親	12.9 (4/31)	95.5 (567/594)	66.7 (4/6)	33.3 (2/6)

OC: 産科合併症

結　論

　ダニーディン研究は，早期に出現する運動，言語，認知発達の障害は統合失調症圏の精神疾患に特異的であり，他の精神病性疾患（躁病など）や非精神病性の精神疾患（不安障害やうつ病など）に関連して起こるものではない，ということを示している。したがって早期の発達上の障害は，成人期におけるさまざまな精神病理への非特異的リスク因子であるばかりでなく，統合失調症関連疾患に関与するプロセスへの重要な手がかりとなっている（もっとも，強力な予測因子とよぶにはほど遠いのだが）。子どものころの情動面の問題や対人機能の低さは，26歳の時点での，統合失調症型障害，躁病エピソード，不安／うつ病性障害などの，多種多様な成人の精神疾患と関連していた。このような予測的な関連は保険統計上の関心がもたれるところである。すなわち，そういった関連は15年以上にわたって続き，どの精神疾患に対しても特異性を示さないのである。特異性がないというのは，多様な精神疾患の発症への共通経路を示唆しているため，重要である。5歳という早期に観察される子ども時代のこのような行動パターンが「前駆症状」であるとは考えにくいが，こういったパターンは，より一般的に，あらゆる成人の精神疾患へのリスク因子となるような個体の脆弱性の指標となっている可能性がある。予想しなかった研究結果として，子ども時代（5歳から11歳のあいだ）の社会的孤立と統合失調症型障害とのあいだに有意な関連がなかったことがある。というのも，これまでのいくつかの統合失調症研究ではこのような関連が認められていたからである[1,2,16,17]。しかし，そういった友だちづきあいに関する問題は，思春期に顕在化してくる可能性がある[25,26]。

　児童期の問題と後の精神疾患との関係について予測という観点から考えるより，経緯や段階という点から考えるほうが有用かもしれない。ある子どもが何らかの領域において発達的につまずいてしまうと，その子どもを取り巻くささいな環境，あるいは社会的環境が変化し，脳や精神の発達も影響を受けてしまうであろう。これがさらに周囲の環境を劣悪なものにし，「異常発達の自己永続カスケード」とよばれているものができあがるのかもしれない[17]。単なる横断面のプロセスではなく，動的な発達プロセスを包含することのできる統計手法のさらなる開発と，その適用が必要である。これは，疫

学分野単独の努力によってもたらされるものではないだろう。脳の発達・相互連絡・成熟の基礎にある複雑な分子メカニズムの理解が，精神病の病因を理解する上できわめて重要であろうということが，ますます明白になってきているのである。

謝　辞

メアリー・キャノンはウェルカムトラスト，EJLB 財団，NARSAD 個人研究者賞からの資金提供を受けている。

引用文献

1) Offord D, Cross L, Behavioural antecedents of adult schizophrenia. *Arch Gen Psychiatry* 1969; **21**:267-283.
2) Rutter M, Psychopathology and development: 1. Childhood antecedents of adult psychiatric disorder. *Aust NZ J Psychiatry* 1984; **18**:225-234.
3) Watt NF, Patterns of childhood social development in adult schizophrenics. *Arch Gen Psychiatry* 1978; **35**:160-165.
4) Hartman E, Milofsky E, Vaillant G, Vulnerability to schizophrenia: prediction of adult schizophrenia using childhood information. *Arch Gen Psychiatry* 1984; **41**:1050-1056.
5) Aylward E, Walker E, Bettes B, Intelligence and schizophrenia: meta-analysis of the research. *Schizophr Bull* 1984; **10**:430-459.
6) Foerster A, Lewis S, Owen M, Murray R, Premorbid adjustment and personality in psychosis: effects of personality and diagnosis. *Br J Psychiatry* 1991; **158**:171-176.
7) Gureje O, Aderibigbe, Olley O, Bamidele RW, Premorbid functioning in schizophrenia: a controlled study of Nigerian patients. *Compr Psychiatry* 1994; **35**:437-440.
8) Dalkin T, Murphy P, Glazebrook C, Medley I, Harrison G, Premorbid personality in first-onset psychosis. *Br J Psychiatry* 1994; **164**:202-207.
9) van Os J, Takei N, Castle D, Wessley S, Der G, Murray RM, Premobid abnormalities in mania, schizomania, acute schizophrenia and chronic schizophrenia. *Soc Psychiatry Psychiatr Epidemiol* 1995; **30**:274-278.
10) Angst J, Clayton P, Premorbid personality of depressive, bipolar, and schizophrenic patients with special reference to suicidal issues. *Compr Psychiatry* 1986; **27**:511-532.
11) Done DJ, Crow TJ, Johnson EC, Sacker A, Childhood antecedents of schizophrenia and affective illness: social adjustment at ages 7 and 11. *BMJ* 1994; **309**:699-703.
12) Lewine RRJ, Watt NF, Prentky RA, Fryer JH, Childhood social competence in functionally disordered psychiatric patients and in normals. *J Abn Psychology* 1980; **89**:132-138.
13) Van Os J, Jones P, Lewis G, Wadsworth M, Murray R, Developmental precursors of affective illness in a general population cohort. *Arch Gen Psychiatry* 1997; **54**:625-631.

14) Vocisano C, Klein DN, Keefe RSE, Dienst ER, Kincaid MM, Demographics, family history, premorbid functioning, developmental characteristics and course of patients with deteriorated affective disorder. *Am J Psychiatry* 1996; **153**:248-255.
15) Sands JR, Harrow M, Vulnerability to psychosis in unipolar major depression: is premorbid functioning involved? *Am J Psychiatry* 1995; **152**:1009-1015.
16) Cannon M, Jones P, Gilvarry C et al, Premorbid social functioning in schizophrenia and bipolar disorder: similarities and differences. *Am J Psychiatry* 1997; **154**:1544-1550.
17) Jones PB, Rodgers B, Murray RM, Marmot MG, Child developmental risk factors for adult schizophrenia in the British 1946 birth cohort. *Lancet* 1994; **344**:1398-1402.
18) Lewis G, David A, Malmberg A, Alleback P, Personality and low IQ as possible risk factors for schizophrenia. [Abstract]. *Eur Psychiatry* 1996; **11**:242.
19) Jones P, Childhood motor milestones and IQ prior to adult schizophrenia: results from a 43 year old British birth cohort. *Psychiatrica Fennica* 1995; **26**:63-80.
20) Crow TJ, Done DJ, Sacker A, Childhood precursors of psychosis as clues to its evolutionary origin. *Eur Arch Psychiatry Clin Neurosci* 1995; **245**:61-69.
21) Olin SS, John RS, Mednick SA, Assessing the predictive value of teacher reports in a high risk sample for schizophrenia: a ROC analysis. *Schizophr Res* 1995; **16**:53-66.
22) Cannon M, Caspi A, Moffitt TE et al, Evidence for early-childhood, pan-developmental impairment specific to schizophreniform disorder: results from a longitudinal birth cohort. *Arch Gen Psychiatry* 2002; **59**:449-456.
23) Rutter M, Tizard J, Whitmore K, *Education, Health and Behaviour*. Longmans: London, 1970.
24) Elander J, Rutter M, Use and development of the Rutter parents' and teachers' scales. *Int J Methods Psychiatr Res* 1996; **6**:63-78.
25) Malmberg A, Lewis G, David A, Allebeck P, Premorbid adjustment and personality in people with schizophrenia. *Br J Psychiatry* 1988; **172**:308-313.
26) Davidson M, Reichenberg A, Rabinowitz J, Weiser M, Kaplan Z, Mark M, Behavioural and intellectual markers for schizophrenia in apparently healthy male adolescents. *Am J Psychiatry* 1999; **156**:1328-1335.

訳者あとがき

本書は，コルム・マクドナルド（Colm McDonald），カジャ・シュルツ（Katja Schulze），ロビン・M・マレー（Robin M. Murray），パドレイグ・ライト（Pádraig Wright）編による "Schizophrenia: Challenging the Orthodox" (Taylor & Francis, 2004) の全訳である。

これは，ヨーロッパの気鋭の統合失調症研究者がロンドン大学精神医学研究所に集合し，現在の統合失調症研究を振り返り，真剣に討議した学術会議の記録である。主催者は編者の一人ロビン・マレー教授であり，本書の実質上の編者でもある。私は，1990年台半ばにマレー教授の教室に留学したこともあり，執筆者も顔なじみが多い。

本書は，現在の統合失調症の研究の最前線を伝える最適の本であると思い，やや専門的であるが日本の研究者や統合失調症の最先端の情報に興味をもつ人々に向けてあえて訳出した。本書には統合失調症の診断学や治療学の教科書的な記載はいっさいない。脳画像，遺伝子，薬理学，疫学，発症予防，心理的治療の研究の最前線のトピックスについて，世界の第一人者の研究者のパッションがそのまま伝わってくるような最先端の内容ばかりである。脳画像は果たして統合失調症の解明に役立つのか，それとも単なる綺麗なカラー写真にすぎないのか？　統合失調症のリスク遺伝子は本当にあるのか？　幻聴が発生する脳内メカニズムは？　抗精神病薬はどのようにして効くのか？　ドーパミンの役割は？　統合失調症の環境的リスク因子にはどのようなものがあるか？　早期発見や発症予防は本当に意味があるのか？　認知行動療法や認知リハビリテーションの有効性は？　統合失調症と躁うつ病との違いの本質は何か？　などの統合失調症の根本問題について，最新のデータと考え方が呈示されている。

なお，前半（1〜11章）を切刀が，まえがきと後半（12〜23章）を堀が訳出し，全体の訳語の統一や訳注の挿入，そのほかの修正・校正を切刀が行った。

本書が，統合失調症研究に携わる方や深く知りたい方々にとっておおいに役立つと信じる。最後に，遅々として進まない訳出を辛抱強く待っていただいた培風館の小林弘昌氏に深謝する。

2009年5月

切刀　浩

索　引

∞ 数字・欧文

(セロトニンの) 5-HT$_{2A}$ 受容体　33
APS　87
BDNF　193
BLIPS　87, 100
BPRS　51
BSABS　91, 100
CAARMS　99
CADSS　138
CBT　167, 177
CER 研究　91
CHRNA7　192
COMT　192
CYP 酵素　32
D$_1$ 受容体　149
(ドーパミンの) D$_2$ 受容体　33
DAAO　194
DAO　17
DRD$_2$　33
DTI　7
DTNBP1　17
DUP　98, 105
D-アミノ酸酸化酵素　17, 194
EDIE 試験グループ　87
ErbB4　24
fMRI　2, 6
G30　194
G72　17, 194
GABA　148
G タンパク制御因子 4　192
IEPA　97
IQ　220
MRI 構造画像　198
NHS プラン　111

NMDA　149
NMDA 受容体　23, 194
NRG1　16, 194
N-アセチルトランスフェラーゼ　33
N-メチル-D-アスパラギン酸　149
PACE 外来　87
PANSS　87, 137, 175
PET　124, 162
PORT　177
PRIME グループ　87
PRODH　192
PTSD　57
RGS4　192
SIPS　87, 100
SNP　22, 39
TIPS　97
TOPP　98
VCFS　16
Velocardiofacial 症候群　16
α-7 ニコチン性アセチルコリン受容体　192
α アドレナリン系　37
Δ-9-THC　136
Δ-9-テトラヒドロカンナビノール　136

∞ あ 行

愛着　63
愛着行動　63
悪性症候群　40
アナーキーハンド　158
アフリカ系カリブ人　50
アリピプラゾール　124
アルコール乱用　58
アンフェタミン　147

アンヘドニア　125

移行率　87
意識　157
異種性　14
異常な思考内容　138
異常発達の自己永続カスケード　225
一塩基多型　22, 39
一次運動野　9
一次聴覚野　8
一次予防　97
一卵性双生児　1
一級症状　197
遺伝疫学的研究　13
遺伝-環境相互作用　14
遺伝子　13
遺伝子多型　29, 39
遺伝的個人差　30
遺伝率　13, 191
意図の時間的結合　160

うつ　58
運動　222
運動発達　221

疫学　69

オランザピン　34
オリゴジーン　14

⊶か 行
外側前頭前皮質　2
概念の統合障害　138
海馬　9, 150, 199, 200, 210
灰白質　202
海馬台　150
海馬傍回　200
学業成績　219
拡散テンソル画像　7, 10
覚醒剤　77
覚醒剤精神病　77
覚醒剤乱用　77
家系内共集積　189
家系内集積　189
家族研究　189, 197

家族歴　106
カテコール-O-メチルトランスフェラーゼ　192
簡易精神症状評価評価　51, 87
眼窩前頭皮質　202, 209
感情精神病　57
カンナビス　77, 80, 135
カンナビノイド　141
カンナビノイド仮説　142
カンナビノイド受容体　141
関連研究　16

危険因子　69
危険検出・管理・教育による予防グループ　87
基礎的思考能力　178
喫煙　73
基底核　201
機能水準　106
機能的磁気共鳴画像　2, 6
機能的脳画像研究　212
基本症状　91
脚橋核　151
虐待　51, 63
キャンバーウェル精神病共同研究　219, 220
キャンバーウェル治療必要性評価法　52
弓状束　10
教育水準　106
偽陽性　102
強力精神安定薬　121
疑惑　138

クエチアピン　32, 34, 124
グルココルチコイド　200
グルタミン酸　23, 129, 147
クレペリン　117, 178, 187, 197
クロザピン　32, 34, 36, 124
クロルプロマジン　33, 121

軽精神病　97, 101, 102
軽度精神病症状　87, 88
結婚　85
血漿濃度　32
ゲノムスキャン　19, 192

索　引

ゲノムワイドスキャン　192
ゲノムワイド連鎖研究　19
ケルン早期発見研究　91
嫌悪　125
幻覚　157
研究資金　115
言語　222
言語発達　221
幻聴　5

高コルチゾール血症　200
鉤状束　10
抗精神病薬　102, 117, 121, 122
　――の代謝　31
　――への反応　31
抗精神病薬誘発性不快気分　129
国際早期精神病学会　97
個人アセスメントと危機評価外来　87
コーピング能力　173
コントロール妄想　158, 162

◌ さ　行
再燃　117, 128
催眠　163
左上側頭回　200
作動記憶　179
差別　50
産科合併症　71, 224

自己主体感　160
自殺既遂　58
自殺念慮　57, 58
自殺の危険　57
思春期　220
視床　202
膝下部前頭前皮質　200
実行機能　214
児童期　219
ジプラシドン　32, 34
社会機能　179
社会適応　220
社会的孤立　221
社会的能力の障害　85
社会不安　61
社会不安障害　57

重症度　106
就職　85
出生時仮死　71
シュナイダー　197
受容体結合親和性　34
上縦束　10
少数民族　50
上側頭回　202
情動障害　57
情動体験　209, 210
情動認知　207
小脳　202
小脳虫部　202
職業機能　179
神経運動　222
神経解剖学的異常　1
神経修飾薬　102
神経病理学的研究　212
人種　50
診断的な意味がある精神病症状　92
心的外傷後ストレス障害　57, 58, 60, 63
心理学的介入法　168
心理療法　177

錐体外路系副作用　121, 124
錐体外路症状　30, 33
スキゾイド　78
スキーマ　63
ストレス　128
スノウ　70

生活技能　180
精神科ケアへの依存　180
精神刺激剤　124, 128
精神病後抑うつ　57, 63
精神病早期治療介入研究　97
精神病の未治療期間　105
製薬会社　116
セイリアンス　122, 152
精神病への移行　98
説明スタイル　53
セロトニン　129
セロトニン系　36
セロトニン受容体　36
前駆期　85, 174

前駆症状　219
前駆症状群の構造化面接　87, 100
染色体異常　16
前精神病期　85
前精神病の早期治療　98
前頭前皮質　2, 147, 164, 209
前頭葉　74, 200
前部帯状回　209
前部島　208

早期介入　97, 105, 111
早期治療法　219
早期発見　86, 87, 97, 105, 219
早期発見介入評価試験グループ　87
双極性障害　187, 219
総合的国際診断面接法　49
双生児研究　2, 13, 190
早発性痴呆　197
側坐核　141, 148
即時再生　139
側頭皮質　2
側頭葉　200
側頭葉内側　1, 3, 200, 202
側脳室　199

∽ た 行
第一相反応　31
第三脳室　199
体重増加　30, 36, 40
帯状束　10
対処能力　173
胎生期　53
胎生期の心理的要因　53
第二相反応　31
大脳基底核　199
大麻　77, 80, 135
多型　29
ダニーディン学際的健康・発達研究　219, 221
タバコ　73
単一精神病論　187
短期の限定的間欠的精神病　87, 88, 97, 100

遅延再生　139

遅延代謝型　32
チトクローム P450 酵素　32
知能指数　220, 221
遅発性ジスキネジア　30, 33, 40
中間表現型　14
中側頭回　202
中脳辺縁系　122, 125, 141
超速度代謝型　32
治療中断　117
治療抵抗性　33
治療反応性　35

通常代謝型　32

低出生体重　72
ディスバインディン　17, 194
テイラーメード医療　40

島　202
動機づけ　125, 130
統合失調症型人格　78
統合失調症患者治療経過研究チーム　177
頭頂皮質　2, 163
動物モデル　157
特定不能の精神病性障害　101
都市化　49
ドーパミン　74, 80, 121, 122, 125, 129, 141, 149
ドーパミン D_2 受容体　124, 147
ドーパミン仮説　122, 124, 147
ドーパミン系　35
ドーパミン受容体　35, 122
トラウマ　51, 63
トラウマ反応　60

∽ な 行
ニコチン　74
ニューレグリン　194
ニューレグリン 1　16, 19
妊娠　53
妊娠中のストレス　53
認知　222
認知機能　178
認知機能障害　157, 178
認知行動療法　64, 167, 177

索　引

認知スキーマ　63
認知スタイル　51
認知リハビリテーション療法　177

ネグレクト　63

脳画像　198
脳構造　198
脳構造画像研究　212
脳室　1, 199
脳室拡大　1, 199
脳波　159
能力障害評価スケジュール　85
脳由来神経栄養因子　193
ノンコンプライアンス　118

◦は　行
背外側前頭前皮質　200, 202
背側神経系　210
背内側視床　148
白質　202
白質内の高信号　201
ハシッシ　135
発症予防効果　74
発症リスクが高い精神状態　3, 87, 99
発症リスクが高い精神状態の包括的評価　99
発達の障害　222
ハロペリドール　33, 34

被影響体験　162
被影響妄想　158
非感情精神病　57
ひきこもり　219
ヒスタミン系　37
非定型抗精神病薬　33, 121
病前適応　220
費用対効果　112

不安障害　58
腹側神経系　210
腹側淡蒼球　148
ブロイラー　57, 178
ブローカ野　9
プロリン脱水素酵素　192

分析的精神療法　167
分裂病質　78

ヘッシェル回　8
辺縁系回路　208
偏見　99
扁桃体　9, 200, 208

報酬　125
保護因子　69
ポリジーン　14
ボン基本症状評価尺度　91, 100

◦ま　行
マイクロアレイ　38
マクゴリー　97, 111
慢性化　106

未治療期間　97, 105
ミュンヘン総合的国際診断面接法　53

無顆粒球症　40
ムスカリン性アセチルコリン系　37

メジャー・トランキライザー　121
メタンフェタミン　77
メチルトランスフェラーゼ　33

妄想　157
モーズレイ精神病家族研究　201
モノアミン　122

◦や　行
薬物代謝　32
薬物乱用　58
薬理遺伝学　29
ヤスパース　57

養子研究　13
幼少期のトラウマ　51
陽性・陰性症状評価尺度　87, 137, 175
陽電子放射断層撮影　124, 162
予防　112, 174

ら 行

ラター児童評価尺度　221

リスク因子　69
リスペリドン　32, 34, 36, 174
罹病性　188
臨床医による解離症状評価尺度　138

レセルピン　121
連鎖研究　15

ロスマン　70

わ

ワーキングメモリー　179

訳者略歴

切刀　浩（くぬぎ　ひろし）

- 1986年　東京大学医学部卒業
- 1994年　ロンドン大学精神医学研究所留学
- 1998年　帝京大学医学部精神神経科学教室講師
- 現　在　国立精神・神経センター神経研究所疾病研究第三部・部長
  - 早稲田大学理工学部客員教授
  - 医学博士
  - 精神保健指定医
  - 日本精神神経学会指導医
  - 日本生物学的精神医学会評議員
  - 日本統合失調症学会評議員
  - 日本精神・行動遺伝医学会理事

主な著訳書

- 精神疾患と遺伝（分担執筆，中山書店）
- ストレスと心の健康：新しいうつ病の科学（訳，培風館）
- 精神疾患は脳の病気か？：向精神薬の科学と虚構（監訳，みすず書房）
- 統合失調症100のQ&A：苦しみを乗り越えるために（共訳，星和書店）

堀　弘明（ほり　ひろあき）

- 2002年　京都大学医学部卒業
  - 京都大学医学部附属病院精神神経科，国立精神・神経センター病院において研修
- 2009年　東京医科歯科大学大学院修了
- 現　在　国立精神・神経センター神経研究所・非常勤研究員
  - 医学博士

Ⓒ　切刀　浩・堀　弘明　2009

2009年7月15日　初版発行

統合失調症の常識は本当か？
研究と治療の最前線から

原編者	C. マクドナルド K. シュルツ R. M. マレー P. ライト
訳　者	切刀　浩 堀　弘明
発行者	山本　格

発行所　株式会社　培風館
東京都千代田区九段南4-3-12・郵便番号102-8260
電話(03) 3262-5256(代表)・振替 00140-7-44725

中央印刷・牧 製本

PRINTED IN JAPAN

ISBN 978-4-563-05208-9　C3011